基于奥马哈系统的**血液透析**患者健康教育手册

主编 于海娜 赖 静 马 莉

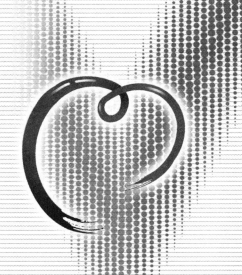

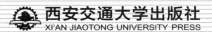

西安交通大学出版社

XI'AN JIAOTONG UNIVERSITY PRESS

主编简介

于海娜,女,汉族,1985年出生,2009年本科毕业于北华大学护理学院,西南医科大学研究生,主管护师,在四川大学华西医院龙泉医院长期从事肾内科护理、护理教学工作,2012年四川省第5届血液净化专科培训时被评为"优秀学员",工作以来多次被评为"优秀员工""星级护士""优秀带教老师"。2013年作为主研人参与四川省科研课题—龙泉片区维持性血液透析患者现况调查和三段式康复治疗模式的建立,获得成都市医学科技奖三等奖,四川省医学科技奖(青年奖)三等奖,2017年负责四川课题以奥马哈(Omaha)系统为框架构建低文化水平的老年维持性血液透析患者居家护理模式的应用研究,2009年被评为四川省成都市龙泉驿区新时代优秀青年,近年来在《护理管理》《中华现代护理学杂志》《护理研究》《中华老年医学杂志》等核心期刊发表论文,5项国家级实用新型专利,作为副主编出版专著《血液透析三段式健康教育指导手册》。

图书在版编目(CIP)数据

基于奥马哈系统的血液透析患者健康教育手册 / 于海娜,赖静,马莉主编. — 西安 :西安交通大学出版社,2021.3
ISBN 978-7-5693-1850-0

Ⅰ. ①基… Ⅱ. ①于… ②赖… ③马… Ⅲ. ①血液透析-护理-手册 Ⅳ. ①R473.6-62

中国版本图书馆 CIP 数据核字(2020)第 228559 号

Jiyu Aomaha Xitong de Xueye Touxi Huanzhe Jiankang Jiaoyu Shouce

书　　名	基于奥马哈系统的血液透析患者健康教育手册	
主　　编	于海娜　赖　静　马　莉	
责任编辑	郅梦杰	
责任校对	郭泉泉	

出版发行	西安交通大学出版社
	(西安市兴庆南路 1 号　邮政编码 710048)
网　　址	http://www.xjtupress.com
电　　话	(029)82668357　82667874(发行中心)
	(029)82668315(总编办)
传　　真	(029)82668280
印　　刷	陕西金德佳印务有限公司

开　　本	787 mm×1092 mm　1/16　**印张** 18.5　**字数** 461 千字
版次印次	2021 年 3 月第 1 版　　2021 年 3 月第 1 次印刷
书　　号	ISBN 978-7-5693-1850-0
定　　价	86.60 元

读者若购书、书店添货或发现印装质量问题,请与本社发行中心联系、调换。
订购热线:(029)82665248　(029)82665249
投稿热线:(029)82664954
读者信箱:eibooks@163.com

前　言

近年来,终末期肾脏病的患病率及血液透析患者的人数在逐年升高。目前,终末期肾脏病的首要治疗方式是血液透析。血液透析是替代肾脏衰竭部分,通过弥散、对流、滤过的原理清除体内的代谢废物,调节水、电解质、酸碱平衡紊乱的一种治疗技术。维持性血液透析是一种替代治疗手段,而非治愈方法,长期透析会导致患者出现一系列的并发症,如肾性骨病、肾性贫血、社会-心理问题、食欲减退、营养不良、心律失常、心衰、皮肤瘙痒、性功能障碍、睡眠障碍等。

维持性血液透析患者存在的上述问题与奥马哈(Omaha)问题分类系统的条目相似,近年来有学者陆续研究奥马哈系统对患者临床护理评估和护理干预的应用效果,分别应用于多个领域,均取得了显著效果。临床上一般采取对透析处方、降压药等进行调整治疗,但其实并不能达到理想的治疗效果,常规治疗与护理不能及时、持续性地发现患者的需求与变化。国内外大量文献指出,护理的健康教育在维持性血液透析患者的生活质量中起着至关重要的作用。目前,对维持性血液透析患者进行健康教育,从而提高患者生活质量的研究较多,说明维持性血液透析患者的健康教育已引起医护人员的重视,经过护理人员系统化、标准化的健康教育,患者能了解自身所患疾病的知识、减少并发症、减轻痛苦,进而提高生活质量。

由于越来越多的患者想了解自身的病情,也为了使患者能得到更高水平的护理,我们编撰了《基于奥马哈系统的血液透析患者健康教育手册》。本书以奥马哈系统为指引方向,以血液透析相关知识为主线,应用通俗易懂的语言,从环境、心理、社会、生理、健康相关行为、血液透析专科知识、腹膜透析专科知识、慢性肾脏病的随访、医院感染等领域为患者进行健康教育。本书既为护理人员提供了学习蓝本,夯实了护理人员的理论知识,也为广大患者指明了自我护理及学习的方向。

本书在编写过程中得到了成都市龙泉驿区第一人民医院多部门和上级医院的支持与帮助,但书中仍存在疏漏之处,请广大读者指正,以便不断改进。

于海娜

2020 年 12 月于成都龙泉驿

编 委 会

目　录

第一章 奥马哈系统的介绍

第一节 奥马哈系统简介

一、奥马哈系统组成部分

奥马哈系统由问题分类系统、干预分类系统、结局评价系统 3 个部分组成。问题分类系统主要是分类患者存在的护理问题,包括 4 个一级体系,有环境领域(居住区域、邻居和社区内外的物质资源和自然环境)、心理社会领域(行为、情感、交流、人际关系和生长发育的方式)、生理领域(维持生命的功能和进程)、健康相关行为领域(维持或促进健康、减少疾病危险因素的活动)。环境领域包括收入、卫生、住所、环境 4 个二级体系,心理社会领域包括心理健康、性生活、社交等 12 个二级体系,生理领域包括听力、视力、消化等 18 个二级体系,健康相关行为领域包括营养、自我照顾、家庭计划等 8 个二级体系。第三级体系是问题的修饰因子,指的是具体问题是个人的、家庭的,还是社区的,是促进健康的,还是潜在的。四级体系指的是症状和体征,包含 336 个方面,4 个领域包含的总条目分别是 40 个、86 个、149 个、61 个。干预分类系统是一个系统、全面的护理措施的构架方案。第一个部分是对干预的措施进行归类,包括健康教育、指导和咨询,治疗和操作规程,个案管理,监督和评价 4 个大方面。第二部分是根据患者存在的问题确定干预目标,又细分为 75 个方面,如个人卫生、营养咨询、心理保健等。第三部分是描述采取的具体干预措施有哪些方面。结局评价系统采用李克特五分量表法对患者存在问题的改善成效从认知、行为、现况 3 个方面进行评价,分数越低则表明问题严重程度越高。

二、奥马哈系统的实施步骤

奥马哈系统的实施以患者为导向,其过程通常包括 6 个环节。

(1)评估资料:通过观察和访谈收集患者资料,就环境、心理社会、生理及健康相关行为 4 个方面按问题分类系统条目逐一分析。

(2)陈述问题:根据问题分类系统的 42 个问题确立患者的健康问题,每一个问题的提出应是对患者健康具有负面影响的过去、现在或潜在的因素,以及可以采用护理措施解决的问题,不包括只能由医生处置解决的医疗类问题。

(3)确认健康:问题的得分按照结局评价子系统的标准分别对患者的认知、行为及现况评分。

(4)护理计划及执行:以干预子系为框架制定一套护理计划,拟定护理措施的优先顺序。

(5)护理过程中的评估:按照结局评价子系统的标准在护理计划执行期间对患者的认知、行为及现况予以评分,不断修正护理措施。

(6)评价成果:比较护理计划执行前、中、后 3 个阶段患者结局评价子系统的得分情况,测量和评价患者在此健康问题上的改变或进展。

第二节　奥马哈系统的国内外应用

一、国外应用

在国外，奥马哈系统最先被应用于社区、家庭护理，后来被广泛应用于健康照顾部门、社区诊所等机构，并取得良好效果，近年来呈逐渐上升趋势。奥马哈系统已经被翻译并引进到丹麦、荷兰、日本、韩国、泰国等国家，适用性较好。在澳大利亚有学者指出护士和医生在患者出院后两周经过家庭随访，能增强患者的服药依从性。荷兰的学者为充血性心力衰竭患者建立延续护理档案，能了解患者存在的社交问题。蒙森等使用奥马哈系统对12～15种慢性病的32例老年患者进行评估，发现奥马哈系统可以将患者看作一个完整的个体，从个人、家庭、社会、环境等各方面评估存在的问题，是一个有利于健康保健和慢性病自我管理的综合性评价工具。此外，巴瑞拉等的研究证实奥马哈系统也适用于慢性精神疾病患者的评估干预和评价，是一个很好的文档管理和结果评价工具。2010年，世界卫生组织社区健康服务合作中心编写的《中国大陆社区护理培训手册》也将奥马哈系统作为社区护士的培训内容之一。

二、国内应用

在国内，黄金月教授及其团队在社区护理、延续护理、护士诊所等领域应用奥马哈系统，并取得成功，其研究成果指出奥马哈问题分类系统可用于诊断不同疾病群患者的健康问题。近年来有学者陆续研究奥马哈系统对患者临床护理评估和护理干预的应用效果，分别在慢性阻塞性肺疾病、脑卒中、糖尿病、出院随访护理、社区护理、系统性红斑狼疮等方面广泛应用，均取得了显著效果。研究结果显示，奥马哈系统应用主要聚焦于以下4类慢性疾病的管理。①制定高血压管理的社区家庭访视方案。郑翠红等以奥马哈系统为理论依据，选取17名专家进行德尔菲法咨询和40例患者预实验，构建适合我国国情的社区高血压患者家庭访视方案，方案包括"高血压家庭访视评估表""高血压家庭访视干预方式"和"高血压家庭访视问题的效果评分"3个部分，量化了评价指标，认为通过家庭访视评估可以很好地发现高血压居家护理中现存和潜在的问题，具有可操作性。②建立糖尿病访视护理临床路径。谭晓青等制定出居家访视评估表和居家访视评分示例。居家访视评估表分2个部分，第一部分包括5个维度：一般资料（5个）、环境领域问题（4个）、心理社会领域问题（11个）、生理领域问题（15个）、健康相关行为领域问题（7个），每个维度下面都有具体的选项；第二部分为主要问题及结局评分记录表格，从认知、行为、现况3个方面对患者存在的问题在干预前后进行评分，并简单记录患者存在问题的现状。按照奥马哈系统的问题解决过程模式，以护理程序为指导，制定出访视流程和实施步骤：首次入户评估—确定问题—应用居家访视效果评分表对患者存在的问题从认知、行为、现况3个方面进行评分—排列问题的优先顺序—制定干预计划—选择干预措施—干预后问题评分—进入下一个循环。依据人的遗忘曲线（先快后慢）的特点确定访视护理干预的频次，每个患者在一个月内完成三次访视。③制定脑卒中患者社区康复方案。朱金萍等采取医院护士主导的模式，培训社区护士，应用奥马哈系统对25例出院2周内的脑卒中患者上门访视，直接使用问题分类系统指导家访服务，进行问题评估。高擎擎等采用学院专家指导，培训社区护士，经培训的社区护士作为干预的具体实施者，相关专家作为观察者，选取25例脑卒中患者进行 3 次社区家庭访视,社区护士应用奥马哈系统评估护理问题,并在实施针对性干预后从认知、行为和现况方面进行结局评价,研究发现对出院后一个月内的脑卒中患者进行社区康复护理干预后,应用奥马哈系统从认知、行为、现况 3 个方面进行结局评价,可明确干预效果,为评价社区护士康复护理干预效果提供依据。④整体评估和有效干预慢性阻塞性肺疾病(COPD)住院患者护理问题。郑俊清建立以奥马哈系统为框架的个案管理,对 90 例 COPD 患者住院期间和出院后存在的护理问题进行整体评估,对照组给予常规护理,实验组给予以奥马哈系统为指导思想的个案管理护理模式,干预期结束后,比较两组患者生活质量与肺功能改善状况,结果表明干预措施不仅可以明显改善患者的肺功能、呼吸功能,而且可以有效地提高患者出院后的生活质量。王少玲等报道了 1 例基于奥马哈系统的 COPD 患者延续护理,呼吸专科个案管理护士参照奥马哈系统构建护理活动,以奥马哈问题分类表和成效的问题评分量表为蓝本设计的护理评估表及通过护理查体对患者进行全面评估,确定患者在环境、心理社会、生理和健康相关行为 4 个领域现存的健康问题,与患者协议制定期望和解决健康问题的共同护理目标,在目标引导下,护士实施基于循证的以奥马哈干预方案建构的个体化教育、指导和咨询,治疗和程序,个案管理和监督评价,持续评估护理成效,经过出院后为期 6 周的随访,有效地协助患者安全、及时地从急性期向稳定期过渡,患者出院后 1 年内住院次数由过去 1 年的 6 次减少至 2 次。

第三节　奥马哈系统在血液透析患者中的应用

终末期肾脏病(End Stage Renal Disease,ESRD)是慢性肾功能衰竭最严重的阶段。近年来,终末期肾脏病的患病率呈逐年上升趋势,据 2012 年北京大学第一医院肾内科王海燕教授在《柳叶刀》上刊出的一篇涉及了全国 13 个省、市及自治区关于慢性肾脏病流行病学调查的文章报道,我国 18 岁以上的人群中,慢性肾脏病的患病率为 10.8%,以此推算,我国慢性肾脏病患者达 1.2 亿例。据统计,大约 2% 的慢性肾脏病患者会进入终末期肾衰竭阶段,那么,近 30 万终末期肾脏病患者需接受治疗。

终末期肾脏病患者须依赖肾脏替代治疗维持生命。目前,肾脏替代治疗的主要方法有血液透析(Hemodialysis,HD)、腹膜透析(Peritoneal Dialysis,PD)和肾移植。由于腹膜的使用寿命有限,移植器官的局限性以及仍存在较高的失败率,使得透析治疗成为目前最主要的治疗方法,其中,以血液透析的临床应用最为广泛。《血液净化学》指出,终末期肾脏病患者的血肌酐 >707.2 μmol/L 或肌酐清除率 <10 mL/min 时应进行血液透析治疗。血液透析是替代肾脏衰竭部分,通过弥散、对流、滤过的原理清除体内的代谢废物,调解水、电解质、酸碱平衡紊乱的一种治疗技术。1990 年全球血液透析患者约 50 万人,到 2010 年增长到 200 万人,平均年增长率约为 7%。有报道显示,我国血液透析患者数量的年增长率达 18.7%。在美国等发达国家,血液透析患者 5 年的生存率一般仅为 30%~60%,其 10 年生存率一般在 50% 以下。血液透析一般分为首次透析(第 1 次)、诱导期透析(第 2~3 次)和维持性透析(3 次以上),截至 2014 年底,我国维持性血液透析患者近 34 万人,据 2017 年中国研究数据服务平台(CNRDS)获取的数据显示,我国维持性血液透析患者约 51 万人,上升趋势明显。

维持性血液透析(Maintenance Hemodialysis,MHD)是一种替代治疗手段,而非治愈方法接受 MHD 治疗的患者常出现一系列并发症,如肾性骨病、肾性贫血、心理问题、食欲减退、营养不良、心律失常、心衰、心律不齐、皮肤瘙痒、性功能障碍、睡眠障碍等。有报道指出,约77.5%的MHD患者会出现恶心、呕吐、食欲不振、便秘等消化性问题,这些问题的发生与进食生冷食物、饮食不当、疾病知识匮乏密切有关。此外,刘雪琴的研究发现,接受MHD治疗的患者,由于长期经受疾病折磨和经济负担的双重困扰,是发生心理疾病的高危人群,其调查的结果认为,此类患者最常见的心理疾病是焦虑和抑郁,不良的心理状态对患者的健康造成严重危害。杜兰玉的研究结果显示,MHD患者衰弱检出率为44.2%,高于国内该类患者衰弱发生率(37.6%)6.6%,说明MHD患者的疲乏症状普遍存在。据李晓丽的研究结果显示,MHD患者均有不同程度的牙周病(约81.8%),对于透析时间较长、透析频率频繁以及合并糖尿病的患者应密切注意,对患者的牙周卫生给予合理指导,避免其牙周病病情加重。鲍惠红的研究发现,MHD患者的饮食行为会发生显著改变,其饮食行为呈现饮食信息资源获取、维持性血液透析患者饮食调整的类型、在维持性血液透析患者饮食中享受乐趣这3类饮食特征,医护人员应协助患者正确饮食,遵医饮食,在饮食控制中享受食物乐趣,从而保证血液透析效果,提高生活质量。邱柳玉的研究指出,通过有效的护理方法能稳定MHD患者的情绪,指导患者合理用药、正确饮食,可以降低该类患者并发症的发生率。

目前,针对维持性血液透析患者的临床护理始终围绕优质护理核心理念逐步展开并深入,如何做好维持性血液透析患者的全程护理一直是本专科护理领域研究的焦点。实践证明,护理程序是现代护理的精髓,是临床护理实践中科学思维的核心,本书旨在建立科学的临床护理思维,采用一种科学的方法将护理程序有效地应用到维持性血液透析患者的临床护理实践中。

第二章　环境领域

环境领域指的是居住区域、邻居和社区内外的物质资源和自然环境。

第一节　环　境

一、环境的定义

环境是指与人类生活密切相关的各种自然条件和社会条件的总体，它由自然环境和社会环境中的物质环境所组成。我国研究多集中于社区慢性疾病患者的居家护理需求和日常生活能力的调查，很少有关注邻里、社会经济、环境与健康状态关系的研究。

二、环境的内涵

人们的生活环境包括自然环境和社会环境，它囊括了对人发生影响的一切过去、如今和将来的人、事、物等全部社会存在，其中的历史传统、文化习俗、社会关系等社会现实则是更为重要的心理环境。人不能反映生活环境中的全部事物，实际上对人心理发生影响作用的心理环境只是人整个生活环境的一部分。在同样的客观环境中，每个人所受到的影响也并非一致。现实环境在多大程度上能成为人的心理环境，取决于现实因素本身作用于人的强烈程度与人的主观心理因素，即受人的个性倾向（如注意、兴趣、需要、价值观等）和认知结构两个方面的影响。只有客观环境因素对人的心理发生影响时，这些环境因素才对人的活动有作用。它才是具有主观意义的因素，才是人的心理环境。故人的心理环境比起人的周围客观现实要小得多。因此，生活在同一环境中的人，头脑中的环境映象可能截然不同。而正是这种心理中的环境反映，调节着每个人的需要、动机和目标，引导和制约着一个人对周围的人和事采取什么样的行动。

三、环境与心理

人生活在一定的环境中，既是环境的产物，又是环境的创造者与改造者。人与环境的关系是相辅相成的。一个人从小到大，其周围的客观环境会发生许多变化，一方面，人们必须通过学习，努力使自己的思想、行为适应周围的环境，以求达到与环境的协调一致；另一方面，人们通过主观努力，去改造旧环境，创造一个与人们当代生活相适应的新环境。其最终目标都是要达到人与环境之间的一种相互适应和平衡。一般而言，环境大致包括社会环境、自然环境、家庭环境、工作环境等，它们分别从不同角度、不同领域和范围对人的心理发生影响，左右着人们的思想、情感和行为，其中既有正性作用，又有负性作用。人们应发挥主观能动性，充分利用环境中有利的、向上的因素，去除环境中消极的、落后的因素，来达到人与环境的结合，使人的心理在这种结合中得到健全发展，才智得到充分发挥。

四、居家环境宣教的意义

居家环境直接关系到患者的健康状况,但由于我国社区医疗发展相对滞后,对居家环境安全意识宣传力度较小,居民普遍缺少这方面的知识,对居家环境的安全隐患认识不够,因此,迫切需要医疗专业人士参与改善慢性患者的居家环境,从而促进患者的全面康复。基于奥马哈系统的血液透析患者健康教育手册以此为切入点,应用奥马哈系统的理念,结合我国社区实际情况,构建居家访视流程和评价访视成效的模式,探讨通过护士的居家访视和健康教育,是否能改善慢性患者环境领域存在的问题,以期为社区卫生医疗的发展提供循证依据。研究结果显示,慢性患者存在的住所问题主要表现为生活空间凌乱、楼梯不安全、生活空间拥挤、地板和卫生间存在安全隐患等。针对住所存在的具体问题进行指导教育,如指导老年患者卫生间墙壁安装扶手和防滑地板,减少住所内的安全隐患。干预后患者或家属能够意识到周围环境存在的危险会对自己造成危害;在行为方面也有明显的改变。由于住所条件的改善,需要资金投入,如浴室装防滑地板等,同时也需要有一段时间的改变过程,而且公共场合的整改有些困难,如楼梯的状况等。虽然住所存在的状况通过干预后没有明显的改变,但提高了患者和家属对住所存在安全问题的认知,改变了一些不适当的行为,在一定程度上减少了安全隐患,提高了患者的居家安全。

第二节　住　所

一、地面要做好防滑

患者容易因摔倒而骨折,所以地面材质必须防滑,尤其是卫生间,一定要选用表面凹凸感强的防滑地砖;浴缸要选择底部有防滑颗粒的,并在浴缸前铺防滑垫;家中有楼梯的话,要在楼梯上安装防滑条或铺地毯。此外,最好在马桶、浴缸等容易发生滑倒的地方安装扶手,协助老人用力。

二、燃气开关要明显

很多患者记忆力不好,常常会忘记灶台上正在烧水或烧饭,导致燃气泄漏,发生危险。因此,不妨在燃气的开关上贴一张提醒的纸条,让老人容易看到。厨房内还应选择有燃气、烟气自动报警功能的抽油烟机和能防止燃气泄漏的灶具。

三、房间门要易开启

卫生间和卧室的门最好是推拉门或外开门,前者更省力,后者便于在紧急情况发生时外部救援进入。洗澡和如厕时是老人最容易发生意外的时候,有条件的话,还应该在卫生间门上、浴缸旁、马桶旁安装呼叫器等报警装置,方便老人随时召唤家人或护理人员。

四、卧室要装三盏灯

老人的卧室至少要装三盏不同类型的灯:一盏是大灯,但功率最好别太高,以免在黑夜打开时灯光太刺眼;一盏是台灯,不少老人喜欢躺在床上读书看报,台灯的亮度最好可以调节,老人读书时可以调亮些,看电视时可以调暗些;还要有一盏光线柔和的小夜灯,可以在夜里一直开着,方便老人起夜。此外,在老人的床头最好能仿照宾馆的要求,设置这三种灯的开关。

五、室内光线要充足

人们往往喜欢温暖、安静、明亮的家居环境,因此窗户最好选择无色透明玻璃,以保证室内光线的通透和明亮。除了透光性要好,窗户还应具有良好的隔音性和密闭性。

六、家具摆放要简单

居家环境应保持家具陈设简单,尽量靠墙放,不轻易改变位置;经常活动的地方应保持明亮,不堆放杂物;常用物体应放在随手能拿到的地方。

七、衣服要合身

衣服、裤子、鞋子不宜过大;裤腿不能太长,太长会影响行走。老年人尽量不穿拖鞋,应穿合脚的布鞋或鞋底带有花纹的防滑鞋;穿脱裤子、袜子和鞋子应坐着进行。

第三节　收　入

一、大政方针

(一)人口学调查

人口学资料显示,访视患者的平均年龄是 60.8 岁,大部分访视患者无职业,无固定收入,主要经济来源于子女。《四川省慢性病防治中长期规划(2017—2025 年)》(以下简称《规划》)中提到:加大保障力度,切实减轻群众负担。规划中提出完善医保和救助政策,继续完善城乡居民医保门诊统筹等相关政策,推进医保支付方式改革。完善不同级别医疗机构的医保差异化支付政策,合理拉开不同级别定点医疗机构间住院费用起付线和报销比例差距,推动慢性病防治工作的重心下移、资源下沉。发展多样化健康保险服务,鼓励有资质的商业保险机构开发与基本医疗保险相衔接的商业健康保险,开展各类慢性病相关保险经办服务。按规定对符合条件的患慢性病的城乡低保对象、特困人员实施医疗救助。

(二)建档立卡

贫困患者县域内住院和慢性病门诊维持治疗医疗费用个人支付占比均控制在 10% 以内(贫困人口医疗费用按照基本医保、大病保险、县域内住院政策范围内医疗费用全报销救助、民政医疗救助、疾病应急救助的顺序予以保障)。鼓励基金会等公益慈善组织将优质资源向贫困地区和农村延伸,开展特殊人群的医疗扶助。

二、医疗机构

医护人员通过随访和健康教育,可以提高患者寻求帮助的意识,办理慢性病保险,得到全社会如保险业、政府相关部门等的支持。《规划》中还提出要保障药品生产供应。加强专利到期药物的仿制和生产,不断提升仿制药质量,鼓励选用通过一致性评价的慢性病防治药,对于国内尚不能仿制的,通过国家谈判机制,合理降低采购价格,减轻患者用药负担。健全以基本药物制度为基础的药品供应保障体系,建立集中采购格局,不断完善基本药物目录,强化二级以上医院与基层医疗卫生机构用药衔接。鼓励优先使用基本药物、低价药和国产药。发挥社会药店在基层的药品供应保障作用,提高药物的可及性。老年慢性患者可以由签约医生开具慢性病长期药品处方,探索多种形式,满足患者用药需求,挖掘和发挥中医药在慢性病防治中的优势和潜力等。在行为方面,我们鼓励患者及家属理智地选择购买药物的种类,改变以往听从广告宣传而购买昂贵的保健品的行为。

第四节 卫 生

一、血液透析患者现状

维持性血液透析患者以 50 岁以上者居多,文化程度低且高龄。患者对知识的理解能力有限,而且卫生习惯已经养成,短时间内很难出现明显的改变。另外,由于大部分患者缺少医疗护理方面的知识,对周围环境和自己的行为是否安全、是否会危害自己的健康认识不够,所以通过短期的居家访视很难改变慢性患者的卫生行为习惯,也从另一方面提示在社区护理过程中仅仅根据患者的需求和意愿进行教育和指导是不够的,必须要以专业知识为基础评估相关问题,才能对居家的慢性患者进行有针对性的帮助。

二、卫生习惯八大误区

(一)白酒可以消毒

日常生活中常可听到"酒可以消毒"的说法,其实这是一种错误的观念。医学上用于消毒的酒精度数为 75%,而一般白酒的酒精含量在 50% 以下,根本不可能达到消毒的目的。

(二)用白纸或报纸包食品

一些人甚至食品店用白纸来包食品。白纸看上去是干干净净的,但是事实上,白纸在生产过程中会加入许多漂白剂,虽然经过冲洗过滤,仍含有不少的化学成分,会污染食物。至于用报纸来包食品,则更不应该,因为印刷报纸时,会用许多油墨或其他有毒物质,对人体危害极大。

(三)将变质食物煮沸后再吃

在炎热的夏天,剩余食物稍微有点味道,一些人便将这些食物高温、高压烹煮,以为彻底消灭了细菌,不至于浪费食物。医学证明,有害细菌分泌的毒素非常耐高温,不易被破坏分解。因此,这种一般性加热、加压方法来处理剩饭菜是达不到杀菌消毒目的的。

(四)用卫生纸擦拭餐具与水果

许多卫生纸,尤其是非正规厂家出品的卫生纸,消毒并不好,即使消毒较好,也可能在运输销售过程中被污染。用这样的卫生纸来擦拭碗筷或水果,并不能将物品真正擦干净,反而易带来更多的细菌。

(五)用盐来消毒食物

一些人认为盐能杀死细菌,便将一些稍有变质的食物多加盐煮后再食,结果导致食物中毒,这是未能区分抑菌与灭菌的概念。

(六)用抹布擦台

在家庭使用一周后的抹布,滋生的细菌会让你大吃一惊,如果在餐馆,情况会更差。因此,抹布每隔三四天应该用水煮沸消毒一下,擦台时应当先洗透再用。当然,如果使用一次性桌布,则可避免抹布带来的危害。

(七)使用马桶垫

绒布坐垫是病菌最好的培养基,水、排泄物、病菌都容易被吸附、滞留,污染和传播疾病的可能性更大,因此最好不用,若非用不可,应经常清洗和消毒。

(八)长期使用同一种药物牙膏

药物牙膏对某些细菌有一定的抑制效果。可是,假如长期使用同一种药物牙膏,会使口腔中的细菌慢慢地适应,产生耐药性,这种药物牙膏就起不到效果了。因此,在日常生活中,应定期更换牙膏。

(九)用废日光灯管晒毛巾

日光灯管内含有水银、荧光粉及少量氩气等有毒物质。有的家庭用废日光灯管晾毛巾、手帕,以为干净、卫生。殊不知在受潮的情况下,如果灯管两端被侵蚀或灯管本身有小裂缝,管内的各种有害物质就会逐渐渗出,尤其在气温较高时,汞的渗出量增多,可污染毛巾、手帕,危害人体健康。若这些有害物质直接进入眼睛,可造成视力减退,甚至失明。因此,应及时处理掉废旧日光灯管,不要留作他用。

第五节　邻里关系

一、邻里环境

邻里环境是微观社会环境的一种类型,邻里环境是由邻里这一初级社会群体构成的。英国卫生部的一份报告特别指出,邻里环境对人的健康和幸福构成影响,这份报告把身体健康同一个地方的社会互动的质量和本质联系起来。报告称,邻里是群众彼此了解和信任的地方,社区该如何发展,群众是有发言权的;所以,在应付有损于健康的日常生活压力时,邻里可以提供有力的帮助。

二、社会场所的邻里可以从多方面独立影响人们的生活际遇

(一)邻里交往的重要性

1. 邻里关系是一种十分重要的人际关系

俗话说:"行要好伴,住要好邻""隔邻居,不隔心"。邻里之间,抬头不见低头见,接触十分频繁,处理好邻里关系,做到互敬、互信、互助、互让,和睦相处,不仅有利于各自的工作、学习和生活,使大家过得愉快,有利于各家的生活幸福,而且也有利于社会的安定团结。克制自己的脾气,莫生气,在心理上不断地告诉自己,不要和对面的人计较,自己保持沉默、冷静、微笑,听对方唠叨几句就可以了,这样就会很快脱离出来。冷处理某些事情,到时候静下心再谈事情,

就比较容易些了。

2.邻里交往是居住环境和社区生活中的重要因素

人们更愿意在居住区获得闲适轻松的交往环境。邻里关系对于疾病的进程也具有重大意义,良好的邻里关系有助于患者心情的舒泰,控制疾病的进展。反之,不健康的邻里关系使人抑郁,不利于疾病的控制。

(二)邻里交往日趋冷淡

俗话说:"远亲不如近邻""天涯若比邻",这些都是古时用来形容和睦融洽的邻里关系的。而在如今的现代城市里,邻居们"低头不见抬头见,对门相见不相识"的现象却非常普遍。根据调查的结果显示:84%的人与邻里几乎不认识。现在城市邻里之间守望相助的功能日趋弱化,邻居之间交往日趋表面化、形式化,邻里关系趋于冷淡。

(三)邻里之间出现"近在咫尺不相识"的原因

1.居住方式的改变

首先,因为人们住房的改变。原来生活在不同结构的房子,邻里之间开门可见,相互寒暄;而如今是高楼大厦,独门独户,交流机会变得更少。其次,城市居民正从"单位人"变成"社会人",从单位分房集体居住变成自主购房分散居住。

2.娱乐方式的改变

过去,由于娱乐方式单一,人们经常相聚在大院交流,而现在,电视、网络及各种活动名目繁多,将人们的时间大量挤占。

3.人际关系的改变

随着现代人的隐私观念和独立意识不断增强,许多人不愿意多管别人的闲事,也不愿意自己的事被邻居知道太多。

4.交往方式的改变

现代生活中人们的职业变动频繁,居住地点也随着不断变动,缺少了在一个地方居住的长久性和邻里之间交往的稳定性。

5.需要满足方式的改变

随着社会分工的细化与专业化,日常生活中,人们需要邻居帮忙的事情越来越少。

6.社会节奏加快,互助需求减弱

调查发现,随着城市生活节奏加快、压力增大,导致没时间认识邻居。另外,还有不少居民认为,城市越来越大,一栋楼上住的人不再局限于同城,大家的口音不同、生活习惯不一样,有心去认识邻居,又怕尴尬。因此,市民互助需求逐渐减弱,邻里关系开始变得淡漠。

7.缺乏交集,彼此间无法建立信任

此外,在城市的大楼里,邻居之间既没有血缘关系,也没有社会关系,加上密闭的居住空间、完备的水、电、气、网络等入户系统,没有了与邻居来往的必要,也就断绝了邻里交流的渠道。

(四)如何改善邻里关系

1.社区的努力

为了改善邻里关系,社区也做了很多努力,开展小区活动,加强邻里沟通,让邻里在活动中熟识。加强社区基础设施建设,多搭建有利于人际交往的公园、广场、娱乐这样的平台。培养居民对社区组织的信任。构建社区支持网络,构筑社区活动平台。同时,除了小区组织活动外,相关社会组织也可为社区邻里搭建了交往的平台和渠道。有了交往的途径,大家认识后才能进行交往。

2.个人的努力

(1)见面亲热打招呼。邻里间的交往不像在生意场合或其他正式场合,并不需要处心积虑地注意许多问题。人们在一种自然、淡泊的交往中感受到轻松悠闲的生活乐趣,所以在这种交往中礼貌显得格外重要。邻居本来是素不相识的陌生人,见面时彬彬有礼地打个招呼或大家点头微笑一下,是最能消除陌生感的方法。大家共同出入一个院门,如果碰到邻居却昂头而过,旁若无人,相信邻居心里未必舒服。你不理别人,别人也不会去巴结你,谁知道你心里在想什么呢?遇到这种情况时,只要有一方稍微主动点,说上一句"下班啦"或"要出去啊",就可以打破这种局面。一旦打破了这种局面,双方的交往就会从此开始,关系就会从此好起来。邻里交往不需要考虑财势、地位。大家既然居住在一起,见面都是好邻居。只有平等相处、互相礼让、尊重他人,才能得到他人的尊重。所以说,和谐融洽的邻里关系,是从你对别人第一声问候开始的。

(2)有困难要互相帮助。每家每户的生活都不可能一帆风顺,许多公共利益需要大家来共同维护,如卫生、消防、绿化等,多做点也没有什么害处,不要斤斤计较。生活中总有一些事情不能用金钱利益来衡量。多扫一次楼道,保持了环境的清洁,不要去算自己是亏了还是赚了,只要做了就是赚了。谁都不能保证自己总一帆风顺,邻里间有了困难要主动、热情地帮助,千万不要关起门来不理人。有时帮人不过是举手之劳,却能为邻居解决困难、减轻痛苦、减轻负担,你不是也从中得到快乐了吗?只要邻里之间彼此携起手来,生活会变得更加美好。当你遇到一些困难时,关系近的可能与自己离家太远,所以邻里关系的重要性就体现在这里了,我们要在自己的邻居遇到困难时施以援手。

(3)适当互赠物品。我们经常在电视上看到一些这样的画面,就是邻里之间经常会拿自己的一些东西给对方,当然东西不一定要精贵,有时是一绺韭菜,有时是几个核桃,别小看这些微不足道的东西,最能增进感情。

(4)节日交往。现在在一些山区还有这种在过我们的传统节日时邻居之间相互请客的传统,有句话说得好,"朋友在酒桌上最好交",因为在我们吃饭敬酒的过程中,友情自然而然就加深了。现在社会生活节奏日益加快,我们的生活压力很大,每天都疲于奔波,很少有时间去串门,这就造成我们邻里之间沟通不畅。所以我们一有时间一定要到邻居那去坐一坐沟通一下感情。

(5)现代邻里关系重建信任。随着网络信息的普及,目前很多新建小区建立了自己的业主群,小区有什么集体活动、各种便民信息、急需帮助的事情等都可以即时发布,方便业主了解小区最新动态,帮助大家构建一种新型的邻里关系。

但这远远不够,要重视邻里关系更应重建人与人之间的信任。重视邻里关系需要做的是放开信任的胸怀,建立互信互助的准则,只有这样,才能真正走到邻里中去,也只有融洽的居住环境,才有安定的生活家园。

(6)化戾气为祥和。有时候邻里间少不了为些小事闹出点误会,处理这些事的最好的办法就是付之一笑,大事化小,小事化了。只有互相忍让,宽以待人,才能化干戈为玉帛,因为平和的日子比吵闹更重要。有一个小故事:胡、李两家相邻,虽然各自有一个洗手间,却共用一个厨房,胡家为省水费,就把洗碗、洗衣服什么的都搬到厨房里来做。而李家认为分担了胡家的水费,心中自然不平衡,便把拖布也拿到厨房里冲洗,一时间厨房里成了下水道,两家的关系也随之紧张起来。过了段时间李家想开了,不再为这点小事与胡家较劲,主动在自己的洗手间里冲洗拖布,胡家也自知过分,不再在厨房里洗太多东西,自此两家的关系又趋正常。有些人喜欢占点小便宜,其实大可不必与他们怄气。占小便宜的邻居也并非不讲理,只要你做得让他们感到惭愧,他们自然就知道纠正自己过分的行为。如果邻里间发生了矛盾,千万不要互不相让,需要讲清的事情,应平心静气地坐下来协商,在交换各自的意见后共同商讨如何解决。如果已经发生了争吵,伤了和气,也可以主动寻找机会向对方道歉,消除成见、化解矛盾。只要你先让步,邻居自然会有所反应,因为他也像你一样渴望和睦平静的生活。

邻里之间,低头不见抬头见,如果处理不好邻里关系,两家打来骂往,谁也过不了舒心的日子。所以,我们一定要正确处理邻里关系,彼此真诚相处,和和气气,这样你不但能拥有祥和宁静的生活空间,而且遇到急难之时,邻居说不定还能助你一臂之力。

(7)距离产生美。邻里之间要注意保持一定的距离,每家都希望有一个独立自主的空间,所以邻里间的交往必须有一定分寸,也就是保持一定距离,不要接触得过多。保持距离也省去了由于交往过密所带来的副作用。交往愈深,需要付出的精力和时间就愈多。现代人的假期生活时间非常有限,一天的时间安排好之后,便不能被别人打乱。与邻居聊天虽然可以放松一下、交流感情,可一天的计划也就全泡汤了。有一些人,如记者、作家、画家,他们都认为时间很宝贵,所以不要无故找他们聊天。

另外,邻里间不要对别人的私生活说三道四,邻里关系再亲密,也只有分享友情的权利,而绝没有"干涉内政"的权利。如果你不小心得知了邻居的某些隐私,此时也只有三缄其口,千万别为一时的嘴上痛快,把邻里的隐私当成搬弄是非的材料。邻里间都不要互相打听人家的私事,也不传播这一类的信息,这样大家会相处得更加和睦。保持距离也可以使邻里关系富于弹性,说得来便可多谈一会儿,说不来彼此客客气气也不失一种礼貌。这种亲疏有别、进退自如的邻里关系倒正好给我们提供了更广阔的交往天地。

第六节 交 通

现代化的交通运输给我们的生活提供了很多方便。首先是现代化的交通运输方便了人们的出行,大大缩短了人们的出行时间,拉近了两地之间的距离。其次是现代化的交通运输带动了各地经济的发展,人们的生活水平得到提高,生活状态有了很大的改善。

一、乘坐交通工具要注意安全

(一)不乘坐私揽客员的非法车辆

非法营运车辆无法达到安全技术标准要求,安全系数低;其驾驶人不具备驾驶正规营运车辆的资质,安全意识差;非法营运方不能为乘客投保承运人责任险等必要保险,因此一旦发生交通事故,乘客合法权益也得不到保护。

(二)不乘坐超员、超载车辆

客车超员、超载会加重车身重量,降低车辆安全性能。同时,车内人员拥挤,一旦发生事故,乘客逃生难度也随之增大,极易引发群死群伤的重大事故。

（三）全程系好安全带,不要中途解开

安全带是防止和降低交通事故损害程度的一种切实有效的装置。安全带把人和汽车结成一个整体,能够避免乘客撞上玻璃窗,或是被抛出车外,乘车时一定要系好安全带。

（四）文明乘车,遵守乘车规定

车辆行驶的过程中不要将身体任何部位伸出窗外,以免被对面来车或路边树木等刮伤。在车辆行驶过程中,不要与驾驶人闲谈或妨碍驾驶人驾车,不要随意开启车门、车厢和车内的应急设施,不要在车厢内吸烟,不要在车内随意走动、打闹。

二、在道路上行走时要注意安全

（1）过马路要走道路上设置好的斑马线通道。

（2）在道路的交叉路口上,要停下脚步来看看有没有通行的车辆,横向的斑马线和纵向的斑马线通道都要看看。

（3）不要横穿马路,这样是非常危险的。

老年人乘坐交通工具时最好有家人陪伴,一个人尽可能少到马路上活动,也尽量不在交通高峰期骑自行车上马路或到车多人多的地方去。根据调查,65 岁以上老年人独自在路上行走时,发生事故的可能性比年轻人高 3 倍以上。社区可组织交通安全课,增强老年人交通安全意识,养成自觉遵守交通法规的良好习惯,提升自我保护能力。社会应当多开展活动关注老年人的交通安全,开展的活动可以用话家常的形式向老年人讲解如何过马路、如何乘车、如何避免交通事故、保护自身安全等问题,切实增强老年人安全出行意识。组织老年人观看《关爱生命,文明出行》警示教育片,通过事故案例,向老年人分析事故成因,阐述其危害性,提醒老年人出行时不要乱穿马路、乱闯红灯。

第七节　市　场

一、市场的基本概念

市场是各方参与交换的多种系统、机构、程序、法律强化和基础设施之一。尽管各方可以通过易货交换货物和服务,但大多数市场依赖卖方提供货物或服务(包括劳力)来换取买方的钱。可以说,市场是商品和服务价格建立的过程。市场促进贸易并促成社会中的分配和资源分配。市场允许任何可交易项目进行评估和定价。市场或多或少自发地出现,或者可以通过人际互动刻意地构建,以便交换服务和商品的权利(比如所有权)。

市场的地理边界可能差异很大,例如单一建筑中的食品市场,当地城市的房地产市场,整个国家的消费市场,或同一规则适用的国际贸易集团的经济始终。

二、市场的特点

市场是社会分工和商品生产的产物,哪里有社会分工和商品交换,哪里就有市场。确定市场规模和容量的三要素:购买者、购买力、购买欲望。

同时,市场在其发展和壮大过程中,也推动着社会分工和商品经济的进一步发展。市场通过信息反馈,直接影响着人们生产什么、生产多少以及上市时间、产品销售状况等。联结商品经济发展过程中产、供、销各方,为产、供、销各方提供交换场所、交换时间和其他交换条件,以此实现商品生产者、经营者和消费者各自的经济利益。

(一)自发性

在市场经济中,商品生产者和经营者的经济活动都是在价值规律的自发调节下追求自身的利益,实际上就是根据价格的涨落决定自己的生产和经营活动,因此,价值规律的第一个作用,即自发调节生产资料和劳动在各部门的分配、对资源合理配置起积极的促进作用的同时,也使一些个人或企业由于对全身的利益的过分追求而产生不正当的行为,比如生产和销售伪劣产品;欺行霸市,扰乱市场秩序;一切向钱看,不讲职业道德等。而且价值规律的自发调节还容易引起社会各阶层的两极分化,由此而产生的矛盾将不利于经济和社会的健康发展。

(二)盲目性

在市场经济条件下,经济活动的参加者都是分散在各自的领域从事经营,单个生产者和经营者不可能掌握社会各方面的信息,也无法控制经济变化的趋势,因此,他在进行经营决策时,也就是仅仅观察市场上什么价格高、有厚利可图,并据此决定生产、经营什么,这显然有一定的盲目性。

(三)滞后性

在市场经济中,市场调节是一种事后调节,即经济活动参加者是在某种商品供求不平衡导致价格上涨或下跌后才作出扩大或减少这种商品供应的决定的。这样,从供求不平衡—价格变化—作出决定—实现供求平衡,必然需要一个长短不同的过程,有一定的时间差。也就是说,市场虽有及时、灵敏的特点,但它不能反映出供需的长期趋势。当人们争相为追求市场上的高价而生产某一产品时,该商品的社会需求可能已经达到饱和点,而商品生产者却还在继续大量生产,只是到了滞销引起价格下跌后,才恍然大悟。

三、市场的功能

市场能平衡供求矛盾,使商品交换和价值的实现,具有一定的服务功能,能有效传递信息,使收益分配合理化,市场通过价格、利率、汇率、税率等经济杠杆,对市场上从事交易活动的主体——生产者、消费者、中间商进行收益分配或再分配。比如,某工业品价格上涨时,生产者可以增加收入,但是如果中间商得利很多时,生产者的收入增加并不多。这时,可以通过征收增值税来进行利益调节。

(一)医疗市场的形成

(1)卫生部门开始实施的强制自主经营促使医疗服务首先在农村市场化,随着政府对医疗机构的补贴越来越少,医疗机构内部开始实行所谓的"自负盈亏""多劳多得",导致医疗服务逐渐被商品化,最大利润与最大收益成为医疗机构的主要运营目标。

(2)医疗机构的诊断和服务具备了医疗市场的构成要素国家政府免费提供计划免疫的项目除外,一般的医疗机构在现实状况中均已经符合医疗市场的构成要素:①具有医疗服务的生产、经营者,形成市场上商品的供方,可以提供诊断、检验、知识咨询及一定的相应治疗技术;②具有该种形式医疗服务的消费者,患者所支付的各种费用(可能表现为个人、单位、保险公司或者医疗保险等代缴多种形式)使患者成为需方,在支付了费用之后才能够拥有医疗服务这种商品;③医疗机构与患者的互动关系使医疗服务演化为可供交换的商品,交换的媒介为货币;④医疗服务的收费标准为交换双方可接受的价格。因此,医疗市场在中国 20 世纪 90 年代末期便已经逐步形成,但是目前我们所见到的医疗市场是不够完善的,并且是不完全被市场机制所调节的。

(二)我国医疗市场对医患关系的影响

1. 医疗服务领域的进步对医患关系良性发展的带动作用

医疗市场就是在一定的地域范围内,医疗服务的供给与有直接或间接支付能力的需求二者间的关系。医疗市场既有一般商品市场所共有的属性,又有其本身所独有的特性。医疗市场与商品市场的相同之处是二者都是由需要者与供应者所构成,不同之处是医疗受着法律的制约,医疗市场需要行政机关的参与,医疗市场的构成要素包括患者、医务人员以及医疗机构。

从宏观而言,医疗市场作为广义市场的一部分,对社会的发展确实存在着一定的促进作用,在吸引社会资金和资源的合理配置方面都表现出一定的积极推动作用。随着医疗市场不断地开放,医疗服务结构层次多样化发展,以全方位的调整适应不同人群的需求,在一定程度上带动了与健康相关产业的快速发展。同时,随着医疗市场竞争关系日益加剧,医疗服务水平在逐步地提高,尤其在一些私营的体检中心、个人门诊等,医疗服务质量的提升表现尤为突出,医患冲突的现象极为少见。

2. 医疗市场在医疗服务领域的局限性对医患关系的影响

但是医疗市场又有别于其他开放性市场,存在着局限性也是不争的事实。

首先,医疗卫生负担公平性的缺失并不是暂时性的,长期以来由于医患所掌握信息的严重不对等,那么从普遍意义上来讲,医患双方的地位表现出不均等性,那在信息掌握上占有优势的医方便存在明显的垄断信息现象,导致不公平现象的凸显。其次,基本制度下的市场机制本打算借助市场的竞争调节功能,暂时失去公平性来提高效率性,结果不仅医疗市场提高效率的目标未能得以实现,反而整体表现出下降趋势,已经有数据统计,在近 10 年的门诊量和住院量随着人口数量的增加反而呈现下降趋势,但医护人员的数量却表现出在不断增加的势头。再者,片面追求经济效益成为医疗服务的价值目标,不利于医患关系的正常发展。当医疗机构成为医疗市场的主体,医疗服务被市场化,社会上首先会关注其经济效益的高低,使医疗机构的社会效益相对被忽视,然而单纯经济利益的追求,直接导致各种费用的不断增加,医生或医疗机构的其他技术人员成为医药生产企业的"代理商",没病小治,小病大治,想尽一切办法向患者推销。从而,一些可以起到治疗效果,但是没有经济效益或者利润薄弱的方法、方剂被放弃使用。

3. 在医疗市场中患者对医疗机构为分配主体的错误认知对医患关系的影响

在中国,大多数患者在医疗机构求医的过程中,医方与患者的关系完全是主动和被动的模式,医护人员主导一切行为,由于沟通上的缺乏,使患者产生无力感,认为医方为分配的主体,自己只能被动承受。例如,关于医疗市场中的医疗保险,是否可以使用医疗保险,可以报销的比例为多少等问题,实际上是由国家制度进行相关规定,医疗机构作为实施的载体来执行,却有不少的患者误认为医疗机构是福利分配的主体,可以决定是否分配和分配的多与少。因此,患者误以为医疗机构为分配的主体,不予其积极沟通缺乏相关知识的了解也导致了医患关系的紧张。可见,目前医疗市场的局限性、公众对医疗市场中的医疗机构的错误认知以及医疗市场环境下医疗机构追求经济效益的价值目标均为目前导致医患关系紧张的重要因素。目前，在中国医疗市场的竞争越演越烈的现状中，不断有医疗机构管理制度的弊端暴露于公众面前，促使患者对医疗机构的信心逐渐缺失。导致这一现象的主要原因最根本的是中国的医疗市场并未完全与国际接轨，还不能形成高素质的有益竞争力，随着人们健康观念的转变，医疗机构在现状管理上存在着巨大的压力。随着全球化、自由化的不断推进，各国经济体制的统一，应该是更有利于中国的医疗市场引进先进技术和管理经验，使医疗机构经营的理念从根本上发生转变。例如，开展更加丰富多彩的医疗服务，医疗、医护知识的普遍宣传，满足不同患者的多层次需求，同时应降低医疗成本，有效减少医疗费用，进而使医患的紧张关系得以缓解。

第三章　心理社会领域

心理社会领域指的是行为、情感、交流、人际关系和生长发育的方式行为。

第一节　与社区资源的沟通

一、沟通的含义

沟通是人们分享信息、思想、情感的过程，也是一种信息的交流。沟通是信息的交换和意义的传达，最高目的是凭借反馈的手段达到彼此了解与意义分享的境界。而有效的沟通，则是指在恰当的时候以及场合用得体的方式表达思想和感情，并能被信息的接收者正确的理解和执行。

沟通在企业人力资源管理中的含义更加具有针对性，在企业人力资源管理中，只做到沟通是不够的，我们所说的沟通必须是有效的沟通。美国著名学者奈斯比特说过："未来的竞争是管理的竞争，竞争的焦点在于每个社会组织内部成员之间及其与外部组织的有效共同上。"而企业中人力资源的管理就是协调组织内部成员之间关系的重要手段，所以沟通在人力资源管理中发挥着决定性的作用。在企业的日常活动中，到处存在着沟通，无论是决策的调研和论证还是计划的制订、人事的管理、工作的协调都离不开沟通。总之在企业的人力资源管理中，沟通是利用综合手段使管理者与普通员工之间得到有意义的信息，是为了提高企业管理质量与企业效益，实现企业发展前提下的个人发展。

二、沟通在企业管理中的目的

沟通是企业人力资源管理的重要组成部分与手段，是企业中管理艺术的精髓，企业是由许多不同的成员组成的整体，为了达到企业的目标，员工之间需要密切的配合和合作，只有包括管理者在内的员工之间存在良好的沟通意识和行为时，才能促进团队意识的形成，增强企业目标的导向性，所以从人力资源管理的角度讲，沟通是为了实现企业行为的协调统一，通过彼此信息的交流，实现高效率管理，促使企业目标的实现。

三、沟通在企业人力资源管理中的作用

企业人力资源的沟通相当于管理者与普通员工之间的一座桥梁，只有做好二者之间的沟通工作，才能够实现人力资源管理的意义。

(一)沟通有利于管理者自我价值的实现

企业中的领导层与管理层主要负责计划、组织、决策、指导、控制和激励，而普通员工则分为几个工作群体进行工作的具体操作，这些群体的个人又分别负责不同的部分，在领导层、管理层与员工之间，沟通就相当于瓶颈部分，只要做好这一部分工作，就能在正确的决策和努力的工作的前提下实现管理体系的畅通，作为人力资源的管理者，良好的沟通也是实现自己职能

与个人价值的重要手段。

(二)沟通有利于人力资源管理工作中的决策制定

一个企业是否能够成功,首先要具备的自身素质是对自己的认识以及合理的评价,从而制定出与目标相关并且科学的管理策略。人力资源管理中的沟通可以了解企业内部员工的需求以及工作状态,从而可以更有针对性的激励员工,提高管理效率。也只有通过有效的沟通,才能及时、全面地掌握企业内部的各种信息与资料,借之对整个人力资源管理体系实现组织运转的合理指挥以及管理策略的科学制定。有效的沟通,如鼓励员工进行跨部门的探讨和思考,可以激发员工的创新意识,有利于管理者吸取更多的可行性建议,采取更合理的人力资源管理手段。

(三)沟通有利于调动员工积极性,减小人力资源管理压力

随着经济水平的提高,人们在企业中不再单单追求物质待遇,而是同时更注重自我价值的实现,这种自我价值的实现体现在能够直接更多参与企业的管理,使精神上感觉得到自身在企业中的重要作用。当企业需要为适应发展的需要进行改革时,人力资源部门通过与员工的沟通得到更多信息的同时也能使员工树立一种普通员工是企业中坚力量的意识,既促进了企业的管理,又增加了员工的信心和积极性,使企业更加具有凝聚力。

(四)沟通有利于改善企业内部人际关系

企业中的员工除了面对工作压力之外还要面对生活等其他方面的压力,将工作外的情绪带到工作中来也在所难免,人力资源管理部门需要在稳定员工情绪方面做出工作,而沟通可以解除员工内心的紧张等情绪,使其心情舒畅,与管理层形成良好关系,同时员工与员工之间的意见出现分歧时,大多是缺乏沟通导致的,鼓励员工之间的沟通也能在一定程度上促进人际关系的和谐,提高人力资源管理效率。

四、人力资源管理中存在的问题

(一)沟通态度

管理者在沟通的过程中不尊重员工,可能导致员工产生自卑、抵触和失去信心等心理,所以在沟通中应遵守尊重性原则,做到以诚相待。

(二)言语烦琐

传递大量的信息时如果言语烦琐,可能导致不能很准确地表达要传递的信息,使信息的接受者产生厌烦的心理,或者不能充分理解信息的现象,所以沟通中要遵守简洁性原则,做到言简意赅,突出重点。

(三)立场不同

沟通中很容易出现虽然觉得很有道理但是不被认同的现象,这是由于不同的立场和利益驱动造成的。所以沟通中应当遵循理解性原则,信息的传达者与接收者都要善于换位思考。

五、社区资源的重要性

研究表明,对死亡的恐惧和对医疗费数额的担心,以及对疾病很难治愈等问题的担忧,都是导致尿毒症患者特别是首次诊断就诊出尿毒症的患者出现焦虑、抑郁等情绪的重要原因。

社区健康管理模式是基于 2006 年出台的《国务院关于发展城市社区卫生服务的指导意见》建立和改造的健康管理模式,另外,在新医改的指导下,以社区作为健康管理基地,由社区卫生服务站站长牵头,由全科医生、医学教师、公共营养师组成的社区卫生服务团队为核心的社区健康管理模式已经为尿毒症患者的健康管理工作做出了巨大的贡献。

社区健康管理模式在常规护理的基础之上,还有以下的一些方法。

1. 及时进行健康教育

利用相关材料和口头宣传,在社区内对患者进行尿毒症的相关知识的宣讲和解释,让患者了解自己的病症,以减少对未知情况的恐惧感,告知患者相关药物的副作用、饮食禁忌、疾病的护理要点等,并与家属及时沟通,让家属能和社区医院一起对患者进行正确的护理。减轻患者和家属的心理压力,并介绍主治医生的资质,给患者和家属以治愈的信心。

2. 做好生活护理

进入患者社区和家庭,为患者进行相关护理知识的普及工作,并一对一地进行指导,为患者和家属进行答疑解惑。在患者进入社区医院以后,及时为患者介绍医院情况,让患者对护理工作者和医生建立信任感、亲切感。对患者和家属开展心理护理,当患者出现焦虑、抑郁等不良情绪的时候,给患者以心理援助,让患者能够得到疏导,给患者和家属以全方位的关怀。

3. 为患者建立社区健康档案

对每位患者都在社区卫生服务站建档,对每位患者的并发症发生情况、透析情况、感染情况、心理情况做到及时地监护和记录,定期进行电话回访,对社区内尿毒症患者进行关心和回访。虽然现阶段在社区健康管理模式的推行中,还存在一些问题,但社区健康管理模式对尿毒症患者抑郁和焦虑的不良情绪能够起到显著的控制作用,社区健康管理模式已经能够很好地存在并为患者提供良好的服务,值得在临床上和社区服务中进行推广。

第二节 社 交

一、案例分享

有这么一个值得我们深思的寓言故事:

有一天,一只老青蛙遇见一只老蜘蛛,大吐苦水道:"我一辈子都在辛勤工作,但只能勉强糊口。现在我年老力衰,等待我的命运却是要饥饿而死。而你,我从没见你劳动过,却衣食丰足,即使现在老了,仍不愁吃喝,自有投网者,送来美味佳肴,这世道真不公平啊!"老蜘蛛回答说:"你说得不对,想当年,我每天操劳,日复一日地织我这张网,好不容易生活才有了依靠。就是现在,我还随时要修复经常出现的破洞。你之所以生活艰辛、老而无靠,那是因为你是靠四条腿在生活,而我是靠一张网在生活,网不会因我年老而衰,所以我虽然年事已高,而生活不愁。如果我也像你一样靠我这几条纤细的腿来生活,我会过得比你还惨百倍。"

人又何尝不是如此?靠个人能量,搏不过狮子,但倚仗外来的能量,却可以把狮子关在笼子里供人观赏。

所以,个人的能量大小和成功与否,来自人际关系,良好的人际关系,则来自良好的社交。

人的一生就是社交的一生,如果你注意观察,人与人之间的交往举目皆是,并且都体现着社交的真谛。

当你遇到困难,朋友就会来帮助;当你为对方打开了房门,对方就会给你一个友好的微笑;当你走进学校,步入工厂和单位,回到家里,甚至走在大街上,总是要以一定的行为方式和他人打交道。

一个伟人曾经说过:"孤立的一个人在社会之外进行活动、生产就像许多个人不在一起生活和彼此交谈竟有共同语言一样,是不可思议的。"

社交是事业的前提,事业成功的概率与社交圈的大小体系相关。在生活和工作中,人们都希望充分地发挥自己的才能,但是,人们又常常感到,有时自己的才能得不到充分地发挥,其中原因之一是受人际关系的影响。

二、血液透析患者社交减少的原因

维持性血液透析患者存在现实中不懂社交、为社交难题所困扰的人实在太多了。他们虽然有想与人建立融洽的人际关系的良好愿望,却往往不知所措,长期透析的患者,由于长期贫血而造成脸色苍白、发灰,动静脉内瘘手术造成的手臂血管粗大、充盈,长期无尿造成的全身不同程度的水肿,饮食的限制,人渐渐地消瘦、身体虚弱等。患者对自身形象的改变而自卑,对疾病的缠身而无奈,都导致了患者不愿参加社会交往,社会活动范围逐渐减少,不愿意与亲戚、朋友来往,甚至拒绝社会活动,甚至时常碰钉子,因而郁郁寡欢,仿佛生活也失去了意义和光彩。其实,社交并不难,只要你洞悉了其中的要点,你会发现它原来也可以变得很轻松。

中华民族素有"礼仪之帮"的美誉,可谓历史悠久,我国历史上第一位礼仪专家孔子就认为礼仪是一个人"修身、养性、持家、立业、治国、平天下"的基础。礼仪是普通人修身养性、持家立业的基础,是一个领导者治理好国家、管理好公司或企业的基础。在生物-心理-社会医学模式认为,疾病的发生、发展与转归,都与生物因素、心理因素、社会因素相关。各种社会心理因素是错综复杂、互相渗透、相互作用的,长期不良的社会因素刺激能影响人的健康并导致疾病,但不完全取决于社会因素的性质,而主要是取决于个体对外界不良刺激是如何认知和评价的,社会因素的刺激必须通过人的心理活动的中介作用才会引起身心两方面的反应。

三、患者角色转变

(一)角色的定义

所谓角色,是指个人在社会关系体系中处于特定社会地位,并符合社会要求的一套个人行为模式。具体而言,当以个人在社会组织或社会团体活动中所具有的身份或所分担的任务来说明其社会行为的功能时,即为社会角色。当一个人被认为患病后,便获得了患者角色或身份,具有相应的行为模式,享有某些权利和义务。

(二)针对角色变化,应加强与患者的沟通

1.透析前的沟通

护理人员要注意自身形象,如精神状态、仪表、服饰等,可以加深患者对护理人员的第一印象,第一印象对于建立良好的护患关系至关重要,常起到事半功倍的作用。

与患者初次接触时,患者可能会出现恐惧心理,微笑是人间动人的天使,可以很好地打破这种紧张气氛,而护理人员的良好的品德修养是先决条件,平易近人,和蔼可亲均可使患者得到情绪上的安抚。护理人员首先应加强自身业务素质、心理素质的建设,以自身优良的道德修

养、精神面貌、扎实的业务知识、精湛的操作技术赢得患者的信任。另外,当患者未能按照护理要求衣食坐卧时,避免用批评和责怪的语气与其交谈,应该以善意的劝导,让患者自己领会其中的利害关系,意识到自己的错误,主动改变错误的生活习惯。

积极地配合日常护理,引导患者树立自信心,提高自身的承受能力和抗压能力。使患者积极配合治疗,提高治愈率,减少并发症发生。

2.透析时的沟通

透析过程中的语言及非语言沟通交流非常重要,患者进入血透室后,应帮助其取好仰卧位,注意患者是否躺卧舒适。做好各项生命体征变化的记录。核对患者姓名、年龄、透析器的姓名、容量、压力的同时,还应了解患者前一日的睡眠情况、此时的心理状态,并据此进行心理安慰和疏导,对患者进行穿刺和透析护理时,树立关爱之心,动作轻柔,减轻患者的疼痛感,了解患者的心理需求,重视与患者家属的沟通,取得家属支持,可采用认知行为干预等心理治疗方法帮助患者分析存在的问题及产生错误认知的原因和危害性,鼓励患者进行情感宣泄,并仔细倾听,认真答疑,引导患者对疾病和心理健康建立正确有效的认知,进一步取得患者的信任,建立良好的护患关系。透析过程中严密观察病情变化,每隔15～30分钟观察穿刺部位有无渗血、肿胀,穿刺针有无移位,血管通路有无打折、弯曲、阻塞,机器是否正常运行,同时主动询问患者的主观感受,应注意患者的精神状态是否正常,如出现急躁应采取相关措施,触摸患者肢体体温、感觉是否正常,并及时调整室温及透析温度。

3.长期透析患者透析后的沟通技巧

护理人员应根据患者的文化层次对其采用不同的严谨性沟通,常以通俗易懂为宜。对患者宣讲疾病的发生发展过程、血液透析的目的、血液透析过程中的注意事项、预后情况等。尿毒症患者末期时,进行血透后发现病情好转就要求减少血透次数。此时,护理人员应积极进行沟通,通过沟通使患者深刻了解自身疾病的发病规律以及治疗措施,从而积极配合医生治疗,使其充分透析。透析患者一般透析时间很长,长期的透析不仅给患者带来巨大的痛苦,也给其身心造成巨大影响,并且也付出昂贵的医疗费用。患者自以为透析会给家庭带来沉重负担,十分沮丧。因此,积极了解患者家庭状况并做好沟通十分重要。同时,护理人员应与患者的家属进行沟通,让家属对治疗方案、日常护理中的注意事项有具体的了解,并且积极配合。同时告知家属支持治疗的重要性,因为家属能给予患者很大的动力。患者常出现一些不明原因的烦躁、焦虑、抑郁等情绪波动行为,此时护理人员应对此表示同情,充分认识了解患者的心理需要,多多给予帮助和鼓励,提供咨询与支持,适当解释情绪对病情的影响。及时做好心理疏导工作,引导患者乐观积极向上的心态,保持精神愉悦放松,以最佳的身心状态对待治疗。对于不能很好自行控制水钠饮食摄入的患者,对患者及其家属耐心指导,并发挥家属的监督作用,从而多方面地维护患者身心健康,提高其生活质量。

四、常用语言技巧

(一)情感和贴近性语言

护士对透析患者的语言要有同情感,尊重患者的情绪,把握时机,善于观察,让患者感受到关爱和体贴,拉进护患之间的距离。暗示性语言:对于性格内向、抑郁、心理承受能力差的透析患者,抓住在治疗过程中出现的某些症状缓解的依据,应用暗示语言积极暗示,使其消除悲观的心理。安慰鼓励性语言:适时安慰鼓励会给患者心理以莫大的支持,唤起患者战胜病魔的强大意志力和信心。沟通性语言:护理人员主动寻求患者对治疗和护理的意见和看法,进行有目的的交换双方意图和意见。形体性语言:交流时注意面部表情、语气、手势、身体姿势等,让其感受到被重视。

(二)交谈技巧与沟通效果的关系

交谈技巧与沟通效果向来是密不可分的,只有将技巧的运用、友好情感的注入和信任关系建立结合起来,才能充分地发挥交谈的作用。通过与患者的积极沟通交流,增强患者对我们的信任,拉近护患之间的距离,使护患关系变得和谐。告知患者及家属血液透析的原理及近远期并发症等相关知识,教会他们学会居家护理时的自我监测方法,给予全方位的生活指导。血透室定期举行"肾友会",鼓励患者携家人及朋友共同参与,提供健康咨询和心理护理,请血液透析时间较长、自我护理能力较强的患者给大家现身说法,建立良好的社交环境,增强患者战胜疾病的自信心。

(三)护患交谈中的言语技巧

(1)开场技巧:问候式、关心式、夸赞式、言他式。

(2)开放式提问:所问问题的回答没有范围限制,患者可以根据自己的观点、意见建议和感受自由回答,护士可以从中了解患者的想法、情感和行为。

(3)闭合式提问:将问题限制在特定范围内,患者回答问题的选择性很小,护士可以在短时间内获得大量的信息。

(四)护患交谈中的其他技巧

1. 共情

人际场合中设身处地地站在对方的位置,并通过认真地倾听和提问,确切理解对方的感受并对对方的感情作出恰当的反应,是人与人交往中产生的一种积极的感觉能力。作用是有助于护患沟通的准确性、患者自我价值的保护、护士走出自我关注。方法是学会换位思考、学会倾听、学会表达尊重。

2. 沉默

运用沉默技巧的时机:患者情绪激动时、思考回忆时、对患者意见有异议时。打破沉默的方法:转换话题、续接话题、引导话题、其他方式。沉默的作用:表达默许、提供思考时间、缓解过敏情绪和行为、提供思考冷静观察的时间。

(五)护患沟通中的注意事项

选择合适的时机;提的问题要恰当;遵循提问的原则;避免误导;鼓励患者表达自己的情绪;告知患者调节情绪的重要性;帮助患者寻找调节情绪的途径;帮助患者放松呼吸,配以轻音乐帮助放松。

(六)患者的沟通技巧主要表现

1. 沟通前根据患者病情进行评估

护士应先了解患者的病情、生活方式、文化程度、家庭支持情况等,采取不同的沟通方式,选择合适的时间和环境与患者进行交流。

2. 主动关爱,细致呵护

在日常生活和工作中,礼仪能够调节人际关系,从一定意义上说,礼仪是人际关系和谐发展的调节器,人们在交往时按礼仪规范去做,有助于加强人们之间互相尊重,建立友好合作的关系,缓和和避免不必要的矛盾和冲突。一般来说,人们受到尊重、礼遇、赞同和帮助就会产生吸引心理,形成友谊关系,反之会产生敌对、抵触、反感,甚至憎恶的心理。在护理工作中做到一视同仁、尊重每一位患者,可利用透析过程中的时间主动与患者交谈,鼓励患者倾诉,护士给予回应、解答或采用一系列非语言性的沟通技巧,例如微笑、抚摸、倾听、点头示意等,在适当的时候采取安慰、劝导等措施,增加患者对医护人员的信任感。

3.肯定患者的自我价值

在生活和工作中,人们都希望充分地发挥自己的才能,但是,人们又常常感到有时自己的才能得不到充分的发挥,其中原因之一是受人际关系的影响。对患者正确积极的想法给予肯定和鼓励,告知患者在透析间期应注意生活规律、饮食控制、情绪调整,培养一定的兴趣爱好,病情良好可参与正常工作,增加患者对生活的信心。

4.丰富的专业知识

丰富的理论知识和临床经验是沟通成功的关键,沟通时理智灵活,采取因人而异的沟通方式,选择最佳时机进行沟通,均能取得事半功倍的效果。由于患者的文化水平及对医学知识的不了解,在与患者沟通时,尽量减少医学术语的使用,运用自己的医学知识,为患者做深入浅出的解释工作,让患者了解规律透析是保证正常生活和工作的重要手段。有一句名言:如果你把快乐告诉一个朋友,你将得到双倍快乐,而你如果把忧愁向一个朋友倾诉,你将被分掉一半忧愁,人的天性是喜欢得到快乐,摆脱忧愁,而社交可以满足人们的这个愿望。它可以使人们获得知心朋友,可以得到他人的关怀和帮助,可以活跃而丰富人们的社会生活,有益于人们的身心健康。

5.透析费用的解释与沟通

收费合理,记录清晰,对费用高、经济困难的患者做好相应的处理,既要保证医疗安全,又要得到患方、医保、医院的认可。出现疑问,做好患者及家属的解释工作,积极帮助查询,给患者以安全感。

第三节　人际关系

一、建立良好人际关系的意义

建立良好人际关系的意义有助于提高工作效率,有利于身心健康,陶冶情操,及时交流信息。

二、人际沟通的相关理论

(一)沟通

沟通是信息发送者遵循一系列共同规则,凭借一定媒介将信息发给信息接收者,并通过反馈达到理解的过程。

(二)沟通的构成因素

构成包括信息背景、信息发出体、信息、信道、信息接收者、反馈。

(三)拉斯韦尔模式的五要素

(1)控制。

(2)内容。

(3)媒介(信道)。

(4)阅听人(接受者)。

(5)效果。

(四)沟通的特点与功能

特点:社会性、互动性、实用性、动态性、关系性、习得性、不可逆性。功能:生理、心理、社会、决策功能。

(五)人际沟通

人际沟通是指人们运用语言或非语言符号系统进行信息(含思想、观念、动作等)交流沟通的过程。

(六)人际沟通的层次

一般性交谈—陈述事实—交换看法—交流情感—沟通高峰。沟通层次的主要区别是每个人希望与他人分享自己真实感觉的程度,而这种希望又取决于沟通双方的信任程度。

(七)信息失真的原因

(1)异常原因。

(2)常见原因。

(3)正常原因。

(八)人际沟通的影响因素

(1)环境因素:物理环境(安静度、舒适度、相距度)。

(2)心理因素(隐秘因素、背景因素)。

(3)个人因素:情绪、个性、认知、态度、角色。

(4)身体因素(永久性生理缺陷、暂时性生理不适、年龄)。

(5)文化因素。

(6)语言因素。

(7)信息因素。

(8)媒介因素。

(9)组织因素:传递层次因素、传递途径因素。

三、护士应该怎样培养自己的沟通能力

(1)培养高尚的职业道德(关心患者、热情负责、尊重人格、平等待人、诚实谦让、文明礼貌、恪守信誉、保守秘密)。

(2)养成良好的个性品质(责任心、真诚、尊重)。

(3)摄取广博的相关知识(增加相关知识奠定人文底蕴、根据护理特点优化教学内容、创造实践机会培养沟通能力、运用多种方法提高学习兴趣)。

四、人际关系基础理论

（1）人际关系：人们在社会生活中，通过相互认知、情感互动和交往行为所形成和发展起来的人与人之间的相互关系。

（2）人际沟通的特点：社会性、复杂性、多重性、多变性、目的性。

（3）人际交往的动机：社会交换理论、自我呈现理论、社会实在理论。

（4）人际交往的需求：包容的需求（主动、被动包容型）、控制的需求（主动、被动控制型）、感情上的需求（主动型、被动型）。

（5）第一印象是指人与人之间初次接触后留下的对客观的感性迹象或形象，又称初次印象（社会交往中第一印象属感性认识）。

（6）安德森的总体印象定量评价模式：印象形成的加法模式、平均模式、加权平均模式。

（7）首因效应：指人们在对他人总体印象形成的过程中，最初获得的信息比后来获得的信息影响更大的现象。

光环效应：指对客体某种特征形成固定看法后会泛化到客体的其他特征，并推及对象的总体特征的现象。

社会刻板效应：指社会上的一部分成员对于某一类事物或人群持有的固定不变、概括笼统、简单评价的现象。

近因效应：指在对客体的印象形成上，最新获得的信息比以前获得的信息影响过大的现象。

投射效应：指在人际交往中，总是假设他人与自己有着相同特性的倾向。

（8）认知形成的心理效应：

①首因效应。

②近因效应。

③光环效应。

④社会刻板效应。

⑤投射效应。

（9）人际吸引：又称人际魅力，是指个体之间在主观上感受到的时间或空间、直接或间接现实或希望的相互依存关系，是指个体间在感情方面相互喜欢和亲和的现象。

（10）人际吸引的过程：注意—认同—接纳—交往。

（11）人际吸引的规律：

①接近吸引律：时间空间接近（近水楼台先得月、远亲不如近邻）、观点态度接近（情投意合、惺惺相惜、酒逢知己千杯少、英雄所见略同）、职业背景接近（同是天涯沦落人）。

②互惠吸引律：感情互慰、人格互尊、目标互促（听君一席话，胜读十年书）、困境互助（患难见真情）、过失互谅（人非圣贤，孰能无过），还有礼尚往来、欲取先予、知恩图报。

③互补吸引律：刚柔并济、文科女和理工男、夫唱妇随。

④对等吸引律：敬人者人恒敬之，爱人者人恒爱之。

⑤光环吸引律：能力吸引、品质吸引、性格吸引、名望吸引。

⑥诱发吸引律：自然诱发、蓄意诱发、情感诱发。

⑦接近吸引律：指交往的双方存在着诸多的接近点，这些接近点能够缩小相互之间的空间

距离和心理距离,因此彼此之间容易相互吸引。

⑧光环吸引律:指一个人在能力、特长、品质等某些方面表现比较突出或者是社会知名度较高等,这些积极的特征像光环一样使人产生晕轮效应,感到他的一切品质特点都富有魅力,从而愿意与他接近交往。

⑨诱发吸引律:指自然的或人为环境的某一因素而引发的吸引力。

(12)建立良好人际关系的策略:重视印象修饰;主动提供帮助;关注对方兴趣;肯定对方价值;经常互致问候。

五、护理工作中的关系沟通

(一)护患关系

护患关系是在特定条件下通过医疗护理等活动与患者建立起来的一种特殊的人际关系。

(二)护患关系的性质与特点

(1)护患关系是帮助系统与被帮助系统的关系。

(2)护患关系是一种专业性的互动关系。

(3)护患关系是一种治疗性的工作关系。

(4)护士是护患关系后果的主要负责者。

(5)护患关系的实质是满足患者的需要。

(三)患者的角色特征

原有社会角色能力的减弱或免除;自制能力减弱;寻找他人帮助的愿望增强;康复愿望增强。

(四)患者角色行为适应

角色行为强化:对疾病心理反应过度,例如"我的病还没好",过度依赖医护人员和家属。

角色行为缺如:对疾病严重性认识不足,例如"我没有病""我得的不是不治之症"。

角色行为冲突:患者角色与患病前各种角色发生心理冲突,例如"我还要工作"。

角色行为消退:不能或不愿承担疾病造成的影响或后果,例如"我的病好了,要出院"。

护患关系的影响因素:

(1)信任危机(服务意识、技术水平)。

(2)角色模糊(护士、患者角色模糊)。

(3)责任不明。

(4)权益影响。

(5)理解差异。

(6)管理体制。

(五)护患关系的基本内容:技术性关系和非技术性关系。

非技术性关系包括道德关系、利益关系、法律关系、价值关系。

（六）护患关系的基本模式（表 3-1）

表 3-1　护患关系的基本模式

模式	主动-被动型	指导-合作型	共同参与型
模式特点	护士为患者做治疗	护士告诉患者应该做什么	护士积极协助患者进行自我护理
模式关系原型	母亲-婴儿	母亲-儿童	成人-成人
护士形象	保护者	指导者	同盟者
模式评价	过分强调护士的权威，忽略了患者的主动性	护士权威仍起决定作用，护患关系仍不平等	有利于建立良好护患关系，提高护理工作质量
适用范围	不能表达主观意愿的患者：神志不清、休克、痴呆以及精神患者	适用于一般患者，尤其是急性期患者和外科手术恢复期患者	有一定文化知识的慢性疾患者

（七）护士在促进新型服务理念中的作用

（1）明确护士的角色功能：提供服务时是照顾者和安慰者，健康教育时是教育者。

（2）帮助患者认识角色特征：帮助尽快适应新角色。

（3）主动维护患者的合法权益：尊重维护知情权和同意权，以促进护患关系发展。

（4）减轻或消除护患之间的理解分歧：注意沟通内容的准确性、针对性和通俗性，创造平等交流氛围。

（5）提高护理管理水平：护理管理者合理分配护士工作。

六、血液透析患者人际关系差的原因

尿毒症患者的生活还存在就业困难、经济压力、情感危机等社会问题，这一定程度上也影响着人际关系的发展。绝大多数大型企业、政府机关和事业单位的透析患者，由于基本上能够从事原来的工作，医疗费用相对有保障。而其余部分患者单位效益差，从事体力劳动者就可能因经济问题或工作强度不适应而失去工作、失去经济来源，治疗费用也失去保障。在个人情感上，尿毒症患者由于疾病的缠身，生活质量的下降，医疗费用的负担，不管是工作、学习、生活，还是经济上都发生了很大的变化，各方面均存在很强地依赖性；社会地位和成员角色也随之发生变化，这与生病前可能产生很大的反差；强烈的求生欲望与昂贵的治疗费用的矛盾都直接影响到家庭生活的和谐、和睦。情感危机在许多透析患者中都不同程度地存在。

经常在朋友圈看到一些"励志"文章，这些文章每时每刻都在刺激我们本已经濒临崩溃的神经，眼睁睁看着全世界的人都在拼命追求精彩生活，而我，因为生病，连拼命的机会和勇气都没有！这种深深的无力感，在如今快节奏的氛围中显得尤为挫败。

这也是很多患者在生病后，觉得生活没希望，焦虑、忧郁发病率明显比普通人高的一个很大原因——觉得自己毫无价值。

其实工作和病情并不冲突。一般来讲，对患者的工作要求就是：不熬夜、保证每天规律作息时间、保证充足的睡眠、适当锻炼、放松心情。这样的强度大部分的患者是可以胜任的，也不会拖累肾脏。

工作和病情并不一定会冲突，得了肾病，依然可以努力工作和学习，只是因为有了肾病，所以要提醒大家,努力工作的同时也要兼顾身体。

那么有哪些工作是不适合患者的呢? 如:医护、警察、公共运输、娱乐场所、需要熬夜加班的工作等。

生病不羞耻,得肾病也不羞耻,从自责中跳出来,找到能让自己经济独立的工作,有了自食其力的能力,也会大大减少焦虑的情绪。

第四节　心理健康

一、心理健康的定义

所谓心理健康,就是一种良好的、持续的心理状态与过程,表现为个人具有生命的活力,积极的内心体验,良好的社会适应能力,能够有效地发挥个人的身心潜力以及作为社会一员的积极的社会功能。心理健康应有广义和狭义之分。狭义的心理健康,仅指正常心理下的心理状态和水平。广义的心理健康,是指一种高效而满意的持续的心理状态,不仅包括正常心理,还包括异常心理状态,是所有心理状态健康状况的统称。

二、健康概念的演进

(1)健康的生命观。
(2)健康的疾病观。

心理健康是衡量个体健康水平的重要指标之一。

三、心理健康的标准

(一)世界卫生组织(WHO)的心理健康标准

(1)心理健康,人格完整;自我感觉良好;情绪稳定,积极情绪多于消极情绪;有较好的自控力,能保持心理平衡;自尊、自爱、自信、且有自知之明。

(2)在自己所处的环境中,有充分的安全感,并能维持正常的人际关系,受别人的欢迎和信任。

(3)对未来有明确的生活目标。脚踏实地,不断进取,有理想和事业上的追求。

(二)国外学者的心理健康标准

在国外曾对心理健康标准做出了定义的学者有:马斯洛和迈特尔曼、奥尔波特、斯考特、弗罗姆等。

(三)国内学者的心理健康标准

在我国曾对心理健康标准做出了定义的学者有:黄坚厚、严和锓、王效道、王极盛、王希永、李百珍、黄珉珉、郑日昌、林崇德、樊富珉、沃建中等。

四、影响心理健康的因素

(一)影响心理健康的基本因素

影响心理健康的基本因素有:

(1)生理素质。

(2)社会经验。

(二)影响心理健康的典型因素

影响心理健康的典型因素有：

(1)早期童年经历。

(2)婚姻家庭。

(3)生活事件。

(4)个体已形成的人格特征。

五、针对患者心理特征进行指导的过程

(1)透析患者由于病程长,病情重,不能根治,加上社会因素、经济因素、家庭因素、个人素质等多方面因素,心理变化千差万别,心理障碍问题较为突出,心理健康标准是多维的。心理健康是一个相对的概念。人的心理健康水平可分为不同的等级,是一个从健康到不健康的连续体。一个人是否心理健康与一个人是否有不健康的心理和行为并不是一回事。心理健康是一个文化的、发展的概念。

(2)在进行心理指导时,目标应该明确,针对性要强,用以解决血液透析患者个体化的心理问题。由于不同患者心理特征不同,对相同应激情景产生的心理反应不同;相同的心理反应由于心理特征不同,进行心理指导的方法、措施也是不同的。因此,在心理指导过程中,要求护士根据不同患者的心理特征,及时采取个体化心理指导的有效对策,缓解患者的心理压力。

(3)心理指导是促进患者心理康复的过程:心理指导包括促进自我实现、自我接受,以增加真正的自我尊敬;提高自信心;促进人际关系和满足需要的能力,获得现实的个人目标。为达到这样的目标,护士有责任提供帮助,患者及其家人也有责任参与。共同探讨患者生活的各个方面,允许患者表达自己的感受与观点,允许其家人发表见解,不能置于他们不能自助的角色中。

六、心理指导是心理调控和心理支持的重要途径

在临床心理护理中护理人员能自觉地运用心理学的理论和技术,通过向指导对象合理地解释,善意地劝导,真诚地抚慰,有益地暗示,必要地保证,实现对指导对象的心理调控和心理支持。

七、心理指导是促进良好护患关系的过程

接受心理指导的对象是血液透析的患者、家属。有资料调查显示良好的社会、家庭支持,对透析患者的身心健康具有直接保护作用,因此做好与透析患者家属的沟通非常重要。护士应详细了解患者的家庭情况,多与家属沟通,让家属对治疗方案、生活护理中的有关注意事项详细了解并积极配合,同时告知家庭支持的重要性,一方面通过家属了解患者未透析时的情况,另一方面将治疗期间掌握的患者病情、心理变化反馈给家属。对于部分自律能力较差、不配合饮食和药物治疗、不坚持透析治疗的患者,应让家属发挥监督、协助的作用,从而多方面维护患者的身心健康。通过与患者家属的沟通,拉近护患关系,取得家属的支持,赢得患者的信赖。

第五节　照　顾

一、以人为中心的健康照顾

(1)以生物-心理-社会医学模式为基础。

(2)以预防医学为导向。

(3)以患者为中心、家庭为单位、社区为范畴。

(4)卫生服务工作对象不分年龄、性别,诊治的疾病不分科别。

(5)提供全面的、多渠道的、多方式的卫生服务。

①四位一体与六位一体的综合化服务。

②以前:医疗、预防、保健、康复。

③现在:医疗、预防、保健、康复、健康教育和计划生育的综合化服务。

(6)主动提供服务,而不是在诊所里坐等患者。

①连续性、综合性、协调性的服务。

②个体化、人性化的服务。

患者是一个完整的人,同一种疾病在不同的患者身上会有不同的反应和意义。必须认识到一种疾病的治疗(原则)可能是非个体化的,但是对一个患者的服务却完全是个体化的。

二、"以患者为中心"照顾的诊疗模式

"以患者为中心"照顾的诊疗模式指全科医生在卫生服务、医疗诊治过程中需要遵守的基本策略,也可以说是需要依据的基本程序。可以通过倾听、解释、容许、建议、协商来照顾患者。

(一)详尽、全面地采集病史

(1)用心地倾听。

(2)要学会开放式的引导。

(二)耐心而细致地进行身体检查

体格检查及辅助检查。

(三)对患者做详细的解释和必要的教育

(1)需要解释的内容。

(2)需要教育的内容。

①对出现问题的正确认识。

②珍惜生命与健康。

③在疾病治疗过程中,患者、医生、家属都应扮演什么角色。

(四)让患者自己"决定"

(1)处理方案的决定。

(2)执行处理方案时的注意事项:效果验证;内容调节;反馈与评价。

(五)因患者对病因的看法和健康信念

1. 对病因的看法(疾病因果观)

因果观是患者自我解释自身健康问题的理论依据。患者对病因的看法受到个人文化、个性、家庭、信仰和社会背景等因素的影响。就诊时,患者常依据自己的疾病因果观来叙述病史,医生对此要是缺乏理解,则容易漏掉某些重要的疾病资料。其次,患者的因果观也会影响到患者的就医行为和对医生的期望。在问诊时,了解患者的疾病因果观的常用问话是:"你认为你得病的主要原因是什么?"

2. 对健康的信念

健康信念是人们对自身健康的价值观,它直接反映了人们对自身健康的关心、重视程度,与患者的求医行为直接相关;还会影响到患者的医嘱顺从性以及与医生的合作关系,关系到患者同疾病做斗争的态度。应该说明的是:个人的健康信念常常受到家庭的影响。了解患者的健康信念,进一步帮助患者树立正确的健康信念,是维护个体健康的重要措施。

3. 了解患者的患病感受

(1)力不从心。

(2)孤独依赖。

(3)恐惧焦虑。

(4)恋生与厌世。

三、患者与疾病——两个不同的关注中心

(1)医生的关注中心。

(2)生物医学模式——以疾病为中心。

缺陷:

①以疾病为中心,忽视患者的需求。

②医患关系疏远,患者依从性降低。

③医生思维的局限和封闭。

(3)生物-心理-社会医学模式——以人为中心。

①生物-心理-社会医学模式是人类医学发展的必然趋势。

②患者的宏观和微观世界。

③全科医生的"患者"范畴。

a."疾病""疾患"和"患病"的不同概念。

b.全科医生的责任和面临的挑战。

四、"以患者为中心"服务的基本原则

(一)注重人而不是病

(1)人是有感情和需要的。

(2)患者有和医生同样的尊严和权力。

(3)患者是完整的人。

(4)引用医学之父希波克拉底名言"了解你的患者是什么样的人,比了解他们患了什么样

的患者重要"。

(二)从完整的背景上来观察、研究和解决患者及其家属的健康问题

(三)以家庭为保健单位

(1)家庭是一个完整的系统,成员之间互相影响。

(2)家庭是一个多功能的系统。

(3)家庭是服务的最好基地。

(四)以生物-心理-社会医学模式为基础

五、"以患者为中心"服务的过程和内容

(一)维持性血液透析患者需要格外照顾的原因

维持性血液透析患者常因家庭自护不当引起透析意外。如患者因情绪激动加上疲劳引起脑血管意外,因便秘时用力排便引起脑出血死亡,因透析后忘记放松止血的绷带引起瘘闭,因不注意控制饮食,体重增加过多引起急性左心衰竭等。因此,透析患者做好家庭自护,对预防透析并发症的发生,延长透析患者的生命有重要意义。

(二)如何照顾维持性血液透析患者

1.做好生活护理

(1)大部分血透患者年龄偏大,老年人自我保护能力差,日常生活容易发生意外碰撞、跌倒等,所以生活环境力求空间宽敞、光线充足、地面防滑,走廊、浴室有扶手,设施布局合理,要以方便为主。

(2)生活要有规律,当气温变化较大时,及时增减衣物。其次,67%～86%老年血透患者伴有瘙痒,严重影响生活质量,患者在条件允许下可以每天用温水洗澡,水温以40度为宜,避免使用碱性皂,浴后涂保湿乳剂。

(3)对于身体机能尚好的血透患者应积极参加力所能及的社会活动,如听音乐、下棋、聊天、看电视等,增加其成就感。

2.注意内瘘的保护

(1)每日触摸瘘口的搏动,内瘘侧手臂避免负重物、受压,有血管硬化者,透析结束24小时后可以热敷,敷后用多磺酸粘多糖(喜辽妥)软膏外涂,并轻轻按揉。

(2)注意个人卫生,局部皮肤保持清洁、干燥,勤换内衣,按医务人员指导的方法洗澡。股静脉置管者尽量减少下地走动的次数,以免压力过高,血液回流进入导管,血液长时间积存于管口造成管内凝血堵塞,坐姿不宜前倾,身体与腿的夹角不应小于90度,以防止导管变形、弯折。

(3)遵医嘱服药。患者家庭给药途径主要以口服为主,如不按医嘱正确服药可能导致病情加重或者出现并发症,所花费的治疗费用往往高出于正规透析的费用,故应严格按医嘱服药,正确掌握用药的方法、剂量、间隔的时间等,对数量多、体积大或形态特殊、质地较硬的药片,应分几次或切成小块后服用,防止发生哽噎。提高患者的自我服药能力,可利用标签、颜色等帮助对服药的记忆。同时应密切观察药物的不良反应,了解不良反应的不典型表现并时处理。

(4)合理运动。适当的运动可减轻患者的紧张与焦虑,能提高血透疗效,以不疲劳为宜,保证休息和充足睡眠。可根据环境条件和自身的身体状况选择合适的运动项目,如步行、慢跑、

郊游、骑自行车以及打太极拳等,每周 3 次,每次 30 分钟,循序渐进,持之以恒,避免激烈运动,导致低血压的发生。

第六节 忽 略

一、维持性血液透析患者忽略的原因

情绪在心理健康中起着重要作用。心理健康者能经常保持愉快、开朗、自信、满足的心情,善于从生活中寻求乐趣,对生活充满希望。更重要的是情绪稳定性好,具有调节控制自己的情绪以保持与周围环境的动态平衡的能力。

二、维持性血液透析患者通常表现为不善于调控自己的情绪

(一)情绪活动强弱不一,多数对消极情绪刺激反应增强

对于一个已经由于疾病和长期治疗而处于焦虑状态中的患者来说,轻微的刺激可能使他害怕、发怒、哭泣、坐卧不安;少数患者情绪反应减弱,对多数刺激无动于衷,对人不理不睬,这可能是患者病情严重或有严重心理障碍的原因之一。

(二)情绪活动稳定性差

患者的情绪极易受病情变化,周围患者、家属情绪,医生、护士服务的干扰,表现为在病程中变得喜怒无常,比平时容易激动,脾气暴躁,有时为一些无关紧要的小事大发雷霆,有时唠叨不断、爱生气、彻夜难眠、伤心哭泣。

(三)主导心境差

患者不能接纳自己的一切,在病前经常保持轻松、乐观、愉快的主导心境的人,在病中可变得焦虑不安、郁闷寡欢、精神不振。由于生活质量会较以前有所下降,同时需要长期依赖医院,部分患者不能适应这种变化。且随着疾病的发展,可出现高血压、心律失常等各种合并发症,患者时刻感受到死亡的威胁,产生强烈的恐惧与焦虑心理,不知所措,家庭需承受巨大的经济压力,部分患者为此负债累累。无助、无奈、无望交织在一起,无法自拔。

由于长期透析使患者的体能下降、劳动力衰退及其对家人的依赖和拖累,使家庭生活失去了往日的欢乐和协调,长此以往,使家庭经济和情感矛盾日益突出,导致夫妻感情或家庭成员间感情破裂。

尿毒症和长期透析可使患者的工作能力衰退甚至完全丧失,无法胜任和适应原来环境和劳动强度,导致其社会地位发生改变,生活半径受限。

(四)缺乏自信

长期受疾病困扰,使者脱离社会活动,自我价值观降低,患者自尊受损,担心给照护者增加麻烦,感到自己是个负担,因此情感负担比较重。医疗费用是患者及家属最担心的问题,长期高频率的血液透析给患者及家属带来沉重的经济负担。有的受到家人和亲友的特别关心与照顾,容易产生依赖心理。表现为强调自己的患者角色,对自己日常行为、生活自理变得被动,依赖性增强,情感变得脆弱;遇事不是自己做不了,而是自己不动手,总是依赖他人完成;一向意志坚强的人变得没有主见,一向自负好胜的人变得没有信心。所以临床医务人员在关注患

者身体功能的同时,尤其需要注意患者的心理健康状况,及时发现问题,采取干预措施,促进身心健康。

(五)退化心理

患者患病后,逐步形成退化心理,其行为与年龄或社会身份不相称,表现出幼稚化行为,出现角色行为适应。

1.角色行为强化

对疾病心理反应过度,例如"我的病还没好",过度依赖医护人员和家属。以自我为中心加强,强化满足自己的要求,像孩子依赖大人一样依赖别人的照顾,即使自己力所能及的事情也不愿做;食物要求适合他的口味,进食要求首先照顾他,透析时、空闲时要求别人陪伴他,生活琐事替他料理。

2.角色行为缺如

对自身状况过分关注,特别关心自己的身体情况,对身体的轻微变化极为敏感。

3.角色行为冲突

患者角色与患病前各种角色发生心理冲突,例如"我还要工作"。

4.角色行为消退

不能或不愿承担疾病造成的影响或后果,例如"我的病好了,要出院"。

维持性血液透析患者长此以往,特别是未成年或老年患者的家庭可能出现家人不耐烦甚至虐待。

5.影响因素

(1)信任危机(服务意识、技术水平)。

(2)角色模糊(护士、患者角色模糊)。

(3)责任不明。

(4)权益影响。

(5)理解差异。

(6)管理体制。

第七节　生长发育

一、血液透析会对患儿生长发育产生影响

处于生长发育阶段的小儿患者,其肾脏生理和血管通路的特殊性给血液透析带来一定的难度,血液透析对小儿的营养、代谢及心理也产生很大影响,因此血液透析过程中的护理工作显得尤为重要,加强小儿透析过程中的护理和观察,提升小儿在透析中的适应能力,提高透析质量。

二、影响维持性血液透析患者生长发育的原因

(一)贫血

贫血是维持性血液透析患者的重要临床表现,是合并心血管并发症的独立危险因素。贫

血通过组织缺血、缺氧、心排出量下降及神经体液等机制加重透析患者残存肾功能损伤及充血性心力衰竭的发生和发展,导致儿童患者生长发育迟缓和智能减退。蛋白质-能量营养不良是慢性透析患者常见的并发症,可导致该类患者的心血管并发症和死亡率的增加,其临床表现不一,主要取决于蛋白质及能量缺乏的严重程度、持续时间、年龄、诱因和伴随疾病。报道一组维持性血透患者轻度至中度营养不良占33%,重度营养不良达6%～8%,而65岁以上老年透析患者营养不良的发生率则高达51%。据统计,每次血液透析丢失氨基酸和肽类10～30 g,腹透患者每天从腹透液中丢失蛋白质8～16 g,氨基酸和肽类4～6 g。另外,在患者中发现一个与现代流行病学观点相反的现象:有较高 BMI 的患者有更小的死亡率,甚至包括 BMI＞35 kg/m² 的肥胖症患者。可能其体内有更高的 TNF-a 受体水平和神经激素浓度的变化及内毒素脂蛋白的相互作用等。因此,对患者进行必要的营养评价和指导从而提高其生活质量,减少相关并发症及死亡率有着重要的意义。

(二)生长激素与慢性血液透析患者的营养状况

血液透析患者营养不良的发病率、机制及评估指标:据统计,20%～75%血液透析患者合并蛋白质能量营养不良,其原因与摄食减少、慢性分解代谢状态、炎症、激素的紊乱和代谢性酸中毒等有关。Stoli C R 等提出"蛋白质-能量营养不良-血液透析患者死亡率的预警器",在他评估营养不良对于透析患者死亡率影响的研究中,纳入研究的血液透析患者有 1/3 存在营养不良,并具有较低的生存率,且超过 2/3 患者死于营养不良,结果发现血液透析患者营养不良是高死亡率的重要因素,Rocco MV 等人的研究表明,未达到治疗目标的白蛋白水平(国际肾脏基金会推荐白蛋白＞40 g/L)与不良的预后有关,长期血液透析的患者,通过临床干预,达到多个临床指标,如白蛋白＞40 g/L,血红蛋白 2110 g/L,KT/V21.2,其死亡率和住院率下降16%。

营养状况主要从以下几方面进行评估:

(1)国际肾脏病预后和生存质量工作组(K-DOQI)的营养指南要求,维持透析患者的膳食蛋白摄入量(DPI)每天应达到 1.2 g/kg。

(2)身体组成测定,如瘦体重(LBM)可反映机体蛋白质储存,是透析患者预后的重要指标。

(3)生化参数,包括白蛋白、前白蛋白和转铁蛋白、血胆固醇、血尿素氮和肌酐、氨基酸谱测定等,血白蛋白＜40 g/L,前白蛋白＜300 mg/L,转铁蛋白＜200 mg/dL 标志营养不良。

所以维持性血液透析患者的生长发育,充分的营养非常重要,儿童处于生长发育阶段,新陈代谢率高,营养要求也高,加之透析丢失营养物质往往容易造成营养不良,应该增加患儿饮食中热量和蛋白质的摄入,但应严格控制水、钠、钾的摄入。患儿干体重的监测,因为小儿自我控制能力差,对水盐不能很好地控制,小儿本身处于生长发育期,随年龄增加干体重会随之变化,所以每次透析前应精确计算脱水量,防止透析过程中血压波动过大,对患儿造成不良影响。在心理护理方面,对患儿做好健康教育,鼓励患儿建立生活信心,提高生活质量,回归社会,尽可能参加各种活动。

随着对维持性血液透析患者内分泌功能紊乱的研究,将进一步有效地为血液透析患者生存和预后开辟新途径。

第四章　生理领域

生理领域指的是维持生命的功能和进程。

第一节　听　力

一、听力的定义

听力是指启动听觉器官,接收语音信息的一种能力。其能力运用的有效性一般取决于倾听是否专心。按国际惯例,平均听阈值在 25 分贝以内被认为是正常听力,25～40 分贝被认为是轻度听力障碍,而在国内,直到 70～80 分贝才被认为是有听力障碍。

二、听力下降的原因

(一)使用耳机

学生、老年人长期使用耳塞型耳机能导致噪声性听力下降。使用耳塞型耳机时间越长,听力损害越严重。据研究,戴耳机连续听 1 个小时音乐,听力明显下降,连续听 2 个小时,会对听力造成不可恢复的伤害。

人戴上耳机后,外耳道口即被耳机紧紧堵塞住。高音量的音频声压会直接进入耳内而损伤听力,造成不可恢复的听力损害。长期用耳机听音乐,听觉就会出现疲劳、损伤,引起听力减退,人就会出现烦躁不安、头晕、失眠、记忆力减退、注意力不集中、思维反应迟钝、异常心理障碍等情况,对身体健康十分有害。

下课时分、放学路上、公共汽车上、吃饭的过程中,一部分的人们总是一边戴着耳机听歌,一边跟着唱歌。由于周围比较嘈杂,许多人都喜欢把声音调得非常大,遮住周围其他的声音,完全沉浸在音乐之中。因为人们每天长时间听音乐,所以听力下降的问题越来越多。而根据相关规定,外语、外交、新闻、音乐、学前教育和医学等专业都对听力有一定的要求。

(二)心脏衰退

听力减退、耳背,一般被认为是神经衰弱、年纪大、耳朵不好使,其实听力减退还可能与心血管疾病有联系。耳与心血管系统之间存在着密切的生理联系,耳与心血管系统的神经分布部位,在大脑和脊髓等处相同或相近。人体在心血管致病因素的影响下,往往使耳蜗早于心肌出现病理改变,并损害耳蜗的功能,引起耳鸣、听力下降。另外,神经细胞对缺氧的耐受力极差,如听神经完全缺氧超过两分钟,就会出现不可逆转的病理损害。而营养听神经的血管极小,当出现动脉血管硬化或血液黏度增高等病变时,很容易造成血管腔狭窄或血流减慢,甚至造成血管闭塞,从而导致听神经的损害,使其功能下降或丧失,这样就会出现非耳源性耳鸣症状,甚至出现耳聋。因此,中年以后的人,若出现耳鸣及耳聋症状,应及时去医院就医。在检查五官科的同时,还要对心血管系统进行相关检查。

（三）噪音刺激

噪音是音高和音强变化混乱、听起来不谐和的声音，是由发音体不规则的振动产生的（区别于"乐音"）。凡是妨碍人们正常休息、学习和工作的声音，以及对人们要听的声音产生干扰的声音，都属于噪音。从物理学的角度来看，噪声是发声体做无规则振动时发出的声音。从环境保护角度而论，凡是人们所不需要的声音统称为噪声。噪音或声音过大会刺激耳膜，每天长时间的噪音，会导致听力下降，甚至失聪。世界卫生组织耳聋分级标准：听阈值 26～40 分贝：轻度耳聋，听阈值 41～55 分贝：中度耳聋，听阈值 56～70 分贝：中重度耳聋，听阈值 71～90 分贝：重度耳聋。

（四）错误的掏耳方法

使用发夹、短木棒、毛线针等物，甚至直接用纤长的手指甲，在耳朵里盲目掏挖，这时，只要稍有疏忽或不慎被他人碰撞，极容易戳破耳道深处薄薄的鼓膜，造成鼓膜破裂、穿孔，不仅引起耳痛、出血，而且还使外耳与中耳腔直接相通，细菌也就乘虚而入，引起感染，要知道鼓膜参与声音传导，若鼓膜穿孔会直接影响听力。

（五）中耳炎

由于耳咽管解剖结构上的特点，容易发生急性化脓性中耳炎。中耳腔内脓液不断增多，中耳腔内的压力也会引起鼓膜穿孔、破裂。如果不及时就医或治疗不彻底，会造成慢性化脓性中耳炎，如鼓膜不断遭到破坏，穿孔越来越大，对听力的影响将日趋严重。

（六）药物中毒

当人伤风感冒、头痛发热时，如果盲目给孩子注射链霉素、庆大霉素、卡那霉素等耳毒性药物，会导致少数过敏体质人的内耳听觉器官中毒，听力明显下降，甚至耳聋。据统计，因使用这类药物引起的耳聋占药物性耳聋的 97%。因而，应尽量避免使用这些耳毒性药物。

（七）外伤

喜庆佳节，燃放的鞭炮突然在耳边爆炸，巨大气浪直冲耳道内鼓膜，游泳时，一侧耳朵先撞击水面，以上外伤都会造成鼓膜破裂、穿孔，直接造成听力减退。

（八）耳周病变

耳朵周围邻近器官的病变，有时也会涉及中耳腔，从而引起听力减退，如鼻炎、副鼻窦炎、扁桃体炎。

三、保护听力的措施

（一）耳机声音不宜过大，时间不宜过长

要挑选音质佳、杂音小的耳机，千万不要贪图便宜，而购买低价劣质的耳机。头戴耳机比耳塞耳机伤害小些。只有头戴式的耳机无须入耳，几乎不会对耳道、耳膜产生伤害，对耳朵的损害最小。而且头戴式耳机的音效非常好。在购买耳机时应该尽量挑选头戴式的耳机。许多学生喜欢把声音调得非常大，而且喜欢长时间地听，这都是错误的。成人每天用耳机不应超过4 小时，青少年因听觉器官还未发育成熟，戴耳机的时间不能过长，每次不能超过 30 分钟，不能超过 60 分贝。以间歇收听为宜。

(二)不边听音乐边做作业

学生在学习的过程中,不应该边听音乐边做作业,要高度集中精力,提高效率,养成好的习惯。

(三)听力受损应及早就医

中学生在听音乐的过程中,如果出现了耳朵发痒、耳鸣,说话不得不提高嗓门的情况,需要到医院耳鼻喉科检查诊治,对预防耳聋非常重要。这就是听力受损的征兆,学生们应该及早就医,以免造成严重的后果。

(四)噪音环境引起的听力损失应在三周内解决

市民应该在日常生活中采取适当措施保护听力,如避免长期待在喧嚣场所等。一旦发生因噪音引起的听力损失,应该立即到专科医院就诊,听神经受损伤水肿时间过长(超过三周),就会出现神经变性、坏死,丧失听觉功能等症状。

(五)远离噪音和爆炸现场

例如放爆竹,因为较大的噪音可引起噪音性耳聋或爆震性耳聋。长期接触85分贝以上噪音,耳聋发生率达21%,儿童智力发育会降低20%。

(六)远离烟酒和耳毒性药物

在中国人聚会的餐桌上历来少不了美酒相伴,很多人都知道喝酒伤肝,然而饮酒过量还会对耳朵成伤害,受到长期、过量酒精刺激后,耳部主要会出现发闷发胀、突发性耳聋等情况,导致听力受损。所以,小酌怡情,过量伤身。还有生病时不少人都会使用抗生素,但滥用抗生素一样会损伤听力,导致耳聋。许多药物包括庆大霉素、卡那霉素等抗生素,以及一些退烧药、镇痛药等,都可能对特异性个体或者敏感性个体造成不可逆的听力损伤。如链霉素、庆大霉素、卡那霉素等,因为它们对听神经有毒害作用。

(七)避免打击头部

不可掌击耳部,击打头部可引发听力损害,而掌击耳部可引起鼓膜破裂,生活中,因外力打击而造成耳朵功能受损的情况屡见不鲜。

(八)擤鼻涕时要掌握正确的擤鼻方法

有的人用力擤鼻涕到耳痛,鼻涕从气道跑到别的地方,直接使耳内压力改变,很可能会将部分鼻涕挤入咽鼓管引起中耳炎,导致听力下降。擤鼻时正确方法的应该是左右鼻腔一个一个地擤,切勿将左右鼻孔同时捏鼻擤鼻,因为鼻腔后部与中耳腔有一管腔(咽鼓管)相通,擤鼻不当可将鼻腔分泌物驱入中耳腔,引起中耳炎。

(九)是否适合坐飞机

有感冒、上呼吸道感染、咽鼓管功能障碍者,不宜乘飞机旅行,否则可能引起航空性中耳炎,出现耳痛、鼓膜充血、中耳积液,甚至听力下降。飞机降落时学会咽鼓管通气法:捏鼻闭口鼓气法,可在飞机下降时使用,用拇指和食指捏紧鼻孔闭口用力,向鼻咽喉腔鼓气以增加鼻咽腔气体压力而冲开咽鼓管;或使用吞咽法,多次吞咽唾液,或咀嚼糖块。

(十)养成良好的生活习惯

平时不要用不洁的小木棒、发夹等挖耳止痒,以防损伤耳道深处的鼓膜,引起外伤性鼓膜穿孔和化脓性中耳炎等病变,会造成不同程度的听力减退。少吃高脂肪食物,血中胆固醇的浓度过高,会造成血管壁的粥样硬化,血管硬化使得内耳血液供应减少,听觉器官营养不良,导致听力减退或发生耳聋。坚持耳部按摩,耳各部位与五脏六腑联系密切,按摩耳郭,以发红为度,每日进行三次,颇为有益。

(十一)谨防其他疾病

全身系统性疾病引起耳聋者,临床上首推高血压与动脉硬化,肾病、糖尿病、甲状腺功能低下等也可引起,故对有这些病的患者应监护其听力。

(十二)中药治疗

随着人们生活水平的提高及老龄化社会的到来,中老年人听力下降、耳鸣、耳聋的发病率越来越高,有的则是滥用肾毒性药物的结果。研究发现,许多单味中药对治疗耳鸣、耳聋,改善听力有一定效果,特别是一些补肾中药,疗效更加显著,这正应了中医"肾开窍于耳"的理论。现辑录如下,供选用。

1. 淫羊藿

淫羊藿有补肾壮阳、强健筋骨、祛风除湿之功。研究发现,本品与其他补肾药物配伍,可治疗肾虚耳鸣、耳聋,并可保护和改善肾功能。淫羊藿叶子作用最强,根部次之。

2. 补骨脂

补骨脂别名胡韭子、婆固脂、破故纸、补骨鸱、黑故子、胡故子、吉固子等,为豆科一年生草本植物,以果实(种子)入药。果实中含多种香豆精类和黄酮类化合物,有补肾助阳、温脾止泻之功。药理研究表明,补骨脂有扩张冠状动脉、改善心功能、增加耳蜗血液循环的作用,是目前治疗听力下降、肾虚耳鸣、耳聋的有效药物之一。

3. 骨碎补

骨碎补别名猴姜、岩姜、鸡姜、枂留姜、猴掌姜,为多年生草本植物,高 25～40 厘米,有补肾、接骨、活血之功。临床观察发现,骨碎补煎剂与硫酸链霉素同用,能明显减轻硫酸链霉素的肾毒性反应,推测本品对链霉素毒性有一定的解毒作用。

4. 茯苓

完整的茯苓呈类圆形、椭圆形、扁圆形或不规则团块,大小不一,有利水渗湿、健脾补中、宁心安神之功效。研究发现,茯苓保护内耳的机制可能是通过影响内淋巴液的数量及离子成分,或直接作用于细胞而发挥作用。茯苓有利湿之功,并能促进钠、钾、氯离子的排除,促进体内药物的排泄,降低血中及内淋巴液中的药物浓度,从而减轻耳毒性药物对内耳的损害。

5. 丹参

丹参有活血化瘀、凉血消痈、除烦安神之功。药理研究表明,丹参能改善微循环血流速度,增加耳蜗血流量,扩张血管,降低血液黏稠度,促进细胞有氧代谢及能量供应。月经过多、非血瘀者、孕妇慎服,过敏体质慎用。

6. 葛根

葛根为豆科植物野葛的干燥根,习称野葛,有发表解肌、升阳透疹、解热生津之功。药理研究表明,葛根能扩张脑及内耳血管,调节血运,促进细胞代谢,改善内耳血液循环,对内耳细胞功能恢复有明显效果。

7. 川芎

川芎也作川穹,各地区叫法不同,是同一种药材。川芎,又称为大川芎、芎,是伞形科植物川芎的干燥根茎,有活血行气、祛风止痛之功。药理研究表明,川芎能扩张血管,改善微循环,并能透过血脑屏障,改善颅内血液循环,调节耳蜗血流供应,从而改善耳鸣、耳聋诸症。

8. 灵磁石

灵磁石为等轴晶系矿物磁铁矿,主含四氧化三铁,有潜阳安神、聪耳明目、纳气平喘之功。本药是中医治疗耳鸣、耳聋的传统药物。近代研究发现,耳聋与铁代谢紊乱有关,补充铁剂,可有效改善耳鸣、耳聋症状。灵磁石是含铁量很高的一味中药,故可治疗听力障碍。

9. 冬虫夏草

冬虫夏草由虫体与虫头部长出的真菌子座相连而成。虫是虫草蝙蝠蛾的幼虫,草是一种虫草真菌,有补肺肾、益精气、止喘嗽、扶虚损之功。临床观察发现,本品能防止药物性肾、耳损伤,且不影响药物的抗菌作用,为临床安全应用肾、耳毒性抗生素提供了保障。

第二节 视 力

一、视力的定义

视力是指视网膜分辨影像的能力。视力的好坏由视网膜分辨影像能力的大小来判定,然而当眼的屈光介质(如角膜、晶状体、玻璃体等)变得混浊或存在屈光不正(包括近视、远视、散光等)时,即使视网膜功能良好,眼视力仍会下降。眼的屈光介质混浊,可以使用手术来治疗,而屈光不正则需要用透镜来加以矫正。通常所说的视力是指远视力并且是中心视力、静视力,它反映的是视网膜最敏感的部位——黄斑区的功能,远视力检查通常用视力表来进行。

二、视力的分类

视力分中心视力和周边视力。中心视力是反映视网膜黄斑部中心凹部功能中心视力,是人眼识别外界物体形态、大小的能力。周边视力是视野。

很多人都以为只要视力能达到 1.0 以上就算是正常了。实际上,1.0 的视力只能说明人的部分视力正常。

严格地说,视力正常的标准还包括以下内容:

(一)中心视力

中心视力即形觉,是视器分辨外部物体二维形状、大小、轮廓和细节的能力,它是视网膜黄斑中心凹的功能。中心视力检查旨在测定眼的视敏度,包括远视力和近视力。远视力是采用国际标准视力表或对数视力表检查,视力表与受检眼相距为 5 米所测得的视力,即人们通常查看视力表所确定的视力,包括远视力(在 5 米以外看视力表)和近视力(在 30 厘米处看视力表)。远视患者的表现是远视力比近视力好;近视患者则相反。散光患者的远视力和近视力均不好。当远近视力达到 0.9 以上时,才能说明其中心视力正常。

(二)周围视力

周围视力反映中心凹以外视网膜的功能,通常称之为视野。平常所说的视力一般指中心视力。1.0 是视力是否正常的一个标准。当眼睛注视某一目标时,非注视区所能见得到的范围是大还是小,这就叫周围视力,也即人们常说的"眼余光"。一般来说,正常人的周围视力范围相当大,两侧达 90 度,上方为 60 度,下方为 75 度。近视、夜盲患者的周围视力比较差,一些眼底病也可致周围视力丧失。

(三)立体视力

立体视力是一类最高级的视力,即在两眼中心视力正常的基础上,通过大脑两半球的调和,使自己感觉到空间各物体之间的距离关系。有些人中心视力正常,但立体视力却异常,这在医学上称之为立体盲。虽然我们通常只是检查中心视力,但在医学上,只有当中心视力、周围视力和立体视力都符合生理要求时,才能算作视力正常。

三、如何保护视力

一般来说,在看不同距离、不同亮度的事物时,人眼有一定的调节能力,以使呈现在视网膜上的图像尽量清楚。但是过度用眼会增加眼外肌对眼球的压力,尤其是中小学生的眼球正处于发育阶段,球壁伸展性比较大,长时间的过度用眼更容易引起眼球的发育异常,导致远处的光线经过眼的屈光后,焦点偏离视网膜,造成视力衰退。那么,如何避免这种过度用眼的情况发生呢?

(一)合适的光线亮度

光线应连续不间断,无明暗变化,即无频闪。色温适中,4000～4800 K 左右,黄昏时自然光的色温在 2000～3000 K,色温偏低。中午时,自然光色温接近 7000 K,色温太高,太亮太刺眼。光线亮度不佳(太亮或太暗),特别是在用眼强度很大的学习、工作和生活中环境光线不合适,是影响视力的第一要素。为此,国家给不同室内场合的光线照度要求制定了严格的标准(如在书房内阅读/书写的照度>300 Lux),但对于普通民众而言,这对于保护视力的帮助不是那么直接,原因在于一般人没有那么多有关环境光线照度(亮度)的知识,而且光线照度的测量需要护眼光度笔或专门的照度设备。因此,普通民众在日常学习、生活和工作中不容易判断光线是否合适。

通常,光线不佳主要有三种情况。

一是所处环境内的光线本身不合适(如太亮或太暗)。

二是由于身体姿态(如坐姿或头姿)不正确,挡住光线,让本来合适的光线照到目标区域时变暗。

三是光线会变化(如早晚的阳光、多云天气、阴雨变化时的自然光,台灯的位置或照射角度变化)。平时一定要确保目标区域的光线明亮、柔和,让眼睛始终处于放松状态。如果自己无法判断学习和工作场所的光线亮度是否合适,最好用护眼光度笔做些检测。

(二)正确的近距用眼姿势

近距离用眼姿势是影响近视眼发生率的另一个因素。乘车、躺在床上或伏案歪头阅读等不良习惯都会增加眼球调节的频度和幅度负担,应尽量避免。近距离用眼时,最好处于静止状态,坐姿要端正,书本放在距眼 30 cm 左右的地方。如果是看电视,那么离电视的距离是电视对角线的 6 倍以上为宜。

(三)缩短近距用眼时间

除病理因素外,大部分学生的视力下降是由于眼睛调节机能的减退。在不佳的环境光线下、长时间近距离用眼,更易导致眼睛调节机能减退,进而导致视力下降,所以也应尽量避免。

通常,近距离用眼时,隔 45～60 min 休息 10～15 min。

(四)增加户外活动

适当的运动对于身体健康都是有效果的。户外运动首先就可以观赏到绿色的植被,对于长期处于工作状态下的眼睛是一个休息。在户外视野开阔,可以进行远眺等一些放松眼部肌肉的活动。户外运动还可以释放身体的压力,减轻眼睛的负担。多一些户外的活动和运动,在促进眼部血液循环的同时,还可以帮助放松眼部神经,其对视力保护作用不言自明。在生活中做到上述几点会有助于保护视力。但是,万一已经发生了视力衰退(如近视),应该尽快检查,分析原因并设法纠正,而不是急着配眼镜,也不该盲目去尝试各种"快速"治疗仪,否则会耽误恢复视力的机会。只有找到并排除视力下降的诱因,才能真正保护视力。

(五)手术疗法

1.准分子激光角膜切削术(PRK)

准分子激光手术是利用 193 nm 波长的紫外激光准确切削角膜的光学区,重塑角膜表面屈率,用于治疗近视,矫治近视的范围以 600 度以下效果最好。存在的缺点是手术破坏了角膜的前弹力层,易造成角膜雾状混浊、视力回退及类固醇性高眼压,少数患者术后一段时间视力回退。

2.准分子激光角膜原位磨镶术(LASIK)

该手术的治疗原理同 PRK,但它在不破坏角膜及前弹力层的基础上,用准分子激光在角膜基质层进行高精度的切削与原位磨镶相结合,使手术的预测性、稳定性及安全性大大提高。该手术矫治的范围广,可矫治 3000 度以下的任何近视(术前全面检查和各项指标都符合的情况下)。治疗后,几乎无眼部不适,无须遮眼,第二天即可上班、上学及参加体检。

3.准分子激光上皮瓣下角膜磨镶术(LASEK)

此法用于角膜薄、近视度数高等特殊病例。

4.眼内屈光手术(ICL)

该手术适合老年人及超高度近视眼的治疗,通过摘除透明或不透明晶体,植入不同的前房或后房型人工晶体来改变原有的屈光度。优点是治疗后屈光稳定,无回退,术后恢复快。

注意:手术疗法近视虽然见效快,但只是改变眼睛部分构件(如角膜)的物理状态,而不会改变整个眼睛的生理状态,如果不注意用眼卫生,没有排除近视的各种诱因(如环境光线、用眼姿势),还会导致近视加深。因此,从根本上来说,还是要重视预防措施。

(六)不同年龄段保护方法不同

1.胎儿时期

胎儿的眼睛,是在母体内随着全身器官逐步发育形成的。保护胎儿的眼睛,主要是从孕妇方面着手,孕妇除了预防外伤、注意营养外,更重要的是及时预防和治疗传染病,尤其是在怀孕的头 3 个月内,最要紧的是不要染上风疹和重感冒,因为在妊娠期患了这些病,小孩的眼睛常易发生严重的疾病,如先天性白内障等。

2.乳儿时期

从出生到 1 周岁这段时间不要抱着孩子看过强的光线,以防损伤视力;不要让孩子看固定不变的东西,以免引起斜视。

3.学龄前期

1 至 7 周岁的儿童,经常玩玩具,所以为了保护眼睛,必须选择不带有锐角的玩具。同时,家长和保教人员要经常教育孩子,不要做危险的游戏;看书时光线要明亮、柔和,应避开强烈的阳光,如果对光线没有把握,不妨用护眼光度笔做些监测;眼与物体要保持一定的距离(以 30 cm 左右);如有斜视,应及时去医院矫治;要培养良好的卫生习惯,不用手指揉眼,不用别人的手巾擦眼睛。

4.学龄儿童

看书的姿势要正确,书与眼的距离保持在 30 cm 左右,并且要特别注意光线亮度是否合理(是否太亮/太暗),可以用护眼光度笔来监测。因为这个年龄段的孩子还没养成良好的坐姿习惯,其身体(尤其是头部和手)经常会挡住光线,需要家长经常提醒并纠正。不要在走路或乘车时看书,同时要注意眼病的预防和治疗。

5.成人时期

成年人,身体各部已经基本发育成熟,所以对各种环境,条件的适应能力也比较强了。这时保护眼睛,主要从免受外伤方面注意。同时要注意疾病的预防、治疗。有沙眼的应当积极治疗,以免发展严重,造成倒睫;得过虹膜炎的,应注意预防受凉感冒,以免连续复发,形成白内障。

6.老年期

老年人最常发生的眼病是青光眼。这种病很严重,有时突然发作,视力明显降低,并伴有头痛、恶心、呕吐、视物如有云雾等症状,如果治疗不当,会完全失明;有的发展很缓慢,初起在晚上看灯时,不时在眼前出现红绿圈,并且有头痛等不适症状,慢慢地病情就加重了。年纪大的人如果发现上述症状,应及时就医。

(七)饮食疗法

现代医学研究表明,维生素与眼疾的发生有着非常密切的关系。用眼过多者,需要更多的眼睛所需的维生素及矿物质。合理补充眼睛所需的营养素,对保护眼睛非常重要。所以,眼科专家建议,眼疲劳者要注意饮食和营养的平衡,平时多吃些粗粮、杂粮、红绿蔬菜、薯类、豆类、水果等含有维生素、蛋白质和纤维素的食物。眼睛过干、缺乏黏液滋润易产生眼睛疲劳的现象,维生素 A 或 β-胡萝卜素和黏液的供给有很大的相关性,此外维生素 B_6、维生素 C 及锌的补充也可帮助解决眼睛干燥的问题。

1.维生素 A

夜间视力不良和干眼症与维生素 A 缺乏是息息相关的。动物肝脏、鱼肝油、鱼子、全奶及全奶制品、蛋类等维生素 A 含量较高。维生素 A 在绿色蔬菜和黄色蔬菜、水果,如菠菜、韭菜、豌豆苗、苜蓿、青椒、红薯、胡萝卜、南瓜、杏、芒果中含量较多。

2.维生素 C 和维生素 E

维生素 C 和 E 可排出人体内不正常堆积的氧化物,避免组织破坏。如果人体缺乏这些维生素,眼睛会出现早发性白内障。可多摄取深绿色的蔬菜及各种水果,以补充维生素 C,另外,可以通过植物种子,如花生、核桃、松果等,获得足够的维生素 E。

3.锌及蛋白

锌与蛋白质对于视网膜的保健不可或缺。锌可通过食用肝、肾、海产品、乳类、谷类、豆类、硬果类等来补充。瘦猪肉、牛肉、羊肉、鸡鸭、动物内脏、牛奶、鱼类和豆类食物则含有丰富的蛋白质。

4. 茶

适合上班族的蜂蜜柠檬菊花茶可以提高视力。材料:柠檬 3 片、菊花 10 g、2～3 勺洋槐花蜂蜜。将菊花以沸水冲泡 5 min,加入柠檬片,待温时加入蜂蜜,均匀搅拌即可。此茶具有散风清热、解毒消炎、明目清肝、保护视力、通肠润肺的作用。

5. 护眼美食

(1) 核桃枣杞鸡蛋羹。核桃仁(微炒去皮)300 g,红枣(去核)250 g,枸杞子 150 g,与鲜猪肝 200 g 同切碎,放瓷盆中加少许水,隔水炖半小时后备用。每日取 2～3 汤匙,打入两个鸡蛋,加糖适量蒸为羹,有益肾补肝、养血明目的作用,可改善近视、视力减退及头昏健忘、腰膝酸软等症状。

(2) 花生瓜子枣豆糕。花生米 100 g,南瓜子 50 g,红枣肉 60 g,黄豆粉 30 g,粳米粉 250 g,与枣肉共捣为泥,再调入些面粉,加适量油与水,调匀做糕,蒸熟,一日吃完。可补脾益气、养血明目,改善近视、视物模糊,心悸气短、体虚便秘等症状。

(3) 豆仁粳米八宝粥。赤豆、扁豆、花生仁、薏苡仁、核桃肉、龙眼、莲子、红枣各 30 g,粳米 500 g,加水煮粥,拌糖温食。可健脾补气、益气明目。宜于近视、不耐久视、寐差纳少、消化不良者食用。

(4) 人参远志饮。人参 10 g,远志 30 g,共杵为末,每包 8 g,每次 1 包,沸水冲泡代茶饮,连服 7～10 天。可益气养心、益智明目。

(5) 枸杞肉丝。枸杞 100 g,猪瘦肉 300 g,青笋(或玉兰片)10 g,猪油 100 g,各种佐料适量。将猪瘦肉洗净,切成 6 cm 左右的细丝,青笋也同样制作,枸杞子洗净。待油七成热时,下入肉丝、笋丝煸炒,加入料酒、酱油、食盐、味精,放入枸杞,翻炒几下,淋入麻油即可。枸杞可滋补肝肾、润肺明目,猪肉富含蛋白质,两者共食,可使气血旺盛,营养眼内各组织。

(6) 猪肝羹。猪肝 100 g,鸡蛋两只,豆豉、葱白、食盐、味精适量。猪肝洗净,切成片,置锅中加水适量,小火煮至肝熟,加入豆豉、葱白,再打入鸡蛋,加入食盐、味精等调味。鸡蛋和猪肝都是富含蛋白质的食物,猪肝里含维生素 A 较多,可营养眼球,两者共食可收到养肝明目的效果,适用青少年性近视(兼用于远视)的食疗。其中猪肝可用羊肝、牛肝、鸡肝代替。

(7) 芝麻核桃乳蜜饮。黑芝麻炒香研末,核桃肉微炒捣烂,分贮瓶内。每次各取一匙,冲入牛乳(或豆浆)一杯,加蜂蜜一匙调服。可滋补肝肾、明目润燥,可用于食疗近视及双目干涩、大便燥结诸证。

(8) 牡蛎蘑菇紫菜汤。鲜牡蛎肉 250 g,蘑菇 200 g,紫菜 30 g,生姜、麻油、盐、味精各适量。先将菇、姜煮沸一刻钟,再入牡蛎、紫菜略煮,调以上述佐料,连汤吃下。可滋肾养肝、补血明目,适宜近视、视物昏花或久病体虚、头昏目眩者。

(八) 保健方法

1. 转眼法

选一安静场所,或坐或站,全身放松,清除杂念,二目睁开,头颈不动,独转眼球。先将眼睛凝视正下方,缓慢转至左方,再转至凝视正上方,至右方,最后回到凝视正下方,这样,先顺时针转 9 圈。再让眼睛由凝视下方,转至右方,至上方,至左方,再回到下方,这样,再逆时针方向转 6 圈。一共做 4 次。每次转动,眼球都应尽可能地达到极限。这种转眼法可以锻炼眼肌,使眼灵活自如,炯炯有神。

2.眼呼吸凝神法

选空气清新处,或坐或立,全身放松,二目平视前方,徐徐将气吸足,眼睛随之睁大,稍停片刻,然后将气徐徐呼出,眼睛也随之慢慢微闭,连续做 9 次。

3.按压眼球法

闭着眼睛,用食指、中指、无名指的指端轻轻地按压眼球,也可以旋转轻揉。不可持续太久或用力揉压,20 秒钟左右就停止。

4.按压额头法

双手的各三个手指从额头中央,向左右太阳穴的方向转动搓揉,再用力按压太阳穴,可用指尖施力。如此眼底部会有舒服的感觉。重复做 3～5 次。

5.按压眉间法

拇指腹部贴在眉毛根部下方凹处,轻轻按压或转动。重复做 3 次。眼睛看远处,眼球朝右、上、左、下的方向转动,头部不可晃动。

(九)错误的生活习惯

1.眼睛干了滴眼药水

由于对着电脑时间太长,有些人就习惯了每天携带一瓶眼药水,觉得眼睛干了就滴一滴,自以为这样是保护了眼睛。然而眼科医生指出,这样其实对眼睛不好,一般药都有副作用,眼睛干了偶尔用一用眼药水是可以的,但长期用就会有副作用产生,会对角膜上皮造成伤害。眼睛的休息应该尽量靠对眼睛的放松来进行,如到窗边远眺 15 min,或是做运动,以促进血液循环,并放松眼部肌肉。

2.关灯看电视

有一些人平时在看电视或用电脑时喜欢把室内的灯都关了,只剩下屏幕上发出的亮光。专家指出,这样是不对的,这时光线对比度会特别高,眼睛特别容易感到疲劳,时间长了,就会影响视力甚至损害眼睛。合理的做法是在室内留有一点灯光(即背景光),且不能太暗。

3.专注用电脑不眨眼

有的人在使用电脑工作时,眼睛注视时间太长,过于关注,眼睛眨也不眨。专家指出,这样眼睛容易干燥,时间长了会有异物感,流泪,甚至视物模糊。20～40 岁之间的正常人每分钟眨眼约 20 次,而在睁眼凝视变动快速的电脑屏幕时,眨眼次数会减少到每分钟 4～5 次,造成泪液分泌严重不足,就会出现眼睛干燥酸涩的症状。眨眼实际上是眼睛防止角膜干燥的方法,因此成年人在对着电脑工作时一定要注意 1～2 个小时就要休息,经常让眼睛闭一下,可以得到暂缓的休息。因此注意眨眼,对眼睛的保护非常有效。医生建议每分钟至少眨眼 10 次左右,不仅有助于促进泪液分泌,缓解干燥酸涩的症状,而且可以清洁眼睛,并给眼睛小小的按摩,从而缓解眼睛疲劳。另外,经常以热水、热毛巾或蒸气等熏浴双眼,可以促进眼部的血液循环,减轻眼睛的疲劳感。

第三节　语言表达

一、语言表达的定义

语言表达能力是指在口头语言(说话、演讲、作报告)及书面语言(回答书面问题、写文章)

的过程中运用字、词、句、段的能力,二者均以语言为基础媒介,虽然书面语言可以是对口头语言的归纳总结,但是两者并无直接关系,口才不好不一定写作也不好。语言表达能力具体指用词准确,语意明白,结构合理,语句简洁,文理贯通,语言平易,合乎规范,能把客观概念表述得清晰、准确、连贯、得体、没有语病。较好的语言表达能力也是一个人的财富,一个人如果只会死干事而完全不会言辞、笨嘴笨舌的,这样是不利于做好本职工作的。

二、语言表达的提高方法

(一)多听

与别人交流的时候多听别人的说话方式,从中学习其好的说话技巧,从而提高自己的语言表达能力,也是为多说做准备。听的时候一方面学习好的说话技巧,另一方面听的时候要有侧重点,例如听新闻联播,学习其对时事的报道性、概括性、新闻性的语言。

(二)多读

多读好书,培养好的阅读习惯,从书中汲取语言表达的方式方法和技巧,知识会增加语言的素材,增加一个人的气质涵养,而多读也是为多写做准备。而读的时候也和听的时候一样,一方面增加素材,另一方面读的时候要有侧重点。

(三)多说

要是有准备、有计划、有条理地去说,或者是介绍,或者是演讲,要说得好、说得精彩,必须有充分的准备,而这一准备过程和实际说的过程,也就是在练习语言表达的过程。话说多,不如少,唯其是,勿佞巧。言多必失。话说多了,大部分都没用,不如少讲几句,避免过失。说话要恰到好处,谈话内容要实事求是,说了做不到,就会失去信用。谚云:"是非只为多开口,烦恼皆因强出头。"

(四)多写

平日养成多动笔的习惯,把日常的观察、心得以各种形式记录下来,定期进行思维加工和整理,日积月累提高写作技巧,在平时的写作练习过程中,也可以同时养成整洁的好习惯。

第四节 口腔卫生

一、口腔卫生的定义

口腔健康的定义可概括为:牙、牙周组织、口腔临近部位及颌面部等均无组织结构与功能性异常。做好口腔卫生的重点在于控制菌斑,消除污垢和食物残渣,增强生理刺激,使口腔和牙颌系统有一个清洁健康的良好环境,从而发挥其生理功能,维护口腔健康。

二、口腔卫生的意义

"民以食为天,食以齿为先",口腔健康状态是反映生命健康质量的一面镜子,口腔健康是现代文明的标志之一,随着口腔保健知识的宣教、口腔卫生习惯的养成,特别是现代口腔预防医学的发展,人们已能够有效控制龋齿、牙周病的发生发展,使千百万人的齿龄与寿龄大致相同,然而人们对牙齿的保健并未引起足够重视,"老掉牙"不是一种正常现象,我们要相信科学,转变观念,重视自我口腔卫生保健,从现在做起,健康的牙齿可以伴随终身。

三、如何正确刷牙

(一)正确的刷牙方法

刷牙的第一步,先刷牙齿表面,先用牙刷对上方的牙齿由上往下刷,这样会更好地清洁牙齿。再用牙刷对下方的牙齿由下往上刷,刚开始刷可能有些不太习惯,不过慢慢来,刷习惯了就好了,多刷几次。然后同样用牙刷对上方牙齿内部由上往下刷,每颗牙齿都要刷到。再用牙刷对下方牙齿内部由下往上刷,其实是和前面第二步是一样的,只是难度加大了而已。牙刷刷牙齿平整的部位,反正所有的牙齿表面都要刷到,这样才能更有效地防止牙齿出现问题。提倡用竖刷法,每天刷三次牙,每次刷三个面,每次持续三分钟。从次数、范围、时间上加以规范化和制度化,对预防牙病很有实际意义。

(二)牙刷的选择

牙刷是一种清洁用品,为手柄式刷子,在刷子上添加牙膏,可以反复刷洗牙齿各个部位。最早的牙刷来源于中国。挑选牙刷前先确定使用牙刷的人,根据对象挑选自己的牙刷,比如大人用的牙刷普遍要比小孩用的牙刷大,买牙刷的时候一定要注意牙刷的大小。牙刷要每人一把,以防交叉感染,刷后用清水冲洗几次,将毛间水分甩干。一个月换一次牙刷比较好,最多不超过三个月。刷牙以温水为佳,牙齿适宜 $35 \sim 36$ ℃ 的口腔温度,刷牙水温应以 $35 \sim 37$ ℃ 为宜。

四、如何正确漱口

(一)选择合适的漱口水

市场上有很多种类的漱口水,有人认为使用清洁效果强的漱口水后感觉牙齿干净了,就不用再刷了,其实不然。漱口水中往往添加了消毒杀菌的药物成分,使用浓度太高的漱口水,会伤害脆弱的口腔黏膜,还会打破口腔菌群的平衡,漱口水浓度太低药力又不够,不能达到很好的清洁效果。所以牙医提倡可以用茶水漱口,茶水中含有维生素、氟等多种有效成分,对清洁和保护牙齿很有效。

(二)漱口的时间和方法

饭后立即漱口效果最佳,此时牙缝、牙龈等部位残存的食物残渣和软垢还未黏附牢固,此时把水含在口中来回鼓漱,能轻松地去除异物和细菌。漱口的方法:先含一大口水,闭口用力鼓起腮帮子,使水在口中充分接触牙面、牙龈和口腔黏膜;利用水的冲力,反复冲洗整个口腔,片刻后再吐出,使残存在牙齿、牙间隙、唇颊沟等部位的食物残渣被清除干净,如此重复几次即可。漱口是一种简便易行的洁齿保健方法。

五、药物牙膏能治牙病吗

药物牙膏是在普通牙膏中加入某些药物成分而使牙膏具有相应的功能,如加入脱敏药物的脱敏牙膏,适用于牙本质过敏的患者,可以减轻牙齿遇冷热酸甜发生过敏性疼痛的症状;加入氯己定(洗必泰)或一些清热解毒的中药,则有消炎作用;叶绿素牙膏可以抑制口腔内某些细菌的生长繁殖。药物牙膏是口腔保健的辅助用品,是不能治病的。按功效大体可分为防龋牙膏、防龈炎牙膏、去斑牙膏、防酸牙膏。儿童应使用儿童牙膏,慎用药物牙膏。牙膏应现用现买,注意保质期,有过敏现象应立即停用。它只能在预防牙病的发生上有一定的辅助作用,因此,一旦发生了牙病,最明智的选择还是找牙医诊断治疗。

六、老年人口腔常见疾病

(一)牙体疾病

(1)龋病:仅次于心血管疾病和癌肿的非传染性疾病,老年人中发病率为78.16%。
(2)牙折。
(3)牙髓病。
(4)尖周病。

(二)牙周病

发病率为72.17%。

(三)口腔黏膜病

觉见的口腔黏膜有白斑、扁平苔藓等。

(四)口腔肿瘤

觉见的口腔肿瘤有舌癌、唇癌、龈癌等。

七、预防口腔疾病

(一)有效自我控制牙菌斑

(1)注意膳食平衡,维护牙周组织健康。
(2)吸烟是牙周疾病的加重因素,提倡戒烟。
(3)定期进行口腔检查,早期发现和治疗,定期洁治。

(二)牙周疾病的自我察觉

(1)刷牙时牙龈出血或咬物时牙龈出血。
(2)牙龈红肿、松软、碰时易出血,牙颈部有牙石。
(3)牙龈包绕牙颈部不紧密,轻压牙龈有脓溢出。
(4)牙齿有不同程度的松度,咬物无力、牙根暴露。

(三)饮食疗法

每天一个苹果,苹果可以防止器官硬化、杀灭口腔细菌、止泻通便、美容护肤、预防心血管疾病等多种功能。吃苹果要细嚼慢咽,实验表明,如果一个苹果十五分钟吃完,则苹果中的有机酸和果酸就可以杀死大部分口腔内的细菌。

第五节　疼　痛

一、疼痛的定义

疼痛是由于机体受到其内、外的伤害性刺激所产生的一种主观感觉,它受到精神、心理、情绪及经验等诸多因素的影响,同时产生一系列与心理反应相关包括生理性保护反射在内的各种生理反应。疼痛是一种令人不快的感觉和情绪上的感受,伴有实质上的或潜在的组织损伤。

二、疼痛的分类

(一)根据发展现状涉及疼痛诊疗项目分类

(1)急性疼痛:软组织及关节急性损伤疼痛,手术后疼痛,产科疼痛,急性带状疱疹疼痛,痛风。

(2)慢性疼痛:软组织及关节劳损性或退变疼痛,椎间盘源性疼痛,神经源性疼痛。

(3)顽固性疼痛:三叉神经痛,疱疹后遗神经痛,椎间盘突出症,顽固性头痛。

(4)癌性疼痛:晚期肿瘤痛,肿瘤转移痛。

(5)特殊疼痛类:血栓性脉管炎,顽固性心绞痛,特发性胸腹痛。

(6)相关学科疾病:早期视网膜血管栓塞,突发性耳聋,血管痉挛性疾病等。

(二)根据疼痛程度的分类

(1)微痛:似痛非痛,常与其他感觉复合出现,如痒、酸麻、沉重、不适感等。

(2)轻痛:疼痛局限,痛反应出现。

(3)甚痛:疼痛较重,痛反应强烈。

(4)剧痛:疼痛难忍,痛反应强烈。

(三)根据疼痛性质的分类

(1)钝痛:酸痛、胀痛、闷痛。

(2)锐痛:撕裂痛、切割痛、刺痛、灼痛、绞痛、撞痛。

(四)根据疼痛形式分类

(1)钻顶样痛。

(2)爆裂样痛。

(3)跳动样痛。

(4)撕裂样痛。

(5)牵拉样痛。

(6)压扎样痛。

(7)切割样痛。

(五)根据疼痛持续时间分类

(1)急性疼痛:短期存在,少于2个月,多起源于新近的躯体损伤,是损伤的直接作用,如手术、创伤后疼痛等是疾病的一个症状,对患者有保护作用,提醒患者寻求医疗帮助。

(2)慢性疼痛:持续3个月或以上,多数与以往的损伤有关,但不仅是损伤本身的影响,还受许多其他的因素影响(心理、社会、经济等),被认为是一种疾病。

三、疼痛的级别

0级:无痛。

1级:轻微痛,如蚊虫叮咬,以及在输液时护士扎针。

2级:稍痛,如慢性肝炎患者肝区隐痛。

3级:微阵痛,如打脊柱麻醉针的痛,或者进行肌注的痛。

4级:明显痛,如被人打耳光,或者被热水烫了一下引发一度烫伤。此等级以上影响睡眠。

5级:持续痛,如吃坏了东西导致的肠胃炎,或是一头撞在门框上,此等级患者可能小声呻吟。

6级:很痛,如被人用棒球棍殴打导致严重淤血,或者从两米高处跌落导致骨折的情况,此等级患者可能会大声叫喊。

7级:非常痛,如产妇分娩比较顺利的情况,颈肩腰腿痛,以及二度烧伤或者大面积流血性外伤,此等级患者将会无法入睡。

8级:剧痛,如手指被切断等导致残疾的情况。此等级患者心跳血压将会大幅上升,并采取被动体位。

9级:爆痛,如三叉神经痛,或者阑尾炎痛,癌痛,可导致一过性昏厥。

10级:严重疼痛,如在没有打麻药的情况下进行剖宫产等外科手术,可导致休克。

四、疼痛的评估方法

(一)主观评估法

1. 数字分级法(NRS)

此方法在国际上较为通用,用0~10的数字代表不同程度的疼痛,0为无痛,10为最剧烈疼痛,让患者自己圈出一个最能代表其疼痛程度的数字。0:无痛;1~3:轻度疼痛;4~6:中度疼痛;7~10:重度疼痛。

2. 根据主诉疼痛的程度分级法(VRS法)

让患者根据自身感受说出,即语言描述评分法,这种方法患者容易理解,但不够精确。

0级:无疼痛。

Ⅰ级(轻度):有疼痛但可忍受,生活正常,睡眠无干扰。

Ⅱ级(中度):疼痛明显,不能忍受,要求服用镇痛药物,睡眠受干扰。

Ⅲ级(重度):疼痛剧烈,不能忍受,需用镇痛药物,睡眠受严重干扰可伴自主神经紊乱或被动体位。

3. 视觉模拟法(VAS划线法)

在对患者的评估过程中一般划一条长为10 cm长线,线上不应标记、数字或词语,以免影响评估结果。保证患者理解两个端点的意义非常重要,一端代表无痛,另一端代表剧痛,让患者在线上最能反映自己疼痛程度之处划一交叉线。评估者根据患者划X的位置估计患者的疼痛程度。部分患者包括老年人和文化教育程度低的患者使用此评分法可能有困难,但大部分人可以在训练后使用。

4. 疼痛测量尺评估法

用一把刻有0~10之间刻度的游尺,称"疼痛测量尺"。医生要先向患者解释清楚。0的一端表示无痛,另一端10是剧痛;而中间的部分代表不同程度的疼痛。患者需要做的就是根据自身感觉,移动游标,医生就能在游尺上看到具体的数字。

5. 词语描述量表(VDS)

用"无痛、轻度痛、中度痛、重度痛、极度痛"等一系列词语来代表不同强度的疼痛,患者在这些词语中选出最能代表其疼痛强度的词。

6. Wong-Bakcr 脸评分

适用于 3 岁及以上人群,解释每一张脸孔代表所感受疼痛的程度,要求患者选择能够代表其疼痛程度的表情。

(二)功能活动评分法 FAS

评估在深呼吸、咳嗽、翻身、下床活动或进行物理治疗时,疼痛对功能活动的影响。

A—未受限:功能活动未因疼痛受限。

B—轻中度受限:功能活动因疼痛受限,但能完成。

C—重度受限:功能活动因疼痛而严重受限,不能完成。

翻身:

轻松地翻过去—A。

因为疼痛,翻身动作迟缓,但仍能翻过去—B。

患者因为剧烈疼痛无法翻身—C。

咳嗽:

轻松地咳嗽—A。

因为疼痛,咳嗽动作不能流畅完成,但仍可以完成—B。

因为疼痛,咳嗽无法进行—C。

(三)NIPS 评分——新生儿疼痛评估量表

适用于婴儿、幼儿或任何不会讲话的孩子,评估患者对疼痛的生理反应,如:姿势、哭泣、呻吟等。包括 6 个子项目,总分 7 分,0～2 分极少或没有疼痛,3～4 分中度疼痛。5～7 分重度疼痛。

第六节　神　志

一、神志的定义

神志指人的精神和感觉,知觉和理智。

二、神志的医学分类

神志表示大脑皮层机能状态,反映疾病对大脑的影响程度,是病情严重与否的表现之一。如肝昏迷、脑出血、脑炎等均可引起不同程度的意识障碍。意识清醒的患者,语言清楚、思维合理、表达明确,对时间、地点、人物判断记忆清楚。格拉斯哥昏迷评分法(GCS,Glasgow Coma Scale)是医学上评估患者昏迷程度的方法,是由英国格拉斯哥大学的两位神经外科教授 Graham Teasdale 与 Bryan J. Jennett 在 1974 年发明的测评昏迷的方法。

三、格拉斯哥昏迷评分法

该方法用于评定患者(如头部外伤)的神经功能状态,包括睁眼、语言及运动反应,三者相加表示意识障碍程度,最高 15 分,表示意识清醒,8 分以下为昏迷,最低 3 分,分数越低表明意识障碍越严重、脑死亡或预后极差(表4-1)。

表4-1 格拉斯哥昏迷评分法

睁眼反应		言语反应		运动反应	
正常睁眼	4	回答正确	5	遵命动作	6
呼唤睁眼	3	回答错误	4	定位动作	5
刺痛睁眼	2	含混不清	3	肢体回缩	4
无反应	1	唯有声叹	2	肢体屈曲	3
		无反应	1	肢体过伸	2
				无反应	1

注:运动反应指能努力移动肢体去除疼痛刺激。

临床上将意识障碍依轻重程度分为以下几类。

(一)意识模糊

意识模糊是一种以意识内容改变为主的意识障碍,表现为注意力减退,情感反应淡漠,定向力障碍,活动减少,语言缺乏连贯性,对周围环境的理解和判断低于正常水平,可有错觉、幻觉、躁动、精神错乱等,常见于急性重症感染的高热期。另有一种以兴奋性增高为主的意识模糊,伴有知觉障碍,称为谵妄,表现为定力丧失,感觉错乱,躁动,是轻度的意识障碍,表现为对自己和周围环境漠不关心,答话简短迟钝,表情淡漠,对时间、地点、人物的定向力完全或部分发生障碍。注意观察意识变化及患者的安全,保持休息环境的安静,供给足够的营养及水分。

(二)谵妄

谵妄是指一组综合征,又称为急性脑综合征。表现为意识障碍、行为无章、没有目的、注意力无法集中。通常起病急,病情波动明显。该综合征常见于老年患者。患者的认知功能下降,觉醒度改变,感知觉异常,日夜颠倒。谵妄并不是一种疾病,而是由多种原因导致的临床综合征,是意识模糊伴知觉障碍和注意力丧失,表现为语无伦次、幻想、幻听、定向力丧失、躁动不安等。注意床旁要设床挡,防止坠床摔伤。

(三)嗜睡

病理性的持续睡眠,能被轻度刺激和语言所唤醒,醒后能正确答话及配合体格检查,但刺激停止后又再次入睡。注意观察嗜睡性质、发作时间、次数及夜间睡眠情况,唤醒进食,以保证营养。

(四)昏睡

昏睡是中度意识障碍,患者处于深睡状态,需强烈刺激或反复高声呼唤才能觉醒,醒后缺乏表情,答话含糊不清,答非所问,很快入睡。注意血压、脉搏、呼吸及意识的变化,防坠床、跌伤。

(五)昏迷

昏迷是高度意识障碍,按其程度可分为以下两种。

1. 浅昏迷

随意运动丧失,对周围事物及声光刺激均无反应,但对强烈的刺激如压迫眶上切迹可出现痛苦表情。角膜、瞳孔、吞咽、咳嗽等反射均存在。呼吸、血压、脉搏等一般无明显改变。二便潴留或失禁。注意观察意识状态,监测生命体征,保持呼吸道通畅,维持营养,保持二便通畅。

2.深昏迷

意识完全丧失,对任何强烈刺激均无反应,腱反射、吞咽、咳嗽、瞳孔等反射均丧失,四肢肌肉松软,大小便失禁,生命体征亦出现不同程度的障碍,呼吸不规则,有暂停或叹息样呼吸,血压下降。注意生命体征的观察监护。对持久昏迷气管切开者应保持呼吸道通畅。纠正酸碱和水电解质紊乱,防止各种并发症发生,维持热量供应,鼻饲流质食物。

第七节　皮　肤

一、皮肤的定义

皮肤指身体表面包在肌肉外面的组织,是人体最大的器官。皮肤有保护、感觉、调节体温、分泌与排泄、吸收、新陈代谢、免疫等功能,主要承担着保护身体、排汗、感觉冷热和压力等功能。皮肤覆盖全身,它使体内各种组织和器官免受物理性、化学性和病原微生物性的侵袭。人和高等动物的皮肤由表皮、真皮、皮下组织三层组成。

二、皮肤的结构与功能

(一)皮肤的重量

皮肤总重量占体重的 $5\% \sim 15\%$,总面积为 $1.5 \sim 2 \ m^2$,厚度因人或部位而异,为 $0.5 \sim 4 \ mm$。皮肤覆盖全身,它使体内各种组织和器官免受物理性、化学性和病原微生物性的侵袭。

(二)皮肤的作用

一方面防止体内水分、电解质、其他物质丢失;另一方面阻止外界有害物质的侵入。皮肤保持着人体内环境的稳定,同时皮肤也参与人体的代谢过程。皮肤有几种颜色(白、黄、红、棕、黑色等),主要因人种、年龄及部位不同而异。

(三)皮肤的组成

皮肤由表皮、真皮和皮下组织构成,并含有附属器官(汗腺、皮脂腺、指甲、趾甲)以及血管、淋巴管、神经和肌肉等。

1.表皮

表皮由上至下其实又可以分为五层,依次为角质层、透明层、颗粒层、棘层以及基底层。而这五层的形成,其实就是一个细胞不断分裂、成长、衰老,最后死亡的过程。

2.基底层

基底层的细胞中有一种名为"麦拉宁"的细胞,会分泌麦拉宁色素,而我们皮肤的颜色包括上面的斑点就是由这些麦拉宁色素所导致的。其实不同肤色的人含有的麦拉宁细胞在数量上并没有什么差异,只不过分泌的麦拉宁色素多少有所不同。其实即使是同一个人,当受到大量阳光照射的时候,麦拉宁色素分泌也会增多,因为这种色素有保护我们免遭紫外线伤害的作用,而这个过程用我们普通的表述,就是"被太阳晒黑了"。基底层更为重要的一个作用就是不断地细胞分裂,新生下方的细胞取代原有的细胞成为基底层的组成部分,而被取代的上方细胞则逐渐衰老依次变成棘层、颗粒层、透明层的组织部分,之后死亡成为角质细胞从而构成角质层,最后从皮肤脱落,完成新陈代谢的整个过程。一个青年人,整个新陈代谢过程大概为26~28天,但随着衰老,新陈代谢的速度也会减缓,到了五十岁之后,大概就会延长到37~42天。

3.角质层

角质层如一层盔甲般,提供皮肤屏障的功能。因此,角质层的含水量是关键,所有影响角质层含水量的因素,都可影响皮肤保湿状况,如年龄、季节、护肤方式、饮食习惯等。正常情况下,角质层的含水量应该在10%左右,如果低于这个水平,无疑就是缺水的皮肤了,这样的皮肤往往是颜色暗淡、干燥、蜕皮甚至有细小褶皱的;过分干燥的皮肤多会伴随干燥、紧绷的感觉。而皮肤保湿做得好的人,则皮肤不仅光泽、有弹性,而且色泽饱和度极高,即所谓的"白里透红"型皮肤。

4.皮肤的酸碱性

由于在人体皮肤表面存留着尿素、尿酸、盐分、乳酸、氨基酸、游离脂肪酸等酸性物质,所以皮肤表面常显弱酸性。正常皮肤表面pH约为5.0~7.0,最低可到4.0,最高可到9.6,皮肤的pH平均约5.8,健康的东方人皮肤的pH应该在4.5至6.5之间。皮肤只有在正常的pH范围内,也就是处于弱酸性,才能使皮肤处于吸收营养的最佳状态,此时皮肤抵御外界侵蚀的能力以及弹性、光泽、水分等,都为最佳状态。

三、皮肤干燥

(一)皮肤干燥的定义

皮肤干燥是指因季节变化,缺水和贫血等原因,使得皮肤变厚、变粗糙。秋冬季节,人体的皮脂、水分分泌会逐渐减少,皮肤明显变得干燥,称为干性皮肤,尤其是中老年人因水分大量减少,皮肤表层会显得更粗糙,会常看见他们的手脚、小腿处会有干裂、发痒的情形,有时无法忍受干痒,会不断地去抓痒,造成皮肤出现伤口,引起发炎或流脓。

(二)皮肤干燥表现

(1)整张脸感到紧绷。

(2)用手掌轻触时,没有湿润感。

(3)身体其他部分的皮肤呈现出干巴巴的状态。

(4)有的部位有干燥脱皮现象。

(5)洗澡过后有发痒的感觉。

(二)皮肤干燥的原因

1.年龄增长

年龄增长是导致皮肤干燥的原因之一。随着体内雌激素水平的降低,皮脂分泌减少,皮肤保存水分的能力会下降,皮肤变得越来越干。这也是为何老年人一到秋冬季节,就会到医院皮肤科求诊的原因。其次,皮肤表面的角质层内含有一种"天然保湿因子",它的数目多少,决定了皮肤的含水量高低。现代女性中普遍存在保养品使用过度的状况,这会使皮肤分泌油脂能力下降,导致干燥缺水。

2.气候的变化

外界气候的变化,会导致皮脂腺和汗腺分泌异常,皮肤的表面就变得更粗糙,抵抗力也会减弱。时间长了，就可能习惯性干燥。

3. 睡眠不足、疲劳、过度减肥及偏食

睡眠不足、疲劳、过度减肥及偏食，会使身体受到相当大的伤害，血液循环也会变差。当健康失去平衡时，肌肤就会没有活力，容易产生干燥及粗糙的现象。

4. 用过热的水洗澡、使用刺激性的香皂或清洁剂

用过热的水洗澡、使用刺激性的香皂或清洁剂，或者女性内分泌改变（如妇女在绝经后雌激素分泌减少）等，也会导致皮肤干燥。不过这都是短期的现象，可以马上改善。

四、如何保护皮肤

（一）补充水分

秋天到来后，由于空气变得非常干燥，加之早晚温差大，天气逐渐变冷，引起皮肤毛孔收缩，皮肤表面的皮脂腺与汗腺分泌减少，从而使得皮肤表面很容易丧失水分。而皮肤衰老的最大原因正是水分不足，加之秋季皮肤新陈代谢缓慢，所以秋风一起，许多人的脸上便起了皱纹或色斑、粉刺，原有的花斑、褐斑也会加深，皮肤变得干燥，皮下脂肪增厚，皮肤紧绷，甚至起皮掉屑。因此，秋季护养肌肤要注意合理饮水，弥补夏季丧失的水分，并防止秋燥对体液的消耗。每天都要饮用足够的水，使之渗透于组织细胞间，维护人体的酸碱平衡，保证机体新陈代谢的正常运行，并有效地将人体废物排出体外，从而保持皮肤的清洁与活力。饮水可饮白开水、果汁、矿泉水等。其中白开水是最好的"天然饮料"，应该首选。中国人喜饮的绿茶有清热泻火的作用，经常饮用，能够预防某些皮肤疾病，如青春痘、粉刺等。一般来说，每天饮 6～8 杯水，即能满足皮肤的需要。

（二）均衡营养

营养不良会使人的皮肤干、粗、皱、硬。若过多地摄取动物脂肪，则皮肤表现油亮或脱屑，这样易发生痤疮等皮肤病。因此，平时应注意饮食的多样性、营养的合理性，多食能转化皮肤角质层、使皮肤光滑的富含维生素 A 的食物（动物的肝、肾、心、瘦肉等），多吃新鲜的蔬菜、水果，少吃含饱和脂肪酸较高的动物性食物。此外，天气干燥，嘴唇易裂，既影响美观又增加不适感。要解决这个问题，除了用温水洗唇，涂上护唇油外，平时应多吃富含维生素的食物，如动物肝、牛奶、鸡蛋、红白萝卜、苹果、香蕉和梨等。经常吃胡萝卜，有滋润皮肤的作用。胡萝卜含有丰富的 β-胡萝卜素，它在小肠内可以转化成维生素 A。维生素 A 对皮肤的表皮层有保护作用，可使人的皮肤柔润、光泽、有弹性，因此又被称为"美容维生素"。饮食中如果缺乏维生素 A，会引起皮肤干燥，角质代谢失常，易松弛老化。胡萝卜虽好，但要保持其营养，并能被人体真正消化吸收利用，与我们的食用及烹调方法有很大关系。β-胡萝卜素存在于胡萝卜的细胞壁中，而细胞壁是由纤维素构成，人体无法直接消化，唯有通过切碎、煮熟等方式，使其细胞壁破碎，β-胡萝卜素才能释放出来，为人体所吸收利用。此外，β-胡萝卜素属于脂溶性物质，只有当它溶解在油脂中时，才能转变成维生素 A，被人体吸收，所以胡萝卜用油炒，或和其他含油脂类食物同食，可达到加倍滋润的效果。此外，还可将胡萝卜切成块，加入调味品后，与猪肉、牛肉、羊肉等一起炖，但注意烹调过程中不可放醋，因为醋会破坏 β-胡萝卜素，明显降低胡萝卜的营养价值。

（三）注重洁肤

秋季空气中的污染物极易阻塞毛孔，从而引起皮肤疾病。另外，入秋后，角质层大量脱落，

不及时清洁皮肤也会造成严重干燥、粗糙。所以，不论化妆与否，每天早晚用洗面奶仔细清除污垢，应是一项必做的工作。洁肤应选用杀菌力强、清洁效果好的洗面奶（弱酸性产品）；可适当在洗脸、洗浴水中加入少量食醋，也能达到清洁效果。使用方法是将皂类或洁面乳在泡泡球上反复揉搓，打出丰富的泡沫，泡沫越细越好。然后用指腹将泡沫在脸上、身上、自下而向上地轻柔揉搓，细细的泡沫可以使污垢浮起，并包裹住微小污垢使其彻底清除。用毛巾大力搓洗是绝对不可取的。大力搓洗不但无法清除毛孔等褶皱处的皮垢，而且会损伤到正常皮肤的角质层，因为皮肤表面的胶质层的厚度仅仅 0.01～0.02 mm，非常容易受损。受损的胶质层的屏障功能减弱，就会造成表皮水分丢失。因此，对皮肤要尽量"温柔"。另外，衣物和被褥要用柔软剂泡软除静电，因为静电是招惹灰尘阻塞毛孔的一大元凶。

（四）睡前护肤

睡前护肤十分重要，因为面部细胞的分裂次数晚上比白天高得多（10 倍以上），新生的细胞需要备加呵护。针对秋天干燥的气候，还应经常用滋润乳液搽抹脸部，同时用化妆水擦拭额头、鼻翼、下巴等皮脂分泌旺盛的部位。有时间的话，隔一到两天敷一下面膜，保证肌肤水润。

（五）皮肤保湿

1. 保湿材料

（1）动物油脂。动物油脂是人类最佳的保湿原料，与人体自身分泌的油脂结构接近，保湿效果好，而且是天然的原料，使用安全，出现皮肤过敏的情况较低。但是动物油脂提炼的技术要求较高，价格相对昂贵。在众多的动物油脂中，从绵羊毛中提取的绵羊油是与人体油脂结构最为接近的，因此保湿效果最好，同时还能起到滋养皮肤的作用

（2）植物油脂。植物油脂为天然原料，使用安全性方面较好，而且没有矿物油脂的油腻感，但是保湿效果较差，保湿时间短。

（3）矿物油脂。如凡士林等从矿物中提取的油脂，有良好的保湿效果，但矿物油脂的油腻感较重，会影响使用的体验，同时矿物油脂多采用化学方法提取，在安全性方面不及动植物油脂好。

（4）水分。单纯的补充纯净水或矿泉水并不能起到保湿的效果，因为皮肤干燥的根源在于皮肤缺乏油脂的保护，细胞因干燥的环境而缺水。简单地在皮肤上喷洒水分，并不能改变皮肤细胞的缺水状况，反而在水分蒸发后，皮肤细胞的缺水状况更严重。因此，必须补充油脂才能起到有效的保湿效果。

2. 保湿方式

（1）油性肌肤。油性皮肤的清洁很重要，可以延长深层去脂面乳在脸上的停留时间，让油脂和灰尘从毛孔中彻底清除。油性肌肤除了要注意清洁与控油调理以外，建议可适当使用去角质膏，同时做好补水保湿，如使用特级精纯绵羊油和补水面膜。

（2）混合型肌肤。拥有混合型肌肤的人群基本是那些肌肤状态不稳定的年轻人，"T"字部位呈油性，眼周和两颊呈干性。在护肤方面，建议分区域进行，"T"字部位可使用清爽型护肤品，但干燥部位则要十分注意补水保养，可适当选用一些爽肤水、绵羊油等，同时也可做一些肌肤 SPA。

（3）干性肌肤。比起油性皮肤和中性皮肤，干性皮肤最需要精心呵护，因为它属于易衰型肌肤，毛孔细小不明显，易产生细小皱纹，对于外界温度和湿度的反应最大，而季节交替时天气

变化也较大,所以干性皮肤者一定要未雨绸缪,提前将护肤品准备好,并及时涂抹,包括身体乳、护手霜以及最具保湿价值的绵羊油系列产品。

(4)敏感性肌肤。皮肤较薄,对外界刺激敏感,易出现局部微红、红肿等过敏现象。对敏感性皮肤要注意试用,一旦发生不适要立即停用,除了使用温和的护肤品外,饮食中多补充维 C 和水分也十分重要。研究发现,高品质的绵羊油也非常适合敏感型皮肤,其主要成分是水凝羊毛脂,水凝羊毛脂是从首次剪毛的小绵羊羔身上提取,是绵羊油中保湿与滋养效果最好的一种,同时与皮肤的契合度也极高。在多次的敏感肌测试中发现,其适用率达 98％以上,对皮肤温和无刺激,而且可以显著改善皮肤保湿状态,促进细胞新生,提升肌肤蓄水能力。

第八节　呼　吸

一、呼吸的定义

呼吸,是指机体与外界环境之间气体交换的过程。

二、呼吸的过程

成人的呼吸过程包括三个互相联系的环节:外呼吸,包括肺通气和肺换气;气体在血液中的运输;内呼吸,指组织细胞与血液间的气体交换。正常成人安静时呼吸一次为 6.4 秒为最佳,每次吸入和呼出的气体量大约为 500 mL,称为潮气量。当人用力吸气,一直到不能再吸的时候为止,然后再用力呼气,一直呼到不能再呼的时候为止,这时呼出的气体量称为肺活量。正常成人男子肺活量约为 3500～4000 mL,女子约为 2500～3500 mL。男性及儿童以腹式呼吸为主,女性以胸式呼吸为主。正常的呼吸频率为 16～20 次/分,节律规则,呼吸运动均匀无声且不费力。呼吸过缓是指呼吸频率小于 12 次/分,见于巴比妥类药物中毒和颅内压增高等。呼吸过快是呼吸频率大于 24 次/分,见于发热、疼痛、甲状腺功能亢进等。

三、控制呼吸

(一)控制呼吸"三步曲"

第一步,把一只手放在上胸部,另一只手放在腹部;每一次呼吸,感受腹部轻微的起伏,而胸部仍然是静止的。

第二步,闭上嘴,用鼻子吸气和呼气。集中你的注意力在进入鼻子冰冷的空气,还有留在里面温暖的空气上。

第三步,慢慢减少每次呼吸的量,甚至以为几乎没有在呼吸,这时的呼吸变得很安静。

(二)控制呼吸的好处

1.触发放松反应

放松反应是一种能有效应对高血压、焦虑、失眠和衰老等问题带来的压力的干预性治疗反应。放松反应增强与能量代谢、维持线粒体功能、胰岛素分泌相关的基因表现,并且减少与炎症反应和应激相关的基因。

2.激活副交感神经反应

缓慢、稳定的呼吸可以激活副交感神经反应,而快速的浅呼吸可以激活交感反应,释放皮质醇和其他的压力荷尔蒙。

3.调整行为习惯造成的压力

控制呼吸的练习还可以调整行为习惯造成的压力,平衡好心脏跳动频率调整机制,心脏跳动频率调整机制就是心脏应对和缓解压力的一种特殊机能。

通过一系列影响,呼吸练习平衡自主神经系统和心理,有助于治疗与压力相关的疾病。

四、张口呼吸

大多数人认为,张大嘴巴呼吸让更多的氧气进入你的身体,这会让你感觉更好和更清醒。然而实际上刚好相反。大口呼吸会让你感到头晕,这是由于肺部消除过多的二氧化碳导致血管收缩。呼吸越重,越少的氧气进入身体。虽然呼吸是为了避免身体积累过量的二氧化碳,但是肺也需要一定量的二氧化碳,所以呼吸量要保持正常。如果呼吸太重会导致失去过多二氧化碳,从而让平滑肌嵌入器官以至收缩。这样的后果就是你吸入的空气会不足,然后就要更加大口地呼吸,造成恶性循环。

第九节　循　环

一、循环系统的范畴

循环系统是分布于全身各部的连续封闭管道系统,它包括心血管系统和淋巴系统。心血管系统内循环流动的是血液,淋巴系统内流动的是淋巴液。淋巴液沿着一系列的淋巴管道向心流动,最终汇入静脉,因此淋巴系统也可认为是静脉系统的辅助部分。

二、循环系统的结构功能

(一)血管壁

血管壁是指血液流过的一系列管道,除毛细血管和毛细淋巴管以外,血管壁从管腔面向外一般依次内膜、中膜和外膜。血管壁内还有营养血管和神经分布,具有丰富的弹性纤维和平滑肌,这使血管能被动的扩展和主动的收缩。动脉、静脉和毛细血管各有其结构特征。动脉与相应的静脉比有较厚的壁,大动脉的弹性纤维和平滑肌成分较多,随着动脉分支逐渐变细,壁中平滑肌所占的比例越来越大。毛细血管是血管系统中最小的血管,由一层细胞构成。血液与组织间的物质交换都经过毛细血管进行。从小静脉开始,静脉管逐步汇合成而数目减少,总横断面积也相应减小,直到腔静脉,它的横断面积最小,但稍大于主动脉。静脉系统的血量(680 mL)比动脉系统的血量(190 mL)约大3.6倍。由于静脉血系统容量最大,所以也叫容量血管。由于小动脉、微动脉的紧张性变化在外周阻力变化中作用最大,所以也称它们为阻力血管。血管壁的检测是采用出血时间测定皮肤受特定条件外伤后,出血自然停止所需要的时间。用于检查血小板和血管功能。

(二)循环血与存储血

人的全身血量约占体重的6%～8%。全身血液并非都在心血管系统中流动,有一部分流动极慢甚至停滞不动的血存储在脾、肝、皮肤、肺等部。流动的血叫循环血,循环血量是人体循环血液的总量。血量是相对恒定的神经和体液因素调节的结果。正常成年男子平均体重有血液 85～80 mL/kg,女子为 70 mL/kg。如果血量发生变化,将会影响动脉血压,以及各器官组织的血液供应。如急性失血量达全血 20％时,会出现血压下降,脉搏细速,尿少等表现,若超过 30％,可能危及生命。不流动或流动极慢的血叫存储血。那些存储血液的器官叫储血库,简称血库。储血库可以调节循环血量,其中以脾的作用最大。静息时脾脏松弛,与循环血液完全隔离,可以储存全身总血量的 1/6 左右。其中血细胞比容较大,血细胞数约可达全身红细胞总数的 1/3。当剧烈运动、大出血、窒息或血中缺氧时,在神经体液因素调节下,脾脏收缩,放出大量含血细胞很多的血液(比循环血多 40％)到心血管中增加循环血量以应急需。但是,无论是循环血,还是存储血,都受到血量变动的影响,血量和血细胞的过多都可引起人体的不良反应,甚至出现疾病。肝和肺也有储血功能,虽然它们与循环血流并未完全隔离,但因流动很慢,可以把它们看作储血库。肝静脉收缩在一定时间内使流入血量大于流出血量,所存的血液分布在肝内舒张的血管之中,根据肺血管舒张的程度,肺也可以存储或多或少的血液。皮肤下血管丛舒张时能存储大量血液(可达 1 升)。此处血流很慢甚至停滞不动。皮肤很多部位的动静脉吻合舒张时使大量存血暂时与循环血流隔离。站立时循环血量减少,可能是因为有相当多的血流入下肢皮肤血管丛所致。

(三)脾脏收缩的条件反射

脾脏是机体最大的免疫器官,位于左上腹部,占全身淋巴组织总量的 25％,含有大量的淋巴细胞和巨噬细胞,是机体细胞免疫和体液免疫的中心。位于左季肋区后外方肋弓深处,与 9～11 肋相对,长轴与第 10 肋一致。膈面与膈肌和左肋膈窦相邻,前方有胃,后方与左肾、左肾上腺毗邻,下端与结肠脾沟相邻,质地柔软的网状内皮细胞器官,成年人的脾长约 10～12 cm,宽 6～8 cm,厚 3～4 cm,重 110～200 g,大致有手掌那么大,由几条韧带将其"悬挂"在上腹部。在正常状态下一般摸不到脾脏,如果仰卧或右侧卧位能触摸到脾脏边缘,说明脾肿大。在脾脏非条件反射基础之上可以建立脾脏收缩的条件反射,从而阐明了大脑皮层对脾脏活动的调节作用。

第十节　消　化

一、消化的定义

动物或人的消化器官把食物变成可以被机体吸收养料的过程;食物中的淀粉、蛋白质、脂肪等大分子物质,在消化酶的作用下转变成能溶于水的小分子物质的过程,称为消化。

二、消化的过程

消化是机体通过消化管的运动和消化腺分泌物的酶解作用,使大块的、分子结构复杂的食物,分解为能被吸收的、分子结构简单的小分子化学物质的过程。其中,通过机械作用,把食物由大块变成小块,称为机械消化;通过消化酶的作用,把大分子变成小分子,称为化学消化。消化使营养物质通过消化管黏膜上皮细胞进入血液和淋巴被吸收,从而为机体的生命活动提供能量。消化过程包括机械性消化和化学性消化,前者指通过消化管壁肌肉的收缩和舒张(如口腔的咀嚼,胃、肠的蠕动等)把大块食物磨碎;后者指各种消化酶将分子结构复杂的食物,水解为分子结构简单的营养素,如将蛋白质水解为氨基酸,脂肪水解为脂肪酸和甘油,多糖水解为葡萄糖等。消化可分为细胞内消化和细胞外消化。单细胞动物如草履虫摄入的食物在细胞内被各种水解酶分解,称为细胞内消化。多细胞动物的食物由消化管的口端摄入在消化管中消化叫做细胞外消化。细胞外消化可以消化大量的和化学组成较复杂的食物,因而具有更高的效率。但即使在高等动物(如人)的体内,仍部分保留着细胞内消化,如白细胞吞噬体内异物并在细胞内把异物溶解等。

三、消化系统

消化系统是人体的八大系统之一,它的主要功能是摄取食物以及对食物进行消化,之后消化管的黏膜上皮细胞会对消化过的食物进行吸收,最后人体不能吸收的食物,也会在这一部分形成粪便,排出体外。消化是食物在消化系统内的分解过程,而吸收则是营养物质透过黏膜上皮细胞进入血液循环的过程。机体消化食物和吸收营养素的结构总称消化系统。消化系统分为消化管和消化腺两大部分。消化管包括口腔、咽、食管、胃、小肠、大肠和肛门等各段;消化腺有小消化腺和大消化腺两种。小消化腺散在消化管各部的管壁内,大消化腺有三对唾液腺(腮腺、下颌下腺、舌下腺)、肝脏和胰脏,它们均借助导管,将分泌物排入消化管内。消化系统的主要功能是消化食物、吸收营养素和排出食物残渣。此外,消化道黏膜上皮制造和释放多种内分泌激素和肽类,与神经系统一起共同调节消化系统的活动和体内的代谢过程。

第十一节 排 泄

一、排便的过程

当粪便充满直肠时会刺激肠壁感受器,发出冲动传入腰骶部脊髓内的低级排便中枢,同时上传至大脑皮层而产生便意。如环境许可,大脑皮层即发出冲动使排便中枢兴奋增强,产生排便反射,使乙状结肠和直肠收缩,肛门括约肌舒张,同时还须有意识地先行深吸气,声门关闭,增加胸腔压力,膈肌下降、腹肌收缩,增加腹内压力,促进粪便排出体外。正常人每日排便1~2次或1~2日排便1次。如粪便排出过程异常(急迫感、排便不尽感、费力),则是肠易激综合征的临床诊断之一。肠易激综合征为一种与胃肠功能改变有关,以慢性或复发性腹痛、腹泻、排便习惯和大便性状异常为主要症状而又缺乏胃肠道结构或生化异常的综合征,常与胃肠道其他功能性疾病如胃食管反流性疾病和功能性消化不良同时存在。但如果经常或长时间抑制排便,可使直肠对粪便刺激的第三性降低或消失,粪便在大肠内停留过久,水分被吸收过多而使其干燥,可产生便秘。因此,不可随意地节制排便,最好有便就排。

二、排便小技巧

(1)必要的预备运动,如用力前间断的短时间收腹,有利于肠蠕动和粪便下移。

(2)排便前腹部按摩,有助于肠蠕动,如用手掌于腹部周边顺时针按摩。

(3)穴位按压,有助于产生排便感,如用右手四指(除小指外)呈矩形在脐周距脐两指的位置分上下左右四个点按压。

(4)在双手手指末端指甲两侧分别按压,交替进行,有助于产生排便感。

三、排尿的过程

泌尿系统是由肾脏、输尿管、膀胱及尿道组成，其功能对维持人体的身体健康尤为重要。尿在肾脏生成后经输尿管而暂贮于膀胱中，贮存到一定量后，一次性地通过尿道排出体外。排尿是受中枢神经系统控制的复杂反射活动。一般成人白天排尿 3~5 次，夜间 0~1 次。尿量异常指 24 小时总尿量的异常，包括多尿、少尿、无尿。正常成人 24 小时总尿量为 1000~2000 mL。每日尿量多于 2500 mL 称为多尿，每日尿量少于 400 mL 或少于 17 mL/h 称为少尿，每日尿量少于 100 mL 则称为无尿。其中少尿和无尿等症状是临床上威胁生命的严重的症状，应积极寻找病因，并予以迅速有效地处理。多尿亦应针对原发病进行治疗。

四、影响排尿的因素

（一）年龄和性别

婴儿排尿因反射作用进行，不受意识控制，3 岁以后才能自我控制。老年人因膀胱张力降低，常有尿频现象。老年男性因前列腺增生而压迫尿道，常引起滴尿及排尿困难。女性在月经期、妊娠期时，排尿形态也有改变。

（二）饮食与气候

食物中含水量多或大量饮水，可使尿量增加。咖啡、茶、酒等饮料有利尿作用。食物中含钠盐多可导致机体水钠潴留，使尿量减少。气温较高时，呼吸增快，大量出汗，尿量减少。

（三）排尿习惯

大多数人潜意识里会形成一些排尿习惯，如早晨起床的第一件事就是排空膀胱，晚上就寝前也要排空膀胱。而儿童期的排尿训练对成年后的排尿形态也有影响。排尿的姿势、时间是否充裕及环境是否合适也会影响排尿的完成。

（四）治疗因素

利尿剂可使尿量增加，手术中使用麻醉剂、术后疼痛可导致术后尿潴留。

（五）疾病因素

神经系统受损可使排尿反射的神经传导、控制排尿意识障碍，导致尿失禁。肾脏疾病可使尿液生成障碍，导致尿少或无尿；泌尿系统的结石、肿瘤、狭窄等可造成排尿功能障碍，出现尿潴留。老年男性因前列腺肥大压迫尿道，可出现排尿困难。

（六）心理因素

紧张、焦虑、恐惧等情绪变化，可引起尿频、尿急或因抑制排尿而出现尿潴留；暗示也会影响排尿，任何听觉、视觉或其他身体感觉的刺激均可诱发排尿，如有的人听见流水声便产生尿意。

第十二节　生　殖

一、生殖的定义

生物体生长发育到一定阶段后，能够产生与自己相似的子代个体。人类分为男性和女性，要由两性生殖细胞结合才能生成子代个体。父系和母系的遗传信息分别由男性和女性生殖细胞中脱氧核糖核酸(DNA)带给子代。女性生殖系统包括内、外生殖器官及其相关组织。女性内生殖器,包括阴道、子宫、输卵管及卵巢。女性外生殖器指生殖器官的外露部分,又称外阴,包括阴阜、大阴唇、小阴唇、阴蒂、阴道前庭。男性生殖系统,由内、外生殖器两个部分组成。外生殖器包括阴囊和阴茎;内生殖器包括生殖腺体(睾丸)、排精管道(附睾、输精管、射精管和尿道)以及附属腺体、精囊腺、前列腺和尿道球腺。男性生殖器到青春期时开始发育,发育成熟后即具有了生殖的功能。

二、生殖保健

(一)生殖健康的六大禁忌

1.忌性生活过频过密

适度的性生活可以给人带来愉悦的心境与体验,对身体与养生均有好处,但是,如果恣情纵欲,不知节制,生殖器官长期充血,会引起性功能下降,引起前列腺炎、前列腺肥大、早泄、不能射精等疾病。

2.忌早恋及过早性生活

一般而言,男子到二十四五岁才发育成熟,如果早早地过性生活,性器官还没有发育成熟,耗损其精,易引起不同程度的性功能障碍,成年后易发生早泄、阳痿、腰酸、易衰老等。

3.忌不经常自我检查

医学研究证明,睾丸癌、阴茎癌之类,早期发现的治愈率很高,一旦发展到晚期,则疗效不理想,因此,35岁以上的男性,不妨经常查看一下自己的外生殖器官。

4.忌不讲卫生

讲究性器官卫生不只是女性的事,男性也应同样重视。尤其是包皮过长者,要经常清除包皮垢,因为包皮垢不但易引起阴茎癌,也易引起妻子患子宫颈癌。

5.忌天天穿牛仔裤

医学研究证明,男子的生殖系统要求在低温下最好,经常穿牛仔裤,会使局部温度过高,使精子形成不良。

6.忌不洁性交

男子的不少性传播疾病,如梅毒、淋病等,与不洁性交有关;不洁性交不但容易使自己染病,还会传染给妻子甚至孩子,危害极大,切不可抱侥幸的心理而为之。

(二)有规律的性生活具有十大健康效应

1.锻炼身体

宾夕法尼亚大学医学院的研究认为:性生活相当于做慢跑运动。如以每星期做爱3次计,一年之内相当于慢跑75公里,所燃烧的热能是7500卡。有规律的性生活能够促进新陈代谢。有人说做爱就是床上运动,性生活中由于不知不觉中加深了呼吸,从而增加了细胞内获得的氧气量,促进了体内各脏器和组织的功能。这一点看来还是有一定根据。

2.增加激素分泌

男性每天都会分泌一种叫脱氧雄缁酮的激素,而且男性也需要经常补充这类雄激素,因为只有这样才能维持男性的特征。在做爱期间特别是在性高潮和射精前,体内能自然释放的该激素比平时高 3～5 倍,所以在西方,很多男性不用吃药物来补充激素,倒希望身体能够自然释放这样具有男性气质的激素。对女性而言,雌激素能够使女性保持良好的血液循环,性生活有规律的女性,雌激素水平比偶尔做爱的女性要高得多。

3. 保护前列腺

性发育成熟的男性定期的射精能帮助清除前列腺内堆积的前列腺液。每次射精,有 1/5 是精子,4/5 是精液,其中包括大量的前列腺液,如果长期没有射精,前列腺内就会堆积陈旧的前列腺液。但需要注意的是,性生活不能过分,因为频繁的性生活,使阴茎处于慢性充血的状况,导致前列腺肥大或者肿大,容易患慢性前列腺炎。

4. 有效减少心脏病和心肌梗死的发生

性生活可以让骨盆、四肢、关节、肌肉、脊柱更多地活动,促进血液循环,增强心脏功能和肺活量。拥有和谐性生活的人发生心脏病的危险比性生活不和谐的人至少减少 10% 的风险。不过也有报道,一些人在性交的过程中猝死,因为突发心肌梗死,所以如果身体已经发现有心脏病的迹象,过性生活的时候就应该避免动作过于激烈。

5. 缓解疼痛

性生活(尤其在高潮期)可以减轻外伤引起的疼痛、关节痛、腰痛和头痛,性兴奋和性高潮时释放的内啡肽能提高忍受疼痛的能力。

6. 减轻压力、防止大脑老化

由于工作紧张,很多人希望减压,泡吧、健身、打球都是现代人减压的选择,其实在人心情愉悦的时候进行性生活,对男女双方都是最有效的减少精神压力的途径。但是过度劳累,工作压力大,也会没有心情做爱,因为这也会消耗体力,所以没有精力的情况下也不要勉强。根据日本的医学研究表明:适当的性生活有助于防止大脑老化和促进新陈代谢,推迟记忆力减退的速度。

7. 减少皮肤病的发生

皮肤血液循环不良,会导致粉刺、暗疮等皮肤病。而适度的性爱会加速血液循环,均衡新陈代谢,让皮肤光洁细嫩,并起到防治皮肤病的作用。苏格兰皇家爱丁堡医院对欧洲、美国的 3500 人(年龄在 18 到 102 岁)进行十年追踪研究,发现人的外观 25% 来自遗传、75% 来自行为,而行为包括 3 个因素:身体运动、心理活动、性爱。可以说有规律的性爱能使人容貌更美,但反过来就不一定成立。

8. 精液有助于清除阴道杂菌

实验证明精液中有一种抗菌物质——精液胞浆素,它能杀灭葡萄球菌、链球菌、肺炎球菌等致病菌。虽然精液中有杀灭致病菌的成分,也不能就此认为生病不用上医院治疗,毕竟这种杀菌成分很少,不足以抵御身体已经受到致病菌的侵袭。

9. 提高免疫系统的抗病能力

现代文明生活越来越方便舒适,空调、以车代步、空气污染、缺少运动等反而让人们的免疫系统比以往更加脆弱,巨大的工作压力降低了人体免疫功能。性生活可以使肾上腺均衡分泌,使免疫系统能保持在较好的状态,这个与滥交患上艾滋病(获得性免疫缺陷)相对立。

10. 有助于男女双方寿命的延长

在俄罗斯车臣、外高加索地区,有很多长寿的人。一位 90 岁的男子与 37 岁的女子结婚,生下 5 个小孩,其中最小的孩子是父亲 96 岁时才出生的。有研究显示,这个地区人们的长寿秘诀与他们经常的性生活有关。

三、怀孕

(一)怀孕的定义

怀孕,指哺乳类雌性(包括人类)在体内有一个或多个胎儿或胚胎。人类的妊娠是哺乳动物中研究的最详细的。人类的妊娠从最后一次月经到分娩持续大约 40 星期(从排卵算起是 38 周)。分娩是生产的术语,妊娠分为三期,怀孕初期有很高的流产概率,中期开始胎儿就发展到可以跟踪监测,后期胎儿就开始有母体外存活能力。由于这个能力,许多法律和习俗就视这时期的胎儿为个人。

(二)怀孕的初期症状

(1)月经停止。这是最易察觉的。

(2)乳房有刺痛、膨胀和瘙痒感。

(3)早孕反应。

(4)疲惫乏力。怀孕初期容易疲倦,常常会想睡觉。

(5)尿频。

(6)乳房变化。

(7)饮食量开始突然变大。

(三)怀孕初期注意事项

(1)怀孕初期多数女性都会出现恶心、呕吐、食欲下降。一下子不要吃太多,坚持少食多餐的原则。尽量多吃一些改善呕吐症状的食物。

(2)怀孕后多出现嗜睡、易疲乏等,因此想要休息的时候就尽量休息,不要勉强自己。尤其是现在上班族女性,合理安排工作,不要过于劳累。不要做重体力活,也要禁止性生活。

(3)注意清洁卫生,勤换内裤,保持内裤及会阴部清洁。注意室内空气流通。

(4)保持心情愉快,及时补充叶酸片

(四)怀孕中期注意事项

1.良好的生活习惯

孕妈们可以在早晚做适量的运动,像散步、体操都可以,但是不可以从事剧烈的体力劳动。还要有规律的生活,要保证充足的睡眠时间,这样孕妈们才有足够的精力来应付孕期中出现的一些情况,也有利于腹中胎儿的发育。

2.做好孕期中的产检

怀孕中期也要按时地接受产检,这样做是为了知道腹中胎儿的发育情况以及自身的一个健康状况,对一些突发意外情况做到及时发现,及时治疗,避免造成一些危险。

3.佩戴适合的胸罩

在怀孕的十四周后,胸部会急剧胀大,为了可以轻轻松松地度过怀孕中期,在怀孕中期合适的胸罩格外重要。在怀孕以后的第四个月开始可以采用钢圈制成的胸罩来应对。

(五)怀孕基本注意事项

怀孕中期是指怀孕 4～6 个月之间,胎儿在此期间发育很快,孕 16 周后已感胎体活动,胎心也有规律跳动。为了促进胎儿在母体内很好的发育，孕妈妈当然有许多的事情需要注意一下。比如说多喝水、多吃纤维类食物和忌食辛辣、刺激的食物等。

（六）孕期用药

1. 生育年龄

有受孕可能的妇女用药时，需注意月经是否过期，孕妇在其他科诊治，应告诉医生自己已怀孕及孕期时间。而医生询问病史时须询问患者末次月经及受孕情况，以免忽略用药不当。

2. 患病时

患有急、慢性疾病时，需在孕期进行治疗，待治愈后或在医生指导监督下妊娠。孕妇患病应及时明确诊断，并给予合理治疗，包括药物的治疗和是否需要终止妊娠的考虑。

3. 避免孕妇自服药物

据报道，有92%的孕妇在怀孕妊娠期服过一种以上的药物；4%孕妇用过10种以上的药物；65%自行购药服用。因此，需加强宣教尽量少用或不用药物，尤其在孕三个月以前。烟、酒、麻醉药均对孕妇和胎儿有害。

4. 安全用药

孕期患病必须用药时，应选用对疾病有效且对胎儿比较安全的药物。一般来说，能用结论比较肯定的药物就避免使用比较新的，但尚未肯定对胎儿是否有不良影响的药物。严格掌握剂量和药物持续时间，注意及时停药。

5. 致畸药物

如孕妇已用了某种可能致畸的药物，应根据用药量，用药时妊娠月份等因素综合考虑处理方案。早孕期间用过明显致畸药物应考虑终止妊娠。

6. 哺乳期用药

哺乳期用药一般不需中断哺乳，可选择在哺乳后立即用药，尽可能延迟下一次哺乳，延迟服药至哺乳的间隔时间，以减轻乳汁中的药物浓度。

7. 中药或中成药

一般可按药物说明书孕妇"慎用"或"禁用"执行。

（七）产后

1. 产后的范畴

产后指的是孕妇分娩以后的一段时间。生产后，女性身体流失了大量养分，所以在产后的这一段时间内，饮食、护理、恢复对女性来说都非常重要。

2. 产后调养

（1）适宜的环境。产妇及婴儿的居室应清洁明亮，安静宜人，通风透气，空气新鲜，冬天温暖，夏日清凉，温度适中。尤其夏天应慎防中暑，但同时开窗通风时，应避免对流风，产妇要避开风口，不能用电风扇或空调直吹，以防母婴受凉感冒。应避免过多亲友探望，以保证母婴休息，防止空气污浊，带入病菌。

（2）个人卫生。正常分娩后，产妇可以洗头、洗澡（宜在分娩后3～7天开始）、刷牙（要注意用温水漱口）；冬季每隔两三天揩揩身，夏天洗淋浴，不可盆浴，无论冬夏沐浴后均应擦干头发和身体，以免受凉。洗澡之外，应勤洗外阴；洗头、洗脚用温水不会落下产后病；指甲要常剪，以免损伤婴儿柔嫩的皮肤。

（3）适当活动。正常情况下产后 24 小时可起床活动,并逐日增加起床的时间和活动范围,坚持产后体操,应避免重体力劳动,以防止子宫脱垂。适当运动,在醒过来的时候不要躺在床上一动不动,而应卧床休息与适当运动相结合,分娩次日就可在床上翻身,半坐式与卧式交替休息,以后可在床旁及房间走动,并做产后体操,以保证健康及尽早恢复体型,也可减少便秘。

第五章　健康相关行为领域

健康相关行为领域指的是维持或促进健康、促进康复、减少疾病危险因素的活动。

第一节　营　养

一、尿毒症患者的饮食注意要素

尿毒症患者要保持足够的热量摄入；保证足够的蛋白质摄入；严格控制水和盐的摄入；肾透析患者同时要限制磷的摄入。尿毒症患者的饮食主要取决于各自的病情，主要包括肾脏残余肾功能、尿量情况以及血液透析频率。

二、尿毒症患者的饮食注意事项

（一）保证足够的蛋白质摄入

1.原因

尿毒症肾透析患者长期低蛋白质饮食会导致营养不良，容易得炎症、动脉粥样硬化等疾病，因此肾透析患者每天需要摄入足够的蛋白质才能保证营养需要。蛋白质不是吃得越多越好，蛋白质摄入过高不但不能改善患者的营养状况和人血白蛋白浓度的上升，反而会使体内毒素水平蓄积，透析不能充分清除这些毒素，可导致患者出现恶心、呕吐、食欲不好、乏力等消化道症状及高钾、高磷血症等。

2.具体蛋白质摄入量

在保证热量足够的前提下一般透析患者每天每千克标准体重的蛋白质摄入量为 1.0 g 左右。例如一位身高 1.55 m、体重 50 kg 的患者每天要吃 50 g 蛋白质，其中一半以上的蛋白质来源于肉、蛋、奶、和大豆类。半斤主食（生重）＋1 斤青菜＋1 个鸡蛋＋1 袋奶＋1 两瘦肉中大约含 50 g 蛋白质。热量不足部分用几乎不含蛋白质的淀粉、植物油补足。避免用大量低生物价蛋白质的植物性食品：干豆类如绿豆、红豆、毛豆、蚕豆、豌豆仁等；面筋食品如面筋、烤麸等；种子坚果类如花生、瓜子、核桃、腰果、杏仁等。

3.严格控制水分的摄入

尿毒症饮食时患者必须控制水、盐的摄入量。限盐主要是限钠，血液中的钠离子是维持血浆渗透压的主要离子，钠多了，水分会从血管周围的组织中移向渗透压高的血管内，引起血管内水分过多，加重心脏的负担，引起高血压、心力衰竭。在水肿、尿少、高血压和透析过滤不足等情况需严格限制钠和水的进食。每天食用不超过 3 g 盐。

这里的水包括食物、水果、饮料、输液等所有进入身体中的液体，盐的摄取量与水的摄取量是相伴随的，如果控制盐较理想，再控制水时，一般不会感觉口渴太难以忍受。控制每两次透析间期体重增加不超过 5%（约 2.5 kg）；相反，如果患者在家中头晕、出虚汗，此时测量血压偏低可以适当饮水。

4.保持足够的热量摄入

每天从饮食中摄入的热量是用来维持我们机体的代谢和各种活动消耗。当摄入少于消耗时机体会动用自身的能量储备,甚至消耗自身组织以满足生命活动。尿毒症患者长期摄入热量不足多同时伴有蛋白质营养不良,可导致消瘦、浮肿、活力消失、死亡。

能量的摄入多于消耗会导致肥胖,这是糖尿病、高血压、动脉硬化及癌症的易发因素。肾透析患者每千克体重给予 30~35 千卡以上的热量(60 岁以上患者 30 千卡),使患者热量的摄入与消耗平衡以维持理想体重。热量的理想来源主要为糖类和脂肪。患者极度消瘦或过度肥胖时总热量应适当增减。

尿毒症患者摄取蛋白质是有严格的限制的,尽量选择优质的蛋白质来源(如肉类、蛋、奶类的蛋白质品质较好),才能充分利于恢复或维持肌肉强壮,豆类(黄豆例外),核果类,面筋制品,五谷杂粮,面粉制品、地瓜、芋头、马铃薯、蔬菜、水果所含的蛋白质品质较差,会制造较多的废物,增加肾脏的负担。

由于限制蛋白质的摄取,米饭类的摄取量也受到限制,因此容易造成热量不足,这时体内原有的蛋白质会被消耗掉,反而使尿素增加,抵抗力变差,所以活动后必须多食用高热量、低蛋白质的食物(糖类如白糖、蜂蜜、水果糖等;植物性油脂及蛋白质粉类如冬粉、西谷米等)。

磷的主要功能是强化骨骼,肾衰竭患者由于肾脏无法正常工作,因此多余的磷会堆积在血中,造成高血磷症,导致皮肤瘙痒及骨骼病变。含磷较高的食物有奶制品、汽水、可乐、内脏类、干豆类、全谷类(糙米、全麦面包)、蛋类、小鱼干等应谨慎避免多食。

肾功能不好时,人体可能无法有效除去多余的钾,而血钾太高会引起严重的心脏传导和收缩异常,甚至死亡。因此平常应少食用钾离子含量高的蔬菜(如香菇、芥菜、花菜、菠菜、空心菜、竹笋、蕃茄、胡萝卜、南瓜、番石榴)及水果(如枇杷、桃子、柳丁、硬柿子、橘子等),并避免生食蔬菜沙拉,其他如咖啡、浓茶、鸡精、人参、浓肉汤、酱油、盐等钾的含量亦高,应尽量少吃。

第二节　睡眠和休息

尿毒症具有病程长、治疗效果差、并发症多等特点,很多患者会出现睡眠质量下降。睡眠质量下降是指各种原因引起入睡困难,睡眠深度不够或频度过短及睡眠时间不足或质量差等。尿毒症患者睡眠质量下降可能与以下因素有关。

一、心理负担增加

心理负担增加是导致患者睡眠质量下降的原因之一。尿毒症是一种慢性疾病,患者往往会产生恐惧和焦虑心理;患者需要长期维持血液透析治疗才能维持生命,很多患者对透析长期成活没有信心;尿毒症会产生一系列的并发症,如高血压,会导致患者不定时的头痛,痛苦不堪,甚至对生活失去信心,这些都使患者睡眠质量下降。家属应该积极了解患者的心理状态,进行必要的开导与安慰,减轻患者的心理负担。

二、皮肤瘙痒

皮肤瘙痒是尿毒症患者常见的症状之一,主要与血液中毒素升高有关,皮肤瘙痒直接导致患者难以入睡。患者若出现皮肤瘙痒,应将指甲剪短磨平,以免睡梦中搔抓皮肤,导致皮肤破损,引发感染,要保持皮肤清洁,可以使用保湿剂外擦皮肤缓解瘙痒。同时要加强透析治疗,促进体内毒素排出,从根本上消除皮肤瘙痒。

三、血液透析不充分

血液透析的目的是减轻尿毒症患者的症状,通过血液透析清除体内毒素,纠正体内电解质、酸碱平衡紊乱。由于透析治疗对经济要求较高,很多患者每周只能做 3 次、2 次,甚至 1 次。血液透析不充分,体内的毒素不能及时排出,毒素将引起中枢神经系统损害,影响患者睡眠。

那么,尿毒症患者要怎么休息呢?

(1)家属对患者应多费心,如电视机或说话等音量不宜太大,而且尽可能不要与患者长时间谈话,谈话的话题要积极,不要让患者产生焦虑或不安等不良情绪。作为肾患者也应该体谅家人的关心,自觉遵守有益的规定,放松心情,保持心情愉快,从而有利于病情的恢复。

(2)注意灯光和噪音。患者卧床时的照明设备,最好挂在患者的前方,不要直接挂在头顶上方。如果环境比较吵闹,患者可用棉花轻塞耳朵。

(3)寝室内要保持干净、卫生,避免出现蚊子和苍蝇。

(4)注意保暖。预防感冒对防止病情加重非常有帮助,因此,肾患者对温度的要求比较高,冬季室内温度应保持在 18～22 ℃,夏季保持在 19～25 ℃。夏季避免置身于冷气室内,避免直接吹电扇或冷气。夜晚睡眠时,要避免着凉。

失眠食疗小偏方:

(1)在枕头旁边,放 10 g 左右切成丝的生姜,能催人入眠。

(2)猪心 1 个,三七、蜂蜜各 30 g。将猪心洗净,与三七共煮,待猪心熟后加入蜂蜜。吃肉饮汤。

(3)麦仁 30 g,大枣 15 枚,甘草 15 g。小麦去皮,与后 2 味入锅,加水 3 碗,煎至 1 碗。每晚睡前顿服。

(4)山楂核 30 g。炒焦成炭,捣碎,水煎后加入适量白糖,每晚睡前服 1 剂。主治心悸、失眠(胃酸过多者忌用)。

(5)鸡蛋 2 个,枸杞 15 g,红枣 10 枚。先将枸杞、红枣用水煮 30 min,再将鸡蛋打入共煮至熟,日服 2 次。主治失眠、健忘。

(6)酸枣仁粉 10 g,绿茶 15 g。清晨 8 时前冲泡绿茶 15 g 饮服,8 时后忌饮茶水。

第三节　身体活动

一、尿毒症患者透析期间的运动

俗话说:"生命在于运动。"慢性肾功能患者在治疗过程中,也要注意保持适度的运动,这样不仅能够改善健康情况,同时也有助于提高患者的生活质量,并增强患者对抗疾病的自信心。

对于尿毒症患者来说,最简单的运动方式就是步行,每次步行三分钟左右,每分钟需要走60～80 步。以身体感觉不到喘息、下肢无力和心悸为度,然后再根据自身的情况延长散步的时间。

除此之外也可以进行上下楼梯的训练,这样能够提高心肺功能,提高抵抗力和免疫力。患者保持适度的运动,能够防止骨骼肌肉的老化以及骨质疏松,达到延缓衰老目的。保持规律的有氧运动能够降低血液中三酰甘油,纠正高脂血症问题,同时也增加溶血的活性,防止出现血栓。除此之外,运动也能够提高基础代谢率,促进患者的食欲而且还有助于减肥,减轻透析过程中所引起的紧张感和焦虑,消除生活上的压力。

二、患者运动的注意事项

1. 及时纠正贫血问题和控制血压

贫血会降低患者的运动耐受力,让心肌处于缺血和缺氧状态,发生心律失常,所以运动前应该让血红蛋白每升保持在 100 g 以上。若是血压控制不好的话,运动的时候会让血压急剧的上升,从而诱发脑中风或者脑梗死。另外必须要保持合适的体重,当水分滞留时会对心脏带来负担,从而诱发高血压。

2. 维持血钾在正常的范围内

运动的时候血浆浓度会上升,运动后会急剧的下降。血浆浓度波动过大时,会导致心脏功能的不稳定,从而诱发心律失常。在透析过程中患者的血钾浓度比较高,在服用一些药物的时候可能会升高血压,所以运动前必须维持正常的电解质浓度。

3. 要评估好心脏功能

运动的时候会带来潜在的危险性,加重心脏疾病,从而导致心脏肥大。若是肾脏患者伴有高血压、冠心病以及心肌病的话,运动量过大可能会引起心律失常或者猝死,所以运动前必须要进行心脏超声检查以及心电图检查。

4. 尿毒症患者在运动时注意事项

患者空腹的时候不能运动,尽量饭后两个小时再运动,选择宽松透气以及舒适的衣服,采取循序渐进的原则来运动。一般说来,尿毒症患者在运动时要注意以下几个方面:

(1)最好是进行有氧性的锻炼,如散步、慢跑、骑自行车、上肢的力量型训练。

(2)运动量要逐步增加,循序渐进,坚持几天后再逐步增加运动量。

(3)对于腹膜透析患者来说,禁止足球、篮球等高强度运动。

(4)制定一个锻炼目标,如可以把目标定在每周有氧运动 3 次,每次 30 分钟。

三、尿毒症患者可以选择的活动方式

1. 与朋友聚餐

朋友聚餐不仅是为了增进朋友之间的感情,也是为了表达对这几个月来朋友的关心的感谢。但是食物要以素食为主。按医生所规定的营养成分制作,要以膳食纤维为主。千万不要喝酒还有暴饮暴食。

2. 徒步旅行

带上路上必备的食物和水与朋友轻松踏青。选择一个离家不是很远但是又很清幽的地方,看看沿途的风景,拍下几张有纪念的照片。享受乡间小路的乐趣,呼吸新鲜的空气,让自己的身心在这清幽的山水间得以升华。

3. 打太极拳

太极拳在我国已经有多年的历史了,并且已经列入了体育项目,是一个静动结合、阴阳融合的符合大自然运转规律的一种拳术,具有强身健体的作用。尿毒症患者可以与朋友打打太极,使血液流通,安宁心绪,强壮身体。

4.自行车旅行

自行车被评为 21 世纪最环保的出行工具,骑自行车有助于肺部的增强。并且有助于锻炼腿部。尿毒症患者可以选择一个凉爽的天气与朋友一起骑自行车郊游,带上几瓶水,做好防晒工作,与朋友一起踏上旅行的道路。让风轻扫脸颊,享受大自然清新的味道,不仅有助于强壮身体,也使朋友之间的合作能力增强。

第四节　自我管理

一、自我管理的重要性

透析患者是一组特殊群体,治疗效果与康复程度很大程度取决于患者自己,也就是说,做好自我管理非常重要。透析患者绝大多数时间是在家里,因此患者本人才最了解自身的感觉。常见有两类想法迥异的患者:一类人心理特别紧张,总是感觉身体有严重问题,随时会有生命危险,因此总是处于焦虑状态;另一类人认为反正也治不好,不去关注身体的反应,排斥医护人员的指导,放任自己,听之任之。这两种极端状态都是不可取的,应做到以下几点。

(1)首先还是要树立信心,要相信虽然透析会给生活带来一些影响,但有亲人、朋友、医护人员共同努力,仍然可以像正常人一样生活。

(2)把透析治疗当作生活的一部分,以平常心接受它,尝试去做自己想做的事情,转移注意力,感受生命的价值。

(3)要了解透析相关的知识,规律透析,遵循透析饮食原则,在透析治疗的基础上,配合饮食营养,药物治疗,才能更好地提高生活质量。

(4)透析只能部分替代肾脏功能,所以透析患者必须长期使用一些药物,如促红素和铁剂,服用降压药,合理使用维生素 D 及磷结合剂等。如果认为只要维持透析治疗就行了,这是错误的。

二、如何有效自我管理

(1)要控制饮水量。

(2)控制水分技巧。

(3)预防高钾血症。

(4)食物焯水后再吃。

(5)不可乱吃中药。

(6)并发症的管理。

详见血液透析专科领域知识点。

第五节　不良习惯及药物滥用

引发尿毒症的原因有很多,日常生活中有容易被大家忽视的不良习惯会致人患上尿毒症,由于这种疾病的治疗难度比较大,所以医生建议我们还是要以预防为主,避免做一些不良的生活习惯,现在就跟大家详细介绍一下哪些不良习惯会引发尿毒症。

一、不良习惯

(一)不良饮食

对于很多的慢性肾患者,在饮食上,经常会吃些大鱼大肉的食物,以为这样会对自己的身体大补,殊不知这样会给自己带来严重的伤害。肾脏是人体内重要的负责排泄废物和毒素的器官。吃得太咸、太甜、太油,蛋白质吃得太多都会加重肾脏的负担,长期高负荷的工作,很容易导致肾脏的病变。

(二)滥用药物

慢性肾患者,在发病初期常会出现水肿等一些明显的小症状,患者会吃些药物来治疗这些症状,而有些药物对肾脏有明显的毒副作用,给患者造成了严重的伤害,所以对于没有明确诊断的患者,不要自行服用药物。即使用药,也应该在相关医师的指示下用药。

(三)忽视感冒

人体感冒时,免疫能力下降,会使很多的病菌侵入人体,引发上呼吸道感染、肺炎、肝炎,给患者造成严重的伤害。而有些人感冒时,会使用一些不恰当的药物,间接地给肾脏造成了严重的伤害。而这些都会使肾病恶化,发展成尿毒症。

(四)长期憋尿

长期憋尿不仅容易引起膀胱损伤,尿液长时间滞留在膀胱还极易造成细菌繁殖,一旦返流回输尿管和肾脏,其中有毒物质就会造成肾脏感染,从而引发尿路感染、肾炎甚至尿毒症。

二、药物滥用的害处

(一)尿毒症患者经常服用的药物的滥用

降尿酸的药会导致全身皮肤脱落而致命,注射青霉素会引发癫痫,肌肉松弛剂会导致昏迷不醒,不但使非肾脏专科的医生视尿毒症患者为烫手山芋,患者自己也常常无所适从。尿毒症患者用药不当,肌肉注射时的吸收不良,都使得药效不容易掌握。即使顺利吸收,由于尿毒症患者会有水分堆积在体内的情形,使得药物在体内的浓度变得不足,再加上反复的透析也会使得某些药物从人工肾脏过滤掉,就很容易导致尿毒症的恶化。由于尿毒素会使得药物不易与蛋白质结合,很多正常剂量的药物会造成尿毒症患者的中毒,例如注射正常剂量的麻醉止痛剂以及抗癫痫药物时导致呼吸停止。

(二)滥用中药

长年滥用中药导致肝肾损伤、急慢性肾功能衰竭的患者在逐年增多。凡药物都具有两重性,中药也不例外。虽然中药安全性相对较高,但是服用不当也会引起不良反应,所以特别提醒,服用中药一定要注意中成药中的西药成分,避免叠加用药。

服用药物要遵循以下原则:

(1)长年使用中药要做到"终病即止",除了一些治疗慢性病可以在医嘱下吃一阶段外,大部分疾病在病情好转后,都要立即停药,不可长期服用。有些药的毒性虽小,但长期蓄积可致中毒。

（2）用药一定要保证来从正规途径，用药前要仔细阅读说明书，最好在医生的指导下使用。

（3）避免超疗程、超剂量用药，对于普遍认为比较安全的中药、保健品也应提高警惕。

（4）应尽可能避免多种药物同时应用，用药品种越多，发生肝、肾损害的机会也就越大。

（5）如因病情需要必须使用某些对肝、肾有损伤作用的药物时，应该适当减少药物剂量，在用药期间，患者及家人应密切注意肝、肾功能的变化，一旦出现肝、肾损害迹象，立即停药并及时就医。

第六节 遵从医嘱服药

一、遵医嘱服药的原因

（一）疾病因素

尿毒症患者的用药与普通疾病不同，尿毒症患者的肾功能已经失去，所以排毒功能下降，再加上吃药所带来的毒素，对身体会造成危害。

（二）药物原因

由于尿毒素会导致药物不易与蛋白质相结合，很多药物便即使在正常的剂量下也会造成尿毒症患者的中毒，例如注射正常剂量的麻醉止痛剂时导致呼吸停止。就算一些经由肝脏代谢的药物其代谢不经过肾脏，但基于患者的肝脏功能也有低下的情况，所以还是小心的斟酌药量。

二、尿毒症的常规药物治疗细节

（一）纠正酸中毒

可根据二氧化碳结合力的化验结果，补充碱性药物。二氧化碳结合力的正常值为 $20.0\sim9.0$ mmol/L，当化验结果低于正常值而大于 13.5 mmol/L 时，口服碳酸氢钠；小于 13.5 mmol/L 时，静脉补充碱性药物。

（二）治疗原发疾病

积极治疗慢性肾小球肾炎，严格控制高血压、糖尿病，解除尿路梗阻。

（三）肾性贫血的治疗

患者可口服叶酸、铁剂，严重时皮下注射促红细胞生成素；当血红蛋白少于 60 g/L 时给予少量多次输血。

（四）高血压治疗

肾性高血压较难控制，一般多采用几种降压药联合服用的模式。常用降压药有：钙离子拮抗剂（如波依定、拜新同等）；血管紧张素转换酶抑制剂（如代文等）；β-受体阻滞剂（如美托洛尔等）；利尿剂（如呋塞米等）。

（五）纠正低钙血症，防止肾性骨病

患者可口服活性维生素 D（如罗盖全）和碳酸钙，纠正低钙血症同时也要限制高磷食物的

摄入。

三、尿毒症患者用药的注意事项

(一)尿毒症患者一定要遵守医生的叮嘱

当病情发生变化时,一定要到医院向医生询问药物的食用量,切忌自己做决定。

(二)控制饮食、血压

控制饮食、血压等措施可以使身体慢慢恢复,但却同时服用其他保肾药物,以为多药并进,可快速见效,结果反而欲速则不达。

(三)避免中毒

很多药物便会在正常的剂量造成尿毒症患者的中毒,由于尿毒素会使得药物不易与蛋白质结合。例如注射正常剂量的麻醉止痛剂以及抗癫痫药物时导致呼吸停止。即使一些经由肝脏代谢的药物其排泄不经由肾脏,但基于患者的肝脏功能也有功能低下的情形,还是需要小心的斟酌药量。

四、维持性血液透析患者常用口服药的使用说明

(一)降压药

水负荷过多是肾衰竭患者高血压的一个主要原因,很多腹膜透析患者随着充分透析和水负荷的纠正,抗高血压药需要逐渐减量,90%以上的尿毒症患者有不同程度的高血压,控制血压对降低尿毒症患者心脑血管疾病病死率具有重要作用。主要降压药有钙通道阻滞剂、血管紧张素转化酶抑制剂、血管紧张素Ⅱ阻滞剂、β-受体阻滞剂等。指导患者不可随意减少或停止用药,必须在医师指导下根据病情调整用药方案。为防止透析过程中发生低血压,上午透析的高血压患者,早晨停服一次降压药;下午透析的患者,中午停服一次降压药,个别患者在停药后发生血压上升,则不必停药。

1.非洛地平缓释片

(1)剂量:5 mg。

(2)药理作用:

①可使外周血管阻力下降而致血压降低。

②适用于高血压、稳定性心绞痛。

(3)注意事项:

①注意监测血压。

②空腹口服或食用少量清淡饮食,应整片吞服,勿咬碎或咀嚼。

③保持良好的口腔卫生,减少牙龈增生的发生率和严重性。

2.氯沙坦钾片

(1)剂量:50 mg。

(2)药理作用:

①能够强效降低血压,减少心血管风险。

②适用于原发性高血压。

(3)注意事项:

①过敏反应：血管性水肿。

②低血压及电解质/体液平衡失调、血管容量不足的患者,例如应用大剂量利尿药治疗的患者。

③可发生症状性低血压。

3.盐酸哌唑嗪

(1)剂量：1 mg。

(2)药理作用：

①能降低心脏的前、后负荷,治疗心功能不全。

②轻、中度高血压。

(3)注意事项：

①剂量必须按个体化原则,以降低血压反应为准。

②首次给药后可出现"首剂现象",加大剂量时也常发生类似情况,故首剂<1 mg,且应睡前给药。

③用药后应密切观察,应逐渐增加剂量;停药时应逐渐减少剂量,以防血压突然降低或回升。

4.苯磺酸左旋氨氯地平片(施慧达)

(1)剂量：2.5 mg。

(2)药理作用：

①舒张血管平滑肌。

②扩张外周小动脉。

③适用于高血压的治疗,缓解心绞痛。

(3)注意事项：

①不良反应：头晕头痛、水肿、疲劳、恶心、呕吐、心悸、腹痛。

②肝肾功能受损时谨慎使用该药。

5.苯磺酸左旋氨氯地平片

(1)剂量：5 mg。

(2)药理作用：外周动脉扩张剂,作用于平滑肌,降低外周血管阻力,从而降低血压。

(3)注意事项：

①不良反应：头晕、头痛、水肿、疲劳、恶心、呕吐、心悸、腹痛。

②肝肾功能受损时谨慎使用该药。

6.硝苯地平缓释片

(1)剂量：10 mg。

(2)药理作用：舒张外周阻力血管,降低外周阻力,使收缩压和舒张压降低,减轻心脏后负荷。

(3)注意事项：

①不良反应：眩晕、头痛、恶心、呼吸困难。

②禁用于：过敏者、心源性休克、妊娠及哺乳期妇女。

7.坎地沙坦分散片

(1)剂量：4 mg。

（2）药理作用：

①抑制肾上腺分泌醛固酮而发挥降压作用。

②适合于原发性高血压。

（3）注意事项：

①不良反应：皮疹、心悸、发热、恶心、呕吐、肝肾功能异常。

②禁用于：过敏者、妊娠及哺乳期妇女。

8.酒石酸美托洛尔片

（1）剂量：25 mg。

（2）药理作用：

①减弱与生理及心理负荷有关的儿茶酚胺的作用。

②降低心率、心排出量及血压。

③适用于高血压、心绞痛。

（3）注意事项：

①不良反应：乏力、胃肠功能紊乱、嗜睡。

②禁用于重度房室传导阻滞、心功能不全、严重支气管哮喘、病态窦房结综合征患者。

9.卡托普利片

（1）剂量：25 mg。

（2）药理作用：降低血管外周阻力,减少水钠潴留,可改善心衰患者的心功能。

（3）注意事项：

①肾功能不全、老年患者以及孕妇、乳母慎用,对本品过敏、白细胞减少的患者禁用。

②建议于饭前1小时服药。

③本品可使血清钾升高。

10.马来酸依那普利片

（1）剂量：10 mg。

（2）药理作用：抑制血管紧张素转换酶,造成全身血管舒张,引起降压作用。

（3）注意事项：

①症状性低血压。

②应用利尿剂或血容量减少者,可能会引起血压过度下降,故首次剂量宜从2.5 mg开始。

③定期作白细胞计数和肾功能测定。

11.福辛普利片

（1）剂量：10 mg。

（2）药理作用：使外周血管扩张,血管阻力降低,而产生降压作用。

（3）注意事项：

①首次剂量可能有低血压反应。

②副作用：头晕、咳嗽、上呼吸道症状、恶心、呕吐、腹泻、腹痛、心悸、胸痛、皮疹、瘙痒、骨骼肌疼痛感觉异常、疲劳和味觉障碍。

12.硝苯地平控释片

（1）剂量：30 mg。

（2）药理作用：扩张冠状动脉及末梢动脉血管,降低末梢阻力。

（3）注意事项：

①心力衰竭及严重主动脉瓣狭窄、胃肠道严重狭窄、肝功能损害的患者慎用。

②硝苯地平控释片含有光敏性的活性成分，应避光保存药片以防潮，从铝塑板中取出后应立即服用。

13.厄贝沙坦片

（1）剂量：75 mg。

（2）药理作用：主要治疗高血压病。

（3）注意事项：

①开始治疗前应纠正血容量不足和（或）钠的缺失。

②常见不良反应为：头痛、眩晕、心悸等，偶有咳嗽。

③过量服后可出现低血压、心动过速或心动过缓，应采用催吐、洗胃及支持疗法。本品不能通过血液透析被排出体外。

14.硝苯地平片

（1）剂量：10 mg。

（2）药理作用：舒张外周阻力血管，降低外周阻力，可使收缩压和舒张压降低，减轻心脏后负荷。

（3）注意事项：

①硝苯地平在老年人的半衰期延长，应用时注意调整剂量。

②硝苯地平可分泌入乳汁，哺乳妇女应停药或停止哺乳。

③长期给药不宜骤停，以避免发生停药综合征而出现反跳现象。

④肝肾功能不全、正在服用 β-受体阻滞剂者应慎用，宜从小剂量开始，以防诱发或加重低血压，增加心绞痛、心力衰竭，甚至心肌梗死的发生。

（二）保护肾脏类药物

1.复方 α-酮酸片

（1）剂量：0.63 g。

（2）药理作用：

①配合低蛋白饮食，预防和治疗因慢性肾功能不全而造成蛋白质代谢失调引起的损害。

②低蛋白饮食要求成人每日蛋白摄入量为 40 g 或 40 g 以下。

（3）注意事项：

①药品宜在用餐期间服用，使其充分吸收并转化为相应的氨基酸。

②定期监测血钙水平，并保证摄入足够的热卡；不要把药品存放在儿童接触得到的地方；请勿服用超过有效期的药品。

2.金水宝胶囊

（1）剂量：0.33 g。

（2）药理作用：

①补益肺肾精气不足久咳虚喘。

②神疲乏力、不寐健忘、腰膝酸软、月经不调。

③慢性支气管炎、慢性肾功能不全。

④降血脂。

(3)注意事项:

①日常饮食需要限制食盐用量。

②每天蛋白质的摄入量应控制在 6～8 g/kg 体重(选择优质蛋白,如精瘦肉、牛奶或鱼等)。

③禁止摄入植物蛋白(大豆、红豆、绿豆、豆腐或豆浆等)。

3.肾衰宁片

(1)剂量:0.36 g。

(2)药理作用:

①益气健脾。

②活血化瘀,通腑泄浊。

③适用于多种原因引起的慢性肾功能不全的疾病。

(3)注意事项:

①服药期间,慎用植物蛋白类食物,如豆类等相关食品。

②服药后大便每日 2～3 次为宜,超过 4 次者需减量服用。

(三)降磷药

1.碳酸钙 D_3 片

(1)剂量:600 mg。

(2)药理作用:促进钙、磷在肠内的吸收,并促进骨骼的正常钙化。

(3)注意事项:

①心肾功能不全者慎用。

②如服用过量或出现严重不良反应,应立即就医。

③对本品过敏者禁用,过敏体质者慎用。

④本品性状发生改变时禁止使用。

⑤请将本品放在儿童不能接触的地方。

⑥如正在使用其他药品,使用本品前请咨询医师或药师。

⑦肾结石患者应在医师指导下使用。

2.醋酸钙片

(1)剂量:0.667 g。

(2)药理作用:

①可减少磷的吸收。

②适用于慢性肾功能衰竭所致的高磷血症,促进骨骼和牙齿的钙化。

(3)注意事项:

①宜在空腹(饭前一小时)时服用。

②尽量通过正常膳食保证钙的摄入。

③不宜大量、长期服用,不宜用于钙缺乏症的治疗。

④使用时间超过 2 周时,应进行血钙血磷的监测。

⑤肝肾功能不全时应在医嘱下使用。

3.司维拉姆

(1)名称。

通用名称为碳酸司维拉姆片,商品名称为诺维乐,碳酸司维拉姆是一种大小不等的高度交联聚合物,每个微粒都可视作一个分子。因此,分子量等于颗粒本身的重量。由于微粒密度与粒径大小无关,微粒重量与粒径成比例。因此,交联聚合物的分子量分布是粒径分布的函数。

(2)剂量:0.8 g。

(3)适应证:

本品用于控制正在接受透析治疗的慢性肾脏病成人患者的高磷血症。

(4)用法用量:

本品的推荐起始剂量为每次 0.6 g 或 0.8 g,每日 3 次,随餐服药。具体剂量根据临床需要和患者血清磷水平确定,剂量调整时必须监测血清磷水平,并根据血清磷水平达标情况决定是否需要调整剂量。剂量调整的间隔为 2~4 周,每次剂量调整的幅度为 0.8 g,直至达到可接受的血清磷水平。此后则定期进行监测。

(5)用药方法:

药片应完整吞服,并且在服用前不应压碎、咀嚼或者打成碎片。

(6)不良反应:

①胃肠系统疾病:恶心、呕吐、上腹部疼痛、便秘等。

②上市后经验:在批准上市后,使用司维拉姆治疗的患者中,报告的不良反应主要有过敏、瘙痒、皮疹、肠动力不足、肠梗阻/不完全肠梗阻和肠道穿孔。

(7)禁忌:

①对本品任何成分过敏者禁用。

②禁用于低磷血症患者。

③禁用于肠梗阻患者。

(8)注意事项:

在患有以下疾病的患者中尚未确定本品的安全性和有效性,因此,下述疾病的患者应慎用本品。

①吞咽困难、吞咽障碍者。

②重度胃肠功能紊乱,包括未经治疗的或严重的胃轻瘫、胃内容物滞留,或者肠道运动异常或不规律者。

③活动性炎症性肠病者。

④胃肠道大手术者。

⑤肠梗阻和肠阻塞/不完全肠阻塞者。

(9)孕妇及哺乳期妇女用药:

①妊娠。尚未有司维拉姆用于妊娠妇女的任何数据。动物实验研究显示,给予大鼠高剂量司维拉姆时可出现一些生殖毒性。研究还显示,司维拉姆可以降低几种维生素的吸收,包括叶酸,但对人类的潜在风险尚不清楚,故应慎用。如果确实需要,只有在对母亲和胎儿的获益明显大于对胎儿的潜在风险时,才可考虑在妊娠期间使用本品。

②哺乳期妇女。尚不清楚司维拉姆能否在人类乳汁中分泌。根据司维拉姆不吸收的特点推测,本品不太可能在乳汁中分泌。但仍应在充分权衡母乳喂养对婴儿的益处以及本品对母亲的获益和潜在风险,再决定是否继续/停止母乳喂养,或者继续/停止本品治疗。

③生育力。尚未有司维拉姆对生育力影响的任何数据。动物试验表明,根据相对体表面

积比较,以人类等效剂量(最大临床试验剂量 13 g/d)的 2 倍应用时,司维拉姆未能损害雄性和雌性大鼠的生育能力。

(10)儿童用药:

尚未确定本品在年龄低于 18 岁的儿童中应用的安全性和有效性,故不推荐本品用于年龄低于 18 岁的儿童。

(11)老年人用药:

本品临床试验未入选足够数量的年龄≥65 岁的受试者,所以尚未确定他们的反应是否与年轻受试者不同。其他临床经验报道未发现老年和年轻患者在对药物的反应上存在差异。总之,应谨慎选择老年患者的剂量,通常从最低剂量开始。

(12)药物相互作用:

在人体药物相互作用研究中,对碳酸司维拉姆与华法林和地高辛的药物间相互作用进行了研究。盐酸司维拉姆(含有与碳酸司维拉姆相同活性成分)与环丙沙星、地高辛、华法林、依那普利、美托洛尔和铁剂的相互作用进行了研究。

(四)补血药

1. 叶酸片

(1)剂量:5 mg。

(2)药理作用:

①各种原因引起的叶酸缺乏及叶酸缺乏所致的巨幼红细胞贫血。

②妊娠期、哺乳期妇女预防给药。

③慢性溶血性贫血所致的叶酸缺乏。

(3)注意事项:

①不良反应较少,罕见过敏反应。

②长期用药可以出现畏食、恶心、腹胀等胃肠症状。

③大量服用叶酸时,可使尿呈黄色。

2. 多糖铁复合物胶囊

(1)剂量:150 mg。

(2)药理作用:

①可迅速提高血铁水平与升高血红蛋白。

②适用于治疗单纯性缺铁性贫血。

(3)注意事项:

血色素沉着症及含铁血黄色素沉着症禁用此药。

(五)利尿药

1. 螺内酯片

(1)剂量:20 mg。

(2)药理作用:

①为醛固酮的竞争性抑制剂。

②适用于远曲小管和集合管,利尿。

(3)注意事项:

①不良反应高钾血症、胃肠道反应。

②无尿，肾功能不全、低钠血症、酸中毒慎用。

③哺乳期及妊娠期妇女慎用。

2.呋塞米片

(1)剂量：20 mg。

(2)药理作用：

①强有力的利尿剂。

②用于治疗心脏性水肿，肾性水肿，1、2级高血压。

(3)注意事项：

哺乳期及妊娠期妇女慎用。

3.氢氯噻嗪

(1)剂量：25 mg。

(2)药理作用：

中效利尿药，利尿排钠。

(3)注意事项：

本品易致水、电解质紊乱。无尿或严重肾功能减退者、严重肾功能损害者、高钾血症、低钠血症等慎用。

(六)护心药

1.盐酸地尔硫䓬片

(1)剂量：30 mg。

(2)药理作用：

①扩张血管及延长房室结传导。

②适用于室上性心动过速、高血压急症、不稳定性心绞痛。

(3)注意事项：

①病态窦房结综合征未安装起搏器者、Ⅰ或Ⅱ度房室传导阻滞未安装起搏器者、收缩压低于 90 mmHg、急性心肌梗死或肺充血者禁用。

②常见不良反应：浮肿、头痛、恶心、眩晕、皮疹、无力。

2.硝酸甘油片

(1)剂量：0.5 mg。

(2)药理作用：

用于冠心病心绞痛的治疗及预防，也可用于降低血压或治疗充血性心力衰竭。

(3)注意事项：

①心肌梗死早期、严重贫血、青光眼、颅内压增高和已知对硝酸甘油过敏的患者禁用。

②小剂量可能发生严重低血压，尤其在直立位时。

③舌下含服用药时患者应尽可能取坐位，以免因头晕而摔倒。

④应慎用于血容量不足或收缩压低的患者。

3.富马酸比索洛尔片

(1)剂量：5 mg。

(2)药理作用：

①降低心排出量和耗氧量；

②适用于高血压、冠心病(心绞痛)。

(3)注意事项：

①应在早晨并可以在进餐时服用本品。

②如需停药时，应逐渐停用，不可突然中断，缺血性心脏病患者尤需特别注意。

4.盐酸曲美他嗪片

(1)剂量：20 mg。

(2)药理作用：

①属于抗心绞痛心血管药物。

②适用于心绞痛发作的预防性治疗。

③眩晕和耳鸣的辅助性对症治疗。

(3)注意事项：

①此药不作为心绞痛发作时的对症治疗用药。

②也不适用于对不稳定心绞痛或心肌梗死的初始治疗。

③心绞痛发作时，对冠状动脉病况应重新评估，并考虑治疗的调整。

(七)抗凝药

1.阿司匹林肠溶片

(1)剂量：100 mg。

(2)药理作用：

①抑制血小板聚集。

②用于预防心肌梗死复发、中风的二级预防、降低 TIA 及继发中风风险、降低心绞痛患者发病风险。

(3)注意事项：

①不良反应：胃肠道不适、肾损伤、急性肾衰竭、头晕、耳鸣。

②禁用于对成分过敏者、活动性消化性溃疡、出血体质、妊娠的最后 3 个月者。

2.辛伐他汀胶囊

(1)剂量：5 mg。

(2)药理作用：

①降低血清甘油三酯水平和增高血高密度脂蛋白水平。

②适用于高胆固醇血症、冠心病。

(3)注意事项：

①有活动性肝病或不明原因血氨基转移酶持续升高的患者禁用。

②应用本品时如有低血压、严重急性感染、创伤、代谢紊乱等情况，须注意可能出现的继发于肌溶解后的肾功能衰竭。

3.硫酸氢氯吡格雷片

(1)剂量：25 mg。

(2)药理作用：

①抑制血小板聚集。

②用于心肌梗死患者、缺血性卒中患者、外周动脉性疾患者。

(3)注意事项：

①不良反应：偶见头痛、眩晕、腹痛、腹泻、血小板减少、出血、凝血功能异常。

②禁用于：对成分过敏者、严重的肝脏损伤者、活动性病理性出血者、哺乳期妇女。

4. 阿托伐他汀钙胶囊

(1)剂量：20 mg。

(2)药理作用：

①降低血浆中胆固醇和脂蛋白水平。

②适用于原发性高胆固醇血症。

(3)注意事项：

①不良反应：便秘、胃肠胀气、消化不良、腹痛。

②禁用于：对成分过敏者、活动性肝患者、孕妇及哺乳期妇女。

(八)其他

1. 美洛昔康片

(1)剂量：7.5 mg。

(2)药理作用：

非甾体抗炎药用于骨关节炎症状加重时的短期治疗及类风湿关节炎的长期治疗。

(3)注意事项：

①不良反应：贫血、精神失调、恶心、呕吐、腹泻、短暂的肝功能异常、肾衰、水肿。

②禁用于妊娠及哺乳期、活动性消化性溃疡、严重肝功能不全、胃肠道出血。

2. 安脑片

(1)剂量：0.5 g。

(2)药理作用：

①清热解毒、镇静熄风。

②用于头昏头痛。

3. 甲磺酸倍他司汀片(敏使朗)

(1)剂量：6 mg。

(2)药理作用：

①扩张血管。

②用于眩晕症。

(3)注意事项：

①不良反应：恶心、呕吐、皮疹。

②禁用于过敏者。

4. 酮替芬片

(1)剂量：1 mg。

(2)药理作用：

①抗过敏。

②预防各种支气管哮喘。

(3)注意事项：

①副作用：嗜睡，胃肠道反应。

②服药期间不得驾驶车船,从事高空作业。

③孕妇慎用。

5.罗通定片

(1)剂量:30 mg。

(2)药理作用:

非麻醉性镇痛药,具有镇痛、镇静、催眠及安定的作用。

(3)注意事项:

①为对症治疗药,止痛不得超过5天,长期使用有耐受性。

②孕妇、儿童慎用。

6.福多司坦片

(1)剂量:0.2 g。

(2)药理作用:

①黏液溶解剂,使痰液黏稠性降低。

②易于咳出。

③适用于支气管哮喘、支气管扩张、肺气肿等。

(3)注意事项:

肝功能损害者、心功能障碍者。

7.复方甘草口服溶液

(1)剂量:100 mL。

(2)药理作用:

①保护性祛痰剂。

②适用于上呼吸道感染、支气管炎和感冒时所产生的咳嗽及咳痰。

8.氯化钾缓释片

(1)剂量:0.5 g。

(2)药理作用:

①预防低钾血症。

②洋地黄中毒引起频发、多源性期前收缩或者快速性心律失常。

(3)注意事项:

①代谢性酸中毒伴有少尿时。

②急性脱水、急慢性肾功能衰竭。

(4)不良反应:

恶心、呕吐、咽部不适、胸痛、腹痛、腹泻等。

(5)禁忌:

高钾血症、尿量很少或者闭尿。

9.艾斯奥美拉唑镁肠溶片

(1)剂量:按 $C_{17}H_{19}N_3O_3S$ 计,①20 mg;②40 mg。

(2)性状:

本品为薄膜衣片,除去包衣后显白色或类白色,内含多个肠溶微囊。

(3)适应证:

①胃食管反流病(GERD)。

②与适当的抗菌疗法联合用药根除幽门螺杆菌。

③需要持续非甾体抗炎药(NSAID)治疗的患者。

④反流性食管炎的治疗。

(4)不良反应:

①神经系统:头痛。

②胃肠道:腹泻、恶心、胃肠胀气、腹痛、便秘和口干。

③内分泌:甲状腺肿。

④听力:耳痛,耳鸣。

⑤肝脏:胆红素血症、肝功能异常、门冬氨酸氨基转移酶(AST)、丙氨酸氨基转移酶(ALT)升高。

⑥代谢营养:糖尿、高尿酸血症、低钠血症、碱性磷酸酶升高、口渴、维生素 B_1 缺乏体重增加、体重下降。

⑦肌肉骨骼系统:关节痛、关节炎加重、关节病、痉挛、纤维肌痛综合征、疝气、风湿性多发性肌痛。

⑧神经/精神系统:厌食、情感淡漠、食欲亢进、意识混乱、抑郁加重、头晕、张力、亢进、紧张、感觉减退、性功能障碍、失眠、偏头痛、偏头痛加重、感觉异常、睡眠障碍、嗜睡、震颤、眩晕、视野缺损。

⑨生殖系统:痛经、月经失调、阴道炎。

⑩呼吸系统:哮喘加重、咳嗽、呼吸困难、喉水肿、咽炎、鼻炎、鼻窦炎。

⑪皮肤及其附件:痤疮、血管性水肿、皮炎、肛门瘙痒症、皮疹、红斑疹、斑丘疹、皮肤炎症、出汗增多、荨麻疹。

⑫特殊感觉器官:中耳炎、嗅觉倒错、味觉丧失、味觉倒错。

⑬泌尿生殖系统:尿异常、白蛋白尿、膀胱炎、排尿困难、真菌感染、血尿、尿频、念珠菌病生殖器念珠菌病、多尿。

⑭视觉系统:结膜炎、视觉异常。

(5)禁忌:

已知对艾司奥美拉唑、其他苯并咪唑类化合物或本品的任何其他成分过敏者禁用。有报道使用本品后会发生过敏反应,如血管性水肿和过敏性休克。艾司奥美拉唑不可与奈非那韦合用。

(6)注意事项:

①并发胃恶性肿瘤。

②萎缩性胃炎。

③难辨梭状芽孢杆菌(艰难梭菌)相关性腹泻。

④避免本品和氯吡格雷联合使用。

⑤骨折。

⑥当本品用于根除幽门螺旋杆菌的治疗时,应考虑三联疗法中所有成分间可能的药物相互作用。

⑦低镁血症。

（7）孕妇及哺乳期妇女用药：

尚无孕妇使用艾司奥美拉唑的临床数据报告。

（8）老年人用药：

老年患者无须调整剂量。

第六章　血液透析专科知识领域

血液透析专科知识指的是血液透析专科理论与健康宣教相关知识。

第一节　慢性肾脏病概述

一、慢性肾脏病的定义

慢性肾脏病是持续发展的肾小球滤过率下降及出现与之相关的代谢紊乱和临床症状组成的一种综合征,其指标如下:
①肾脏的结构和功能损害持续时间≥3个月。
＊血/尿液成分异常。
＊影像学检查异常。
＊病理学检查异常。
②肾小球滤过率<60 mL/min,持续时间≥3个月。

二、慢性肾脏病的分期(表6-1)

表6-1　以血肌酐为准分期

分期	肌酐清除率(Ccr) (mL/min)	血肌酐(Scr) (μmol/L)
肾功能代偿期	50～80	133～177
肾功能失代偿期(氮质血症期)	20～50	186～442
肾功能衰竭期(尿毒症前期)	10～20	451～707
尿毒症期	<10	≥707

三、慢性肾脏病的常见原因

我国慢性肾脏病患病率为8%～10%,最常见病因:
①原发性肾小球肾炎。
②糖尿病肾病。
③高血压肾小动脉硬化。

四、慢性肾衰进展的危险因素

(一)渐进性发展的危险因素
①高血糖。

②高血压。

③蛋白尿。

④低白蛋白血症。

⑤吸烟。

(二)急性加重危险因素

①血容量不足。

②肾局部血供急剧减少（血管紧张素转化酶抑制剂或血管紧张素受体拮抗剂所致）。

③累及肾脏的疾病复发或加重。

④严重高血压。

⑤肾毒性药物。

⑥泌尿系梗阻。

⑦严重感染。

⑧高钙血症及严重肝功能不全等。

五、慢性肾脏病的发病机制

(一)慢性肾衰进展的机制

1.肾小球高滤过学说

当肾单位被破坏至一定数量，残余的"健存肾单位"其代谢废物排泄负荷增加，代偿性发生肾小球毛细血管高灌注、高压力、高滤过（简称"三高"）。

2.肾单位高代谢学说

残余肾单位肾小管耗氧增加，氧自由基增多，小管内液 Fe^{2+} 生成和代谢性酸中毒所引起补体旁路途径激活和膜攻击复合物（C5 b-9）的形成可导致肾小管间质损害。

3.肾组织上皮细胞表型转化的作用

在某些生长因子如转化生长因子（TGF-β）或炎症因子诱导下，肾小管、小球上皮细胞及肾间质成纤维细胞均可转变为肌成纤维细胞（图6-1）。

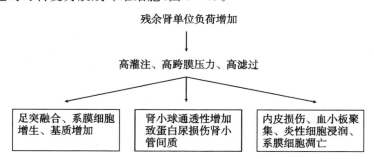

图6-1　肾单位负荷增加的结果

4.某些细胞因子-生长因子的作用

如血管紧张素Ⅱ可导致肾小球毛细血管高压力，引起肾小球高滤过；同时，高压力会引起肾小球通透性增加，产生蛋白尿，引起肾小管损害、间质炎症及纤维化；并参与了细胞外基质（ECM）合成，ECM过度蓄积则会发生肾小球硬化。

(二)尿毒症症状加重的机制(图 6-2)

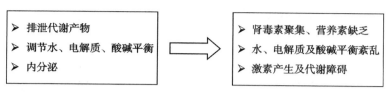

图 6-2 尿毒症症状加重的机制

六、临床表现

早期:基础疾病表现。

晚期:尿毒症表现。

(一)消化系统

最早期、最常见表现在消化系统上。消化道出血多为胃黏膜糜烂或消化性溃疡。限制蛋白饮食及血液透析能减少和缓解胃肠道症状。

(二)循环系统

(1)高血压:水钠潴留—容量依赖性,肾素增高—肾素依赖性。

(2)心力衰竭:此为尿毒症最常见的死因。贫血、毒素潴留可引起尿毒症心肌病、高血压、水钠潴留、内瘘。

(3)心包炎:多为血性,与毛细血管破裂有关,由尿毒症毒素蓄积、低蛋白血症、心力衰竭等所致。

(4)动脉硬化和血管钙化:由高脂血症、高血压所致。

(三)内分泌系统

(1)自身激素:肾素正常或增高,促红细胞生成素减少,$1,25(OH)_2D_3$ 减少。

(2)激素代谢:激素降解减少,如胰岛素、甲状旁腺素。下丘脑-垂体内分泌功能紊乱,性腺功能下降。

(四)神经系统

(1)中枢神经:尿毒症脑病。

(2)周围神经:感觉神经较运动神经受损显著,下肢远端为甚。

(3)肌肉:肌无力。近端肌受累常见。

(五)呼吸系统

深大呼吸,尿毒症肺水肿(毒素致肺泡毛细血管渗透压增高,致肺充血,肺部照片示"蝴蝶翼"征)。水、钠潴留及心衰致胸腔积液。

(六)代谢异常

基础代谢率下降,体温过低。细胞膜钠钾 ATP 酶活性下降、尿毒症毒素作用于体温中枢。三大营养物质代谢异常:糖耐量下降(胰高糖素升高、胰岛素受体障碍使外周组织对胰岛素应答受损、糖利用率下降),高甘油三酯及高胆固醇,负氮平衡,高尿酸血症,叶酸维生素 B_6 缺乏。

(七)免疫系统

尿毒症毒素、酸中毒、营养不良使白细胞的趋化、吞噬、杀菌功能下降,细胞免疫异常,易感染。

(八)皮肤症状

皮肤症状表现为尿毒症面容(面部肤色常较深且萎黄,有轻度浮肿感),尿素霜,瘙痒(与继发性甲旁亢有关)。

(九)肾性骨营养不良症

肾性骨营养不良症早期诊断依靠骨活检,其主要表现为:纤维性骨炎、骨软化症、骨质疏松症、骨生成不良。

1. 纤维性骨炎

纤维性骨炎主要由于甲状旁腺激素增加引起,破骨细胞数目增多且体积增大,引起骨盐溶化,骨质重吸收增加,骨的胶原基质破坏而代以纤维组织,属高运转性骨病,易发生肋骨骨折。

2. 骨软化症

骨软化症主要由于骨化三醇不足或铝中毒引起的骨组织钙化障碍,骨组织钙化慢于胶原基质的形成,导致未钙化骨组织过分堆积(低运转性骨病)。

3. 骨质疏松症

由于代谢性酸中毒,需动员骨钙到体液缓冲,导致骨质脱钙。易发生股骨颈骨折。

4. 骨生成不良

由于过量使用骨化三醇和钙剂,外源性钙使血甲状旁腺激素浓度降低,使其不足以维持骨的再生。长期透析可引起透析相关性淀粉样变骨病,只发生于透析多年以后,由于 β_2-微球蛋白淀粉样变沉积于骨所致。

(十)水、电解质、酸碱平衡失调

(1)水平衡失调:水中毒、脱水。

(2)电解质平衡失调:①钠,低钠血症(稀释性或假性多见);②钾,高钾血症(摄入、药物影响、代谢性酸中毒、感染、创伤);③钙,低钙血症(摄入少、钙磷乘积≥70 mg/dL 时磷酸钙沉积于组织,骨化三醇分泌不足、代谢性酸中毒);④磷,高磷血症与低钙血症、活性维生素 D 缺乏可诱发甲状旁腺功能亢进与肾性骨病。

(3)酸碱平衡失调:①代谢性酸中毒的特点为血浆碳酸氢根离子浓度下降,阴离子间隙正常或增加。阴离子间隙指一般方法检测不出的部分血浆阴离子,包括各种有机酸、无机酸、蛋白质等。可按公式(Na+K)-(Cl+HCO₃)计算,正常值 12~16 mmol/L。②代谢性酸中毒原因为肾小管重吸收碳酸氢根离子减少或泌氢产氨减少(GFR>25 mL/min 或 Scr<350 μmol/L)。

(4)血磷酸、硫酸排泄减少(GFR<25 mL/min 或 Scr>350 μmol/L)。

七、诊断

(一)慢性肾衰的诊断

慢性肾脏病史+尿毒症表现+辅助检查(血色素下降、尿检异常、血肌酐、血尿素氮升高、低蛋白血症、超声检查示双肾缩小)。

（二）基础疾病诊断

特殊病史＋特殊检查。

（三）慢性肾衰与急性肾衰的鉴别

二者均有血尿素氮、肌酐升高。应除外肾前性氮质血症（补液 48～72 小时后肾功能恢复）。

（1）急性肾衰：常无慢性肾脏病史或病情尚稳定，有急性诱因，大部分患者有尿量变化，无明显低蛋白血症和显著贫血，B 超检查双肾常增大。

（2）慢性肾衰：常有慢性肾脏病史，伴低蛋白血症和贫血，双肾 B 超检查常缩小。

八、检查

（一）金标准

肾活检为了解微观提供可能，为诊断、治疗、预后评估提供依据。

（二）检查

（1）免疫荧光技术。

（2）光学显微镜检查。

肾小球大于或等于 10 个/片，越多可靠性越大。

（3）电镜检查。

（4）特殊染色。

九、防治

（一）基本对策

（1）治疗基础疾病。

（2）避免或消除引起慢性肾功能衰竭急剧恶化的危险因素。

（3）阻断或抑制肾损害渐进性发展的各种途径。

（二）主要措施

1. 严格控制高血压

普通高血压人群和慢性肾脏病第 5 期患者，血压宜控制在 140/90 mmHg 以下。慢性肾脏病第 1～4 期患者，其血压目标值在 125～130/75～80 mmHg 以下。降压药物首选血管紧张素转化酶抑制剂或血管紧张素受体拮抗剂，或两种药物联合使用，因其除降压外还有减少蛋白尿、抗氧化和减轻肾小球基底膜损害的作用。

2. 严格控制血糖水平

血糖目标值是空腹 5.0～7.2 mmol/L，睡前是 6.1～8.3 mmol/L、平均糖化血红蛋白（HbA_{1C}）＜7.0%。

3. 控制蛋白尿

蛋白尿＜0.5 g/24 h。

第二节　尿毒症概述

一、什么是尿毒症

肾脏患者无论病因如何,一旦出现肾功能慢性受损,一般是不可逆的,总的趋势是进行性加重,肾小球滤过率逐渐下降,最终导致肾功能完全丧失,整个过程可以分为四期,尿毒症即为肾功能衰竭的终末期,主要依赖肾替代治疗。

二、尿毒症能否治好

一旦被诊断的为尿毒症,患者应该去找肾科医生,看是否存在可恢复因素,比如是否有感染、血糖以及血压是否控制满意等,这些因素都会影响肾功能是否恶化,如果及时去除不良因素,肾功能虽不能完全恢复,但可争取达到最大程度缓解,起码稳定在一定水平而不再继续发展。肾功能如果不能恢复则要坦然面对,切忌病急乱投医、吃偏方、花冤枉钱,重要的是延误了病情。尿毒症虽然不能治愈,但就目前的医疗水平而言,早期合理选择肾替代治疗,完全能达到基本像正常人一样的生活和工作。日本已有血液透析者靠透析维持了30年。

许多透析患者都会问:为什么我每周坚持规律透析、服药,还是出现了皮肤瘙痒、高血压、营养不良等尿毒症并发症呢? 这是由于尿毒症毒素通常分为三大类:小分子水溶性毒素、中大分子类毒素和蛋白质结合的毒素。血液透析器膜孔小,主要通过弥散作用来清除尿素、肌酐、尿酸等这类小分子毒素,而对于分子量较大的中大分子毒素和蛋白质结合的毒素则无法清除。久而久之,这些难以清除的毒素在体内堆积,到达一定的量以后就会出现相应的症状。

三、尿毒症的毒素分类

(一)游离的小分子水溶性溶质(毒素)

此类毒素有45种,如尿素、肌酐、尿酸、胍类等。

(二)中分子物质(毒素)

此类共22种,如多肽、细胞因子、甲状旁腺激素PTH、血管紧张素、IL-1、Leptin、视黄醇结合蛋白。

(三)与蛋白质结合的小分子化合物(毒素)

此类共25种,多数具有疏水/亲脂性,如同型半胱氨酸、马尿酸、硫酸吲哚、精胺、甲酚等。

(四)蛋白质(毒素)

(1)低分子量蛋白质:β_2-MG、肌球蛋白、D因子、粒细胞抑制蛋白等。

(2)经化学修饰的蛋白质:晚期糖基化产物修饰的蛋白质(AGE-P)、晚期氧化蛋白产物(AOPP)和甲氨酰化蛋白质等。

四、常见的尿毒症并发症

(1)消化系统:食欲不振、味觉障碍、恶心、呕吐等。

（2）血液系统：一般均有轻、中度贫血伴缺铁、营养不良、出血等因素，也可有重度贫血。晚期患者可有出血现象，出现皮下出血点、瘀斑内脏出血、脑出血等。

（3）心血管系统：随着肾衰程度的加重，高血压发生率逐渐增高。部分患者可伴有胸闷、憋气、心前区痛、阵发性呼吸困难、不能平卧等症状。

（4）呼吸系统：常见的有气短、肺气肿等导致的呼吸困难。

（5）神经系统：神经系统症状是尿毒症的主要症状。在尿毒症早期，患者往往有头昏、头痛、乏力、理解力及记忆力减退等症状。随着病情的加重，可出现烦躁不安、肌肉颤动、抽搐；最后可发展到表情淡漠、嗜睡和昏迷。

（6）其他症状：如皮肤症状、肾性骨病、全身微炎症状态等。其中皮肤瘙痒是尿毒症患者常见的症状，可能是毒性产物对皮肤感受器的刺激引起的，有许多临床研究表明可能与继发性甲状旁腺功能亢进有关。肾性骨病、全身微炎症状态虽然也是常见并发症，但却很少有人知道。

五、微炎症状态

微炎症状态是影响维持性血液透析患者生活质量的主要因素。长期维持性血液透析患者体内处于微炎症状态。所谓微炎症状态是指透析患者没有全身或局部现行的临床感染征象，但是存在低水平、持续的炎症状态，表现为炎症因子如血清白细胞介素-1（IL-1）、IL-6 和肿瘤坏死因子-α（TNF-α）等升高。目前普遍认为，微炎症反应是单核/巨噬细胞系统持续活化的结果，血液透析患者由于外周血单核细胞与透析膜或透析液中污染的内毒素接触，可导致单核细胞活化，成倍地加重了炎症反应的发展。微炎症状态是维持性血液透析患者心脑血管事件、营养不良、动脉粥样硬化、促红素抵抗、淀粉样变性等并发症发生的中心环节，是影响参与肾功能和透析充分性的关键因素。微炎症状态的程度已被认为是预示慢性肾衰竭预后的可靠指标。因此如何改善维持性血液透析患者微炎症状态是当前肾病领域研究的热点课题。许多研究表明，HA 树脂血液灌流能去 IL-1、IL-6、TNF-α 等炎症因子，改善透析患者的微炎症状态，提高生活质量，改善预后。

六、尿毒症患者为什么要选择替代治疗

如果患者的肾功能发展到尿毒症期，那么肾脏排泄废物，保持机体水分平衡功能不能正常发挥，毒素和水分在体内过多积聚会导致很多症状，甚至难以忍受，危及生命，这时就需要一种治疗方法帮助患者完成这些功能，缓解症状，这种治疗方法即为替代治疗。

第三节　血液透析前后注意事项

一、透析前的注意事项

放松心情，消除恐惧，积极面对疾病。为避免交叉感染，进入透析室必须更换透析室专用拖鞋或穿鞋套，治疗前须先称体重，测血压、呼吸、脉搏，以便医生根据生命体征情况实施治疗方案。患者在透析治疗单签字后，将透析治疗单带到透析单元，不允许家属或陪人进入，危重患者及不能自理的患者酌情可留一位家属。

二、透析中的注意事项

刚开始透析时采用多次短时透析，逐渐过渡。第一次不超过 2 小时，第二次 3 小时，以后逐渐增加到 4 小时，经 1～2 周诱导，可进入规律透析（每周 3 次为宜）。对初次透析的患者应缓慢加大血流量。影响血流量的因素如患者精神因素，患者过度紧张导致血管痉挛。每隔 30～60 分钟测量一次血压，以密切观察病情变化，如有恶心、呕吐、头晕或头痛、抽筋、胸闷、胸痛、冒冷汗、皮肤痒、腹痛、背痛，及时告诉医务人员，以尽快给予处理。

三、透析后的注意事项

透析结束后须测血压，如血压正常，嘱患者躺数分钟、坐数分钟后缓慢起床，防止发生直立性低血压。透析后称体重时穿的衣服必须和透析前一致，约定下次透析的时间。掌握松绷带时间，如在路途中有渗血情况，应立即按压穿刺点，以不出血且可以摸到血管震颤为宜。透析后当天不能洗澡，24 小时后方可撕去创可贴。可以在内瘘周围涂抹一些软化血管和瘢痕的药，有内渗血的第二天可以用洋芋片和黄瓜片贴敷。

四、维持性血液透析患者体重的控制

（一）控制体重的目的

对于维持性血液透析患者而言，透析的目的一是清除毒素，另一个目的就是清除体内多余的水分。

（二）干体重的定义

所谓的干体重也称目标体重或理想体重，临床上以干体重为标准，是指患者既没有水钠潴留也没有脱水现象的体重，即水代谢平衡时的体重，也就是透析结束时希望达到的理想状态下的体重。

（三）干体重简单评估的方法

临床评估法评估时体表应没有明显水肿，无胸腔积液、腹水、心包积液，血压正常，透析后没有乏力、抽筋、耳鸣、声嘶等症状。掌握干体重的目的以便于医护人员在透析时掌握超滤水液的量，以免脱水过度或者脱水不足。一般来说，晚期尿毒症患者水平衡已经失调，大多有体液潴留，干体重不能直接测出，往往经过多次透析后才能确定。

（四）干体重简单评估的意义

需要指出的是，透析患者的干体重与正常人的胖瘦一样，存在一种动态的变化。长期摄入过多的热量，而消耗又少，干体重就会增加，反之则会减少。达到干体重，此阶段从开始接受血液透析到 2～3 个月之间，要求患者低盐饮食，每周所减体重应不超过 1～2 kg 为原则。脱水过多、过快会导致患者残存肾功能下降，尿量锐减甚至无尿。要控制两次透析间体重的增长，透析间的体重增加应在干体重的 3% 以内，最多不超过 5% 的范围。脱水脱的实际上是血管内的水，当血液中的多余水分清除后，血浆胶体渗透压上升，组织间隙多余水分就会进入血液。若脱水过多过快，水分进入血液的速度跟不上脱水的速度，有效血容量减少则会发生低血压。每次透析时的脱水量是否适度，能否使身体恢复到"基础体重"的状态，这对于血透患者，尤其是对于无尿的血透患者的透析效果影响很大。水脱少了，身体积水较多，患者的血压降不下了,胸闷气紧的症状改善不明显,血透后维持时间较短,生活质量受到影响;水脱多了,患者会出现血压降低,手脚抽筋,头晕耳鸣,心律失常等失水征兆,同样会影响患者生活质量。

(五)怎样才能达到理想的脱水量

现在的透析机对脱水定量控制,脱水多少还是需要人来预定。如何将脱水量预定得比较准确,以达到最佳的透析效果,还需要掌握一定的方法。一般的做法是,医护人员根据患者本次透析前比上次透析后体重增加的多少来测定脱水量。这种方法虽然总的说来,既方便也比较准确,但对于个别患者的一些特殊情况往往不容易掌握。首先患者由于天气变化而增减衣服会使体重发生变化;其次患者因病或康复,其身体的胖瘦也会使体重产生偏差,这就会使原来的"基础体重"与实际情况不符,如果仍以现在患者的体重减去原定的"基础体重",来设定患者的脱水量,就会造成患者脱水的不足或过量,另外有的患者在透析中还要喝水、吃饭。以上的这些情况都会对预定的脱水量产生大量的影响。如果病员不主动向医护人员反映,医护人员对病员的上述情况就不容易掌握,导致预定患者的脱水量就不够准确,因此有些患者就感到透析后,脱水量不太理想。因而患者正确的预测自己的脱水量或积极地向医护人员反映自己的实际情况,就显得十分重要。本次透析前的体重－基础体重＋透析过程中预计喝水的重量＝预定脱水量。

当患者进入规律血液透析治疗后,需不断地调配饮食,增加营养,补充和调节体内由代谢紊乱和分泌不足所引起的不良后果。关于饮食和营养的管理问题,主要取决于残存肾功能、尿量和血透频率。对于尿少、无尿型血透患者或透析间期越长的患者,如饮食不当,可造成不良后果,其威胁生命的主要原因是高钾血症和水钠潴留。血液透析患者应避免高盐饮食,尿量正常时,不需要限制钠盐的摄入,一般每日不超过 5 g。无尿的患者应控制在 1～2 g,防止因进盐过多而导致口干,口渴使水的摄入过多致水钠潴留。维持性血液透析患者体重的改变是液体平衡最好的指标。体液的增减可以直接测量体重而反映出来,饮水量一般以前一日尿量再增加 500 mL。水的摄入量包括饮水量和固体食物以及药物所含的所有水分。控制水的摄入量包括控制饮水量,含水分重的食物,各种汤、蔬菜及各种水果。

第四节　血液透析概述

一、血液透析原理

血液透析也有人称为肾透析或洗肾,是血液净化技术的一种。血液透析对减轻患者症状,延长生存期有重要意义。血液透析是根据膜平衡原理,将患者血液引入到具有半透膜的透析器中,通过一种有许多小孔的薄膜(或管道,医学上称半透膜,这些小孔可以允许比它小的分子通过,而直径大于膜空的分子则被阻拦留下),半透膜又与含有一定化学成分的透析液接触。透析时,患者血液流过半渗透膜组成的小间隙内,透析液在其外面流动,红细胞、白细胞和蛋白质等大的颗粒不能通过半渗透膜小孔;而水、电解质以及血液中的代谢产物,如尿素、肌酐、胍类等中小物质可以通过半渗透膜弥散到透析液中;而透析液中的物质如碳酸氢根和醋酸盐等可以弥散到血液中,达到清除体内有害物质、补充体内所需物质的目的,概括为膜平衡原理(弥散)。

二、影响弥散的因素

(1)血流量:增加血流量,提高透析率。

(2)过滤器半透膜:弥散率与半透膜厚度成反比。

(3)浓度梯度:浓度梯度越大,提高透析率。

(4)滤器膜面积:膜面积越大透析效率越高。

(5)透析液流量:500～800 mL/min 小分子清除率明显增加。

三、血液透析适应证

(1)尿毒症综合征。

(2)容量负荷过重导致的全身重度水肿、脑肿、肺水肿及高血压。

(3)尿毒症相关的神经、精神症状。

(4)尿毒症性心包炎。

(5)血尿素氮≥28 mmol/L,血肌酐≥530～840 μmol/L。

(6)Cor<10 mL/min(内生肌酐清除率)。

(7)血钾≥6.5 mmol/L。

(8)尿毒症性贫血,Hb<60 克,HCT<15%。

(9)可逆性尿毒症、肾移植前准备、肾移植后急性排斥导致的急性肾衰竭,或慢性排斥,移植肾失去功能时。

(10)其他:如急性肾衰竭、部分药物中毒、高钙血症、代谢性碱中毒、溶血时游离血红蛋白>80 mg/L。

四、血液透析禁忌证

血液透析无绝对禁忌证,只有相对禁忌证。

(1)严重的感染伴休克和低血压。

(2)严重的出血倾向。

(3)严重心肌病导致肺水肿、心力衰竭或严重心律失常。

(4)恶性肿瘤晚期全身衰竭。

(5)脑血管意外、颅内出血、颅内压增高。

(6)精神异常不能合作者、老年高危患者或婴幼儿。

第五节　血液透析滤过概述

一、血液透析滤过的原理

正常人尿液生成主要是通过肾小球的滤过和肾小管的重吸收及分泌功能。血液透析滤过是模拟肾小球的滤过和肾小管的重吸收作用,但没有肾小管的重吸收功能。在血液滤过时,血浆、水和溶质的转运与人体肾小球滤过相似,当血液被引进滤过器循环时,在滤过器膜内形成正压,而膜外又被施加一定的负压,形成跨膜压,水分依赖跨膜压而被超滤。当水通过膜大量移动时,会拖拉水中的溶质同时移动,这种伴有水流动的溶质转运(即"溶质性拖曳"现象)称为对流。溶质随溶液的移动通过半透膜,不受溶质分子量及其浓度梯度差的影响,主要清除中大分子物质,血液透析滤过就是模仿肾单位的这种滤过原理设计的,治疗过程中需要补充大量的与细胞外液成分相似的液体,来代替肾小管的功能。血液滤过和血液透析的主要区别在于,血液滤过是通过对流的方式清除溶质,而血液透析是通过弥散的作用清除溶质。前者与正常肾小球清除溶质的原理相仿,清除中、小分子物质的能力相等,而血液透析对尿素、肌酐等小分子物质有较好的清除率,而对中分子物质的清除能力则较差。

二、影响对流的因素

(1)血流量:跨膜压相同时,滤过率血流量成正比,增加血流量,提高透析率。
(2)滤过膜:膜的厚度、几何结构、有效膜面积、膜表面荷电性、超滤系数、筛选系数等。
(3)跨膜压:对于水溶液,跨膜压越高滤过率越大。
(4)补液方式:前稀释法溶质的总清除率低于后稀释法。
(5)其他:患者的血细胞比容、人血白蛋白浓度、血脂含量。

三、血液透析滤过的方法和置换液的补充途径

(一)血液滤过的方法

血液滤过的方法是将患者的动脉血引入到具有良好通透性并与肾小球滤过膜面积相当的半透膜滤器中,由于血液区和膜外间存在着跨膜压梯度,水分和大部分中小分子物质均被滤出,以达到清除潴留于血中过多的水分和溶质的治疗目的。

(二)置换液的补充途径

1. 前稀释法
置换液于滤器前动脉端输入,优点是血液在进入滤器前已被稀释,血流阻力小,不易在滤过膜上形成蛋白质覆盖层,可减少抗凝剂的用量,不易凝血,缺点是清除率低于后稀释。

2. 后稀释法
置换液于滤器后静脉端输入,临床常用。优点是清除率高,可减少置换液用量,节省治疗费用,缺点是水分大量被超滤后血液浓缩,易在滤过器膜上形成覆盖物,肝素用量也较前稀释法多,易凝血。

四、血液透析滤过的特殊要求

血流量为 250~350 mL/min,透析液流量为 500~800 mL/min,透析液为血流量的 2 倍,才能达到理想的治疗。机器内置滤过器寿命为 600~900 h,可使用 100~150 次。如超限使用,可能会导致因置换液不纯引起的感染并发症,故必须高度警惕,严格遵守厂方对滤器使用的规定。

五、血液滤过的优点

1. 血流动力学稳定
患者心血管系统对血液滤过的耐受性优于血液透析。血液滤过的脱水是等渗脱水,水与

溶质同时排出,体内渗透压变化小。①血细胞比容变化小,能选择性地保留钠;②大量脱水时血浆蛋白浓度相对提高,按照多南平衡选择性的保留钠,降低肾素依赖型高血压的发生率。

2.血液滤过能有效地清除血液透析所不能清除的大中分子毒素

临床研究证明血液滤过或血液透析滤过使用于有下列情况的慢性维持性血液透析患者:高血压、低血压、有明显中分子毒素积聚而致神经病变、视力模糊、听力下降、皮肤瘙痒、有与透析相关体腔内积液或腹水、肝性脑病、药物中毒、高磷血症、多脏器功能障碍(特别是伴有ARDS)、低氧血症。

六、血液滤过的适应证

血液滤过适合于急慢性肾衰竭,并伴有以下情况者。

(一)顽固性高血压

药物和血压透析不能控制的顽固性高血压患者,应用血液滤过后,血压都恢复正常。这可能与血液滤过时清除了血浆中某些加压物质有关,也可能与血滤时心血管系统及细胞外也比较稳定,减少了对肾素-血管紧张素系统的刺激有关。

(二)水潴留和低血压

对于水潴留伴有低血压的患者,不可能通过血液透析排除足够的水分,因为透析早期及出现低血压和虚脱。这些患者如果改换血液滤过,循环障碍的表现明显改善。血液滤过最主要的优点就是清除大量的液体而不引起低血压。

(三)高血容量性心力衰竭

这类患者在血液透析时往往会加重病情,而血液滤过则可减轻或治疗这类心衰,因为①血液滤过可迅速清除过多的水分,减轻心脏前负荷。②虽然脱水效果好,使血容量减少,但它属于等渗脱水,使外周血管阻力增加,保持了血压稳定性。③清除大量水分后,血浆白蛋白浓度相对升高,有利于周围组织水分进入血管内,减轻水肿。④不需使用醋酸盐透析液,避免了由此引起的血管扩张和心脏收缩抑制。由于上述种种优点,故对于利尿剂无反应的心功能不全患者,血液滤过是一个有效的治疗方法。

七、血液滤过的禁忌证

血液滤过无绝对禁忌证,但以下情况者慎用:
(1)颅内出血或颅内压高。
(2)药物难以纠正的休克。
(3)严重心肌病变伴有难治性心衰。
(4)活动性出血。
(5)精神障碍不能配合治疗。
(6)晚期癌症。

八、血液滤过的缺点

(1)技术并发症:液体平衡误差、置换液成分错误、置换液被污染导致热原反应、低血流量、破膜、漏血、凝血。

(2)丢失综合征:血液滤过在超滤大量水分清除中分子毒素的同时,也将一些分子量小但有益的成分清除出体,如大量蛋白质、氨基酸、维生素和激素。

第六节　血液灌流概述

一、血液灌流的过程

血液灌流是近几年在临床上迅速崛起的一门新的血液净化技术,治疗范畴涉及肾脏病、急性中毒、肝病、危重病、皮肤病及免疫性疾病等,是一种将患者的血液引出体外,并经过灌流器通过吸附剂的吸附作用清除外源性和内源性毒物,达到血液净化目的的治疗方法。HA树脂血液灌流器利用中性吸附树脂的三维网状结构的分子筛作用和树脂分子基因与被吸附物质之间的亲和力以及分子团之间的电荷引力来清除血液透析无法清除的中大分子毒物、环状小分子或血浆蛋白结合率高的物质,从而有效预防和治疗尿毒症并发症。

二、血液灌流器的填充物

(一)活性炭

1.活性炭应用原理

活性炭主要依靠微孔结构的物理吸附作用,即范德华力,包括分子和(或)原子之间的偶极、偶极相互作用力、偶极极化力和其他物理引力,这些引力仅使相邻的分子和原子间互相吸引,而不产生化学反应。活性炭的吸附作用一般无选择性,被吸附的分子在吸附剂表面可以移动。活性炭吸附谱广,但特异性待查,在多种药物中毒或中毒性质不明时,应选择活性炭。

2.影响活性炭的吸附作用的因素

(1)比表面积:比表面积越大,吸附能力越强。

(2)溶质分子量:分子量越小,吸附率越高,越大则吸附率越小。

(3)分子结构:直链分子比支链分子更易被吸附。

(4)温度:温度越高,吸附率越高。

(5)pH:pH值越低,越有利于带负电荷的溶质吸附;pH值越高,越有利于带正电荷的溶质吸附。

(二)合成树脂

合成树脂分为吸附树脂和离子交换树脂,阳离子或阴离子交换树脂分别与带有正、负电荷的分子具有亲和力,被吸附的分子在吸附剂固相表面不能自由移动,吸附速度随温度升高而增大。中性树脂结构中无离子基团,其吸附过程主要为物理吸附及疏水基团的互相作用。离子交换树脂对血液有一定影响,因此在血液灌流中很少应用。临床上用得较多的是吸附树脂。它们的比表面积有 $500 \text{ m}^2/\text{g}$ 左右,吸附能力略逊于活性炭。孔径与比表面积是影响树脂吸附特性的两个重要因素。

(三)含有活性炭的透析膜

在常规的血液透析膜如铜仿膜、醋酸纤维膜中加入活性炭,制成含活性炭的透析膜,然后制成中空纤维透析器,在透析的同时行吸附治疗,即可加强对内、外毒素的清除,又可纠正水潴留和电解质、酸碱平衡紊乱。目前这种膜有铜仿膜和 812 -树脂-活性炭膜等。

(四)免疫吸附

免疫吸附是将特定的高度专一的抗原或抗体物质与吸附材料制成吸附剂,通过抗原抗体的反应或物理化学反应作用,从血液中特异地吸附并清除与免疫有关的致病因子的一种治疗方法。

(五)碳化树脂

碳化树脂亦称碳素树脂,这种树脂是不带离子交换功能基的,具有大孔型离子交换树脂骨架的结构,它是苯乙烯、二乙烯苯等加入致孔剂进行悬浮共聚,最后从共聚珠体中除去致孔剂进行高温碳化。碳化吸附树脂是一种坚硬、比表面积大的黑色多孔状高聚物,它的孔隙细小,但较一般凝胶型离子交换树脂大,比表面积高达 $1000\sim1600$ m^2/g,具备了活性炭与树脂的结构与吸附特性,可以不经包裹直接与血液进行吸附反应。

三、HA 血液灌流器

HA 血液吸附柱是经独特工艺处理的中性大孔吸脂,吸附能力主要取决于三维网状结构的分子作用和树脂分子基团与被吸附物质之间的亲和力。

中性大孔树脂由于是相对特异的,适用范围相对较宽,因此,中性吸附树脂在国际上一度成为医用吸附剂研究的重点课题之一。

四、HA 树脂灌流吸附原理

(一)调节树脂孔径到特定的区间

调节反应体系温度、搅拌速度,采用高分子悬浮聚合方法,控制交联度和选择致孔剂。

在苯乙烯、二乙烯苯共聚时,经过控制聚合反应的有关因素,可设计和合成具有"量体裁衣"特点的特殊结构与性能的大孔离子交换树脂和新型吸附树脂。

(二)调整树脂分子基团极性

选择富含亲脂疏水基团的交联剂进行交联,使树脂吸附剂具有亲脂疏水性。

五、调整膜孔及亲脂性

合理调节包膜液体系沸点和干燥温度调节膜孔径;选择包膜液浓度和干燥速度控制膜厚度;选择膜材料使膜具有亲脂性。

六、临床应用

(一)HA230 解除药物和毒物中毒

(1)清除毒物。
(2)替代重要脏器功能。
(3)维持内环境平衡。

(二)HA130 治疗尿毒症

血液灌流对中大分子的清除高于血液透析,长期应用可以改善神经传导速度,治疗周围神经病变,并能减轻皮肤瘙痒和缓解心包炎。

(三)灌流器与透析器的串联方式

(1)灌流器串联在透析器前,二者协同作用,目前应用最广。

(2)血液灌流与血液透析交替治疗。

(3)使用含有吸附材料的透析器,弥散、对流、吸附同时进行。

第七节　组合型人工肾

一、组合型人工肾的定义

组合型人工肾就是在血液透析器之前串联 HA 树脂血液灌流器,利用优势互补的两种不同的血液净化方式全面清除尿毒症患者体内的各种毒素,充分净化内环境,预防和治疗长期透析并发症,提高生活质量。这是近年来国内外临床上公认的尿毒症血液净化治疗的最佳方式。

二、组合型人工肾的适用范围

(一)对维持性透析年数相对较长出现并发症

顽固性皮肤瘙痒、骨关节疼痛、畸形、肌肉萎缩、麻木、精神萎靡、食欲不振、营养不良、顽固性高血压、动脉硬化、狭窄、胸闷、心慌、头痛、头晕、恶心、呕吐的患者,需尽快进行血液灌流治疗,这些并发症多数是血透和血滤无法纠正的,并且已经形成病理生理改变(譬如高血压导致的心脏扩大)无法逆转,因此应该早期进行组合型人工肾治疗,对改善预后、提高生存质量和延长生命具有深远的意义。

(二)维持性透析没有出现并发症的患者

现代医学和祖国医学均表明:对于疾病的干预,防重于治。远古时期,《黄帝内经》就明确指出:"圣人不治已病治未病。"到科学高度发达的今天,对疾病的防治以及提高患者的生存质量日益受到社会的重视。作为维持性透析患者,大量的小分子毒素、中分子毒素和蛋白结合毒素在体内蓄积,传统的血液透析治疗只能清除小分子毒素,对中分子毒素和蛋白结合毒素清除效率极低,当中分子毒素和蛋白结合毒素蓄积达到一定的高峰时,可诱发大量的并发症。如何阻断中分子毒素和蛋白结合毒素的蓄积呢?最有效的方法是在并发症没有出现之前进行血液灌流治疗,使中分子毒素和蛋白结合毒素持续处于比较低的水平,从而达到预防并发症和提高生存质量的目的。

三、组合型人工肾的治疗方案

预防(维持)治疗方案:每 2~4 周治疗 1 次。

适用患者:透析年数比较短(<1 年),没有并发症或并发症轻微的患者;经常规治疗后病情已稳定的患者。

常规治疗方案:使用的第一个月每周治疗一次,维持一个月后每两周治疗一次,待病情得到完全改善后,改为维持治疗方案。

适用患者:透析年数较长(>1 年),已出现并发症(皮肤瘙痒、肾性骨病、周围神经病变等)

的患者。

第八节　充分透析

一、什么是透析不充分

透析不充分指经过一定时期的透析治疗,患者的临床症状仍无明显改善,有关的检验结果如尿素氮、尿素下降率等未达标。透析不充分主要表现为:

(1)自我感觉气促、疲倦、精神萎靡不振。

(2)食欲下降,口中有尿素味,恶心、呕吐、腹泻。

(3)皮肤晦暗、瘙痒、水肿、消瘦。

(4)血压>140/90 mmHg。

(5)贫血加重,血红蛋白<60 g/L。

二、透析充分性的基本标准

(1)营养状态良好,食欲好。

(2)透析间期无明显不适感觉,体力恢复良好。

(3)血压维持在正常范围(使用或不使用降压药)。

(4)透析间期体重增加不超过 3%～5%。

(5)无明显头晕、心悸、乏力、气促等贫血表现。

(6)未出现严重的钙磷代谢障碍。

(7)透析过程中无失衡综合征,如头痛、恶心、呕吐、意识障碍等情况。

(8)无明显的毒素症状,如恶心、呕吐、食欲减退、周围神经病变等。

(9)尿素清除指数应为 1.2～1.4。

第九节　急诊透析

一、什么情况下需要紧急加透

所谓紧急加透,是指透析者在约定透析时间外出现紧急病情变化,需要立即透析的一种治疗措施。

紧急加透的原因常见于:

(1)不规律透析。

(2)饮水过多。

(3)粥、西瓜等水分含量高的食物或豆类、杨桃等钾含量高的食物摄入过多。

二、紧急加透的常见症状

(1)心衰常表现为心慌、憋气、不能平卧、心跳加快、烦躁不安,严重者咳粉红色泡沫状痰或血丝痰,有被水"淹没"的感受。

（2）高钾血症常表现为四肢乏力、神智淡漠、感觉异常、心跳缓慢或心律不齐、血压低，严重时使心脏骤停。

（3）代谢性酸中毒：突出的表现是呼吸加深、加快、呼气有尿味，严重时出现恶心、呕吐、食欲不振、烦躁不安，甚至精神恍惚、嗜睡、昏迷，如呼气有烂苹果味为糖尿病酮症酸中毒。

遇到以上情况，无论昼夜应尽快联系医院加透，切记千万不能在家等到预定的透析时间。

第十节　血管通路的护理

一、临时性血管通路

（一）临时性血管通路的分类

（1）直接动脉穿刺法。

（2）中心静脉留置导管：选择的静脉包括股静脉、颈内静脉、锁骨下静脉，锁骨下静脉容易误穿到胸腔，引起胸腔损伤，临床上常常使用的临时管主要是股静脉、颈内静脉。

（二）临时性血管通路的适应证

（1）初次透析无瘘管、长期透析瘘管功能丧失。

（2）急性肾功能衰竭需要替代治疗。

（3）慢性肾功能衰竭未建立永久血管通路、内瘘未成熟、阻塞、感染等。

（4）中毒抢救。

（5）腹膜透析患者由于感染、疝气、漏液等情况需要建立临时性血管通路。

（6）肾移植术后紧急透析。

（7）其他疾病需要血液净化，如血浆置换、免疫吸附等。

（三）临时性血管通路的并发症

出血、血栓、感染、导管功能障碍。

（四）直接动脉穿刺法的护理

（1）反复穿刺会引起出血、血肿，争取"一针见血"。

（2）透析结束后先指压30分钟再用纸球压迫弹力绷带固定2～4小时。

（3）教会患者穿刺点出血的处理方法，24小时内冷敷，之后热敷。

（五）中心静脉置管的护理

（1）注意穿脱衣服时避免导管滑脱。

（2）做好个人卫生，保持清洁干燥，洗澡时避免淋湿以防感染，一旦淋湿及时更换。

（3）卧位合适，避免抓挠置管局部。

（4）股静脉者应限制活动，颈内、锁骨下静脉置管者虽运动不受限制但也不宜剧烈活动，以防过度牵拉使导管滑落。

（5）导管滑脱不能插入滑出部分，一旦出血应压迫止血，立即来医院处理。

（6）透析专用、不能输血、输液、抽血等。

二、永久性血管通路

维持性血液透析是慢性肾功能衰竭尿毒症患者维持生命的一种替代疗法,良好的血管通路是保证透析顺利进行的一个首要条件,充足的血流量直接关系到透析质量的高低。1966年Brescia和Cibino把桡动脉和头静脉直接吻合,制成了动静脉内瘘,现已成为临床上慢性血液透析患者最常用的血管通路。静脉内瘘建成后静脉血管充盈,扩张,发生动脉化。通过穿刺动脉化了的静脉远端把血引出体外,然后从近端输回体内进行血液透析。内瘘的优点是很少发生感染、血栓形成等并发症,使用寿命长,患者活动自如,可以洗澡甚至游泳;缺点是会加重心脏负担,心功能不好的患者不适宜做内瘘。动静脉内瘘是维持性血液透析患者赖以生存的"生命线"。保护内瘘及最大限度地延长内瘘的使用寿命,并获得足够的血流量,保证有效的透析效果,是延长患者生命,提高生活质量的基础。

(一)永久性血管通路的分类

1. 动静脉内瘘

动静脉内瘘主要包括腕部桡动脉-头静脉,肘部肱动脉-头静脉。

2. 移植血管内瘘

移植血管内瘘有自体、异体、异种、人造四类。

(二)永久性血管通路的并发症

(1)出血。

(2)血栓。

(3)感染。

(4)窃血综合征。

(5)血管瘤。

(6)血管狭窄。

(7)肿胀手综合征。

(8)心力衰竭。

三、永久性血管通路的护理

1. 术前

(1)内瘘手术时机的选择。慢性肾衰竭患者肾小球滤过率<25 mL/min或血肌酐>352 μmol/L时就应该预先做好动静脉内瘘。

(2)做好术前教育,告知手术目的与重要性,取得患者配合。

(3)选择非惯用侧手臂备用作内瘘,保护该侧血管避免动、静脉穿刺,以防血栓形成。

(4)保护该侧手臂皮肤避免破损,并保持皮肤清洁,防止术后感染。

2. 术后

(1)术侧手臂应适当抬高至水平以上30°,促进静脉回流,减轻肿胀。

(2)每天检查内瘘口是否通畅。

(3)包扎伤口的敷料不可过紧,衣袖要宽松,避免吻合口及该侧手臂受压。

(4)禁止在内瘘侧肢体做输液、输血和测量血压等。

（5）造瘘肢体避免暴露于过冷或过热环境。

（6）进行促进内瘘成熟的锻炼。

①术后 2 天：活动手指。

②术后 3 天：活动手腕，每日进行握拳运动，一次 15 分钟，一天 2～3 次。

③术后 1 周：开始需做健瘘操，以促进内瘘成熟。每日用瘘侧手捏握橡皮球持续 10～20 秒，每日 3～4 次，每次 10～15 分钟。

④术后 2 周：用对侧手在瘘侧上臂轻轻加压，同时瘘侧手握拳 5 次，然后双手放松 1 分钟，上述动作 15 分钟为 1 次，每日锻炼 3 次。每日用喜疗妥软膏涂擦按摩，每日 2 次，每次 15 分钟。

（7）内瘘的成熟一般需要 4～8 周，等待 12 周或更多时间效果更好。在此之前应采用暂时性血管通路或腹膜透析过渡。

3. 患者及家属自我监测及护理内容

（1）内瘘手术成功后，由于局部血流动力学的变化和软组织的损伤，会有肢体的水肿。此时患肢不要屈曲，应穿袖口宽松内衣，并抬高肢体以高出心脏 10 cm 为宜，以利于静脉回流。同时注意保暖以扩张血管，并活动内瘘侧手指改善血液循环。术后 7 日内，应保持术侧肢体清洁、干净，避免潮湿，以防伤口感染；若发现有渗血不止、疼痛难忍时，立即与医生联系，及时处理。包扎伤口辅料不宜太多，压力不宜太大，以能扪及内瘘震颤或听到血管杂音为宜。

（2）内瘘术 1 周以后，伤口无渗血、无感染、愈合好的情况下，患者可以开始功能锻炼。每天用术侧手捏橡皮健身球 3～4 次，每次 10 分钟；也可用止血带或血压表袖套在吻合口上方，轻轻加压至静脉中度扩张为止，每次 15～20 分钟。以上方法可单独使用，也可混合使用，均有助于内瘘成熟。

（3）检查内瘘血管成熟情况。内瘘成熟一般需 3～4 周，部分血管条件差的需 6～8 周；所谓成熟是指静脉有管壁增厚、管腔增大、血流充盈等动脉静脉双重特点。一般前两周不能使用，过早的使用易导致血管纤维化、管腔狭窄、使用寿命缩短。

（4）日常注意事项，患者及家属要掌握判断内瘘通常的标准，如触摸内瘘血管搏动有力伴震颤（如猫喘），耳听血管吹风样杂音，否则应及时告诉医生处理。平时内瘘侧肢体不能负重、用力过猛、受压（不能测血压，不能戴手表，睡觉不能压迫内瘘侧肢体）、不能静脉输液以及抽血、注射等操作（内瘘的压力比普通静脉压力高，若非透析人员止血不当则有可能引起血肿）。正确使用降压药物，避免血压降得过快过低；便秘时应用缓泻药，避免腹泻引起脱水；透析时脱水不能过多过快，因为血压过低或脱水都会引起血流减慢，血液黏稠度增高，加速血栓形成，造成内瘘闭合。

（5）患者要注意保护自身内瘘，每日 2～3 次自我检测瘘管有无震颤或血管杂音，以免瘘管闭塞。如发现瘘管震颤或血管杂音消失及疼痛，应立即到医院诊治。

（6）透析前保持手臂清洁，透析后穿刺部位 24 小时避免接触水。

（7）透析结束后用无菌棉球纸球压迫穿刺点，在迅速向外拔针，外用 3 cm 宽的弹力止血带包扎，按压的压力以不出血又能触到搏动为宜。包扎过紧或包扎时间过长容易导致血栓形成。约 1～2 小时后再解除压迫，凝血机制差的患者可适当延长压迫时间，以解除压迫后针眼不渗血为宜。离开透析室后对穿刺处再观察 30 分钟，若纱布压球上有较多渗血并继续增多时，应在按压 10 分钟或与透析室人员联系给予适当处理。

（8）透析结束 24 小时后应每天二三次，每次 20～30 分钟，用不超过 50 ℃的热水袋或热毛巾热敷瘘侧肢体,促进血液循环,促使针眼愈合,软化血管,防止血管硬化狭窄,延长内瘘使用寿命。

(9)透析间期可戴松紧适宜的护腕或弹力绷带,压迫血管怒张部位,防止动脉瘤形成。

第十一节　饮食指导

一、引起维持性血液透析患者营养不良的原因

慢性肾功能衰竭患者普遍存在营养不良。不同的研究表明,16%～70%的患者存在营养不良,其中6%～8%为严重营养不良,而持续血透患者中有40%存在不同程度营养不良,其中严重营养不良者高达10%。

引起患者营养不良的原因非常复杂,目前认为除了能量和蛋白质摄入不足、尿毒症毒素蓄积、透析过程中丢失蛋白质和氨基酸以及肾脏正常代谢功能的丧失以外,还包括内分泌改变、瘦素水平升高、炎症反应、代谢性酸中毒等因素。

(一)内分泌改变

慢性肾衰竭时机体对胰岛素,生长激素和胰岛素样生长因子-1存在抵抗,从而影响机体蛋白质的合成。促甲状腺旁腺激素或甲状腺旁腺激素升高发生在5%～25%的慢性肾衰竭透析患者中,这促使了氨基酸从骨骼肌中释放。此外,高促甲状旁腺激素还可影响患者食欲。慢性肾衰竭持续血透者中瘦素的浓度升高,该激素被认为与蛋白质摄入下降、肌肉组织丢失、体重下降及能量消耗增加密切相关。

(二)瘦素水平升高

肾功能衰竭时瘦素的清除减少,炎症、细胞因子等使得肥胖基因的表达增加,引起血瘦素水平增高。高瘦素水平加强了对饮食中枢的抑制作用造成食欲减退,食物摄入减少,体重降低,同时使机体能量消耗增加,引起营养不良。

(三)炎症反应

尿毒症患者处于一种全身炎症反应状态,炎症介质可以导致厌食,组织降解,肌肉消耗而引起营养不良。

(四)代谢性酸中毒

慢性肾衰竭时,肾脏对酸碱平衡的调节发生障碍,容易导致人体酸碱平衡失调,特别是造成代谢性酸中毒。代谢性酸中毒可以导致不可逆的必需氨基酸和支链氨基酸降解,加速肌蛋白分解。

二、血液透析营养不良的后果

临床上透析营养不良时会发生诸多不良后果,如抵抗力下降,常合并细菌感染,甚至霉菌或结核感染,且感染后不易控制;还有体力下降,患者常感疲乏,工作精力下降,严重者生活不能自理;易产生心理自卑及精神上的困扰,生活质量下降,失去生活乐趣。营养状况好者可正常透析数十年,而营养状况差者,其尿毒症合并症和死亡率均增加,患者寿命明显缩短。

因此,患者在做好充分透析的同时,要掌握有关食物的常识,注意热量和各种营养药物的

摄取,保持足够的热量、蛋白质的摄入,严格控制水、盐和磷的摄入量,以防止营养不良。

此外,联合血液透析和血液灌流进行血液净化,清除体内的瘦素,炎症介质等毒素,改善酸碱平衡,是远离营养不良的重要手段。

三、透析的患者怎么补充蛋白质

人体所需氨基酸中有 8 种氨基酸不能由人体合成,必须由食物供给。食物中蛋白质分两类:一类是优质蛋白质,是指所含必需氨基酸含量和比例与人体蛋白质较为接近,人体对这类蛋白质的利用率高,产生的代谢废物少,这类食物如:蛋清、牛奶、牛肉、家禽、鱼等。另一类是非优质蛋白质,所含必需氨基酸种类不齐全,比例也不合理,整体利用率低,并且增加肾脏血流的负担,不宜过多。如谷类,各种菜豆类等植物蛋白。

四、每日能量供应要充足

透析患者每天最适当的能量供应为 35 kcal/kg 体重。60 岁以上,活动量较小,营养状态良好的患者,可减少至 30 kcal/kg 体重。维持性透析开始后,患者需摄入足够能量,以增加干体重,从而改善机体营养不良状态。能量主要来源于米、面和脂肪,脂肪提供的能量是糖类和蛋白质的两倍多,应以复合碳水化合物为主的糖类和植物油为主的不饱和脂肪酸构成能量的主要来源,糖类和脂类最好与富含蛋白质的食物一起摄入。

五、维生素补充的原则

避免过多地摄入脂溶性维生素 A、维生素 E、维生素 K,过多摄入会在体内蓄积。

持续性血液透析患者可发生多种维生素和矿物质缺乏,特别是水溶性维生素:维生素 B 和维生素 C,可食用新鲜蔬菜、水果,也可口服维生素 B_1、维生素 B_{12}、维生素 B_6、维生素 C 及叶酸。

六、不可忽略的食物含水量

常用食物大致含水量列表如下,可供参考表 6 - 2。

表 6 - 2　常用食物大致含水量

类别	100 克食物中水含量	食品
高水分	>900 g	豆浆、牛奶、稀粥、汤、冬瓜、梨、苹果、葡萄、黄豆芽、白菜、生菜
中等水分	20~90 g	猪肉、鱼虾、贝类、豆腐
低水分	<20 g	小米、糯米、黄豆、扁豆、藕粉、菜花、方便面、豆芽、大麦、大米

七、要当心高磷食物

慢性肾衰患者易产生高磷血症。对于肾功能不全者,早期适当限制饮食中磷的含量,可延缓肾功能衰退,以及预防肾性骨病变的发生。

含磷高的食物:

乳制品:如奶粉、鲜奶、优酪乳、优格、乳酪等。

含酵母的食物:如含酵母饮品等。

豆类:如红豆、绿豆、黑豆。

坚果类:如瓜子、核桃、腰果、花生、栗子、开心果、杏仁、黑芝麻等。

全谷类:如全麦面包、糙米、莲子、燕麦、麦片等。

内脏类:如猪肝、鸡胗等。

其他:如蛋黄、可乐、汽水、可可粉、鱼卵、肉松、骨髓、鱼干及肉干制品等。

目前降磷制品有氢氧化铝、碳酸钙、乳酸钙,服用时要敲碎,然后与食物一起吃才有降低磷吸收的作用。开同中含有丰富的钙质也能降低过高的血磷。

八、限制钾饮食原则

有些慢性肾脏病的患者因为疾病本身和临床治疗而出现高钾血症,因钾离子易溶与水,且普遍存在于各类食物中的,所以可用下列方法减少钾的摄入量:

蔬菜:用开水烫过后捞起,再以油炒或油拌。避免食用菜汤及生菜。

水果:避免食用高钾水果,如奇异果、橘子、哈密瓜、草莓、枣、香蕉等,避免饮用果汁。

肉类:勿食用浓缩汤及肉汁拌饭。

饮料:避免饮用咖啡、茶、运动饮料等。白开水及矿泉水是最好的选择。

调味品:勿使用已含钾代替钠的盐、健康美味盐及无盐酱油等。

其他:坚果类、巧克力、梅子汁、番茄酱、干燥水果干及药膳汤等均含高钾,需注意少食用。

九、常用食物含钠量(表6-3)

(1)若有水肿、高血压或充血性心脏病时,需配合限钠饮食。

(2)避免加工类食品,如腌制品、罐头食品等,并谨慎使用酱油、乌醋、味精、鸡精、辣椒酱、豆瓣酱等调料用品。

(3)可利用白糖、白醋、酒、花椒、五香、八角、柠檬汁、香菜、葱、姜、蒜等调味品,增加食物的可口性。

(4)避免过多限制钠的摄取,以防低钠血症发生。

表6-3 常用食物含钠量

类别	100克食物中含钠量	食品
高钠	>1 g	酱油、味精、盐、鸡精、腐乳、咸菜、虾皮、火腿、香肠
中钠	0.01~1 g	猪肉、牛奶、豆腐、白菜、芹菜
低钠	<0.01 g	大米、面粉、扁豆、苹果、梨、啤酒、蘑菇、桃、红枣

第十二节　用药指导

一、补血药

(一)蔗糖铁注射液

1.剂量

5 mL:100 mg。

2. 成分

本品主要成分为蔗糖铁。

3. 性状

本品为棕褐色胶体溶液。

4. 适应证

本品适用于口服铁剂效果不好而需要静脉铁剂治疗的患者,如口服铁剂吸收不好的患者,口服铁剂不能耐受的患者。

5. 用法、用量

(1)用法:

本品只能与0.9%生理盐水混合使用。不能与其他的治疗药品混合使用。使用前肉眼检查一下安瓿是否有沉淀和破损,只有那些没有沉淀的药液才可使用。本品的容器被打开后应立即使用,如果在日光中4～25℃的温度下储存,0.9%生理盐水稀释后的本品应在12小时内使用。

本品应以滴注或缓慢注射的方式静脉给药,或直接注射到透析器的静脉端,该药不适合肌肉注射或按照患者需要铁的总量一次全栓量给药。

输液:本品的首选给药方式是滴注(为了减少低血压发生和静脉外注射的危险,1 mL本品最多只能稀释到20 mL 0.9%生理盐水中)。药液的滴注速度应为:100 mg铁至少滴注15 min 200 mg至少滴注30 min;300 mg至少滴注1.5 h;400 mg至少滴注2.5 h;500 mg至少滴注3.5 h。

如果临床需要,本品的0.9%生理盐水的稀释液体积可以小于特定的数量,配成较高浓度的本品药液。然而,滴注的速度必须根据每分钟给予铁的数量来确定(如:10 mL本品＝200 mg铁,应至少30 min滴完;25 mL本品＝500 mg铁应至少3.5 h滴完)。为保证药液的稳定,不允许将药液配成更稀的溶液。

静脉注射:本品可不经稀释缓慢静脉注射,推荐速度为每分钟1 mL本品(5 mL本品至少注射5 min),每次的最大注射剂量是10 mL。

本品(20 mg铁)静脉注射后,应伸展患者的胳膊。本品可直接注射到透析器的静脉端,情况同前面的"静脉注射"。

(2)用量:

用量的计算:根据下列公式计算总的缺铁量,以此确定每个患者的给药量。

总缺铁量[mg]＝体重[kg]×(Hb目标值－Hb实际值)[g/1]×0.24* ＋贮存铁量[mg]

体重≤35 kg:Hb目标值＝130 g/L 贮存铁量＝15 mg/kg体重

体重＞35 kg:Hb目标值＝130 g/L 贮存铁量＝500 mg

6. 不良反应

罕见过敏性反应。偶尔会出现下列不良反应:口腔金属味,头痛,恶心,呕此,腹泻,低血压,肝酶升高,痉挛/腿部痉挛,胸痛,嗜睡,呼吸困难,肺炎,咳嗽,瘙痒等。极少出现副交感神经兴奋,胃肠功能障碍,肌肉痛,发热,风疹,面部潮红,四肢肿胀,呼吸困难,过敏(假过敏)反应,在输液部位发生过静脉曲张、静脉痉挛。

---

* 因子0.24＝0.0034×0.07×1000。

7.禁忌证

非缺铁性贫血,铁过量或铁利用障碍,已知对单糖或二糖铁复合物过敏者。

8.注意事项

本品用于已通过适当的检查、适应证得到完全确认的患者(例如:血清铁蛋白,血红蛋白,红细胞比容,红细胞指数－MCV,MCH,MCHC)。

非肠道使用的铁剂会引起具有潜在致命性的过敏反应或过敏样反应。轻度过敏反应应服用抗组胺类药物,重度过敏反应应立即给予肾上腺素。有支气管哮喘、铁结合率低和/或叶酸缺乏症的患者,应特别注意过敏反应或过敏样反应的发生。

有严重肝功能不良、急性感染、有过敏史或慢性感染的患者在使用本品时应小心。如果本品注射速度太快,会引发低血压。谨防静脉外渗漏,如果遇到静脉外渗漏,应按以下步骤进行处理:若针头仍然插着,用少量0.9％的生理盐水清洗。为了加快铁的清除,指导患者用黏多糖软膏或油膏涂在针眼处,轻轻涂抹,禁止按摩以避免铁的进一步扩散。

本品不会影响驾驶和机械操作的能力。

9.孕妇及哺乳期妇女用药

动物的生殖毒理学研究表明:本品对非贫血的动物不会导致畸形和流产。然而,在头3个月不建议使用非肠道铁剂。在第二和第三期应慎用。任何本品代谢物都不会进入到母乳中。

10.儿童用药

非肠道使用的铁剂对有感染的儿童会产生不利影响。

11.老年人用药

使用的铁剂对有感染的老年患者会产生不利影响。

12.药物相互作用

和所有非肠道铁剂一样,本品会减少口服铁剂的吸收。所以本品不能与口服铁剂同时使用。因此口服铁剂的治疗应在注射完本品的5天之后开始服用。

13.药物过量

用药过量会导致急性铁过载,表现为高铁血症。用药过量应采用有效的方法进行处理,必要时可使用铁整合剂。

14.贮藏

密闭,遮光,室温(10～30℃)保存。安瓿,每支5 mL,每盒5支。

(二)重组人促红素注射液

1.剂量

3000 IU、1000 IU。

2.成分

本品主要成分为基因重组人促红素,辅料为:人血白蛋白、甘露醇、无水磷酸氢二钠、磷酸二氢钠。

3.性状

白色疏松体,复溶后为无色澄明液体。

4.适应证

肾功能不全所致的贫血,包括慢性肾功能衰竭行血液透析、腹膜透析治疗及非透析治疗者。

5.规格

3000 IU/瓶。

6.用法、用量

本品应在医师的指导下使用,用时加注射用水 1 mL 溶解后作皮下注射或静脉注射,每周分 2～3 次给药。

7.不良反应

(1)一般反应:少数患者用药初期可出现头疼、低热、乏力等,个别患者可出现肌痛、关节痛等。绝大多数不良反应经对症处理后可以好转,不影响继续用药,极个别病例上述症状持续存在,应考虑停药。

(2)过敏反应:极少数患者用药后可能出现皮疹或荨麻疹等过敏反应,包括过敏性休克。因此,初次使用本品或重新使用本品时,建议先少量使用,确定无异常反应后,再全量注射,如发现异常,应立即停药处理。

(3)心脑血管系统:血压升高、原有高血压恶化和因高血压脑病而有头痛、意识障碍、痉挛发生,甚至可引起脑出血。因此在促红素治疗期间应注意并定期观察血压变化,必要时应减量或停药,并调整降压药的剂量。

(4)血液系统:随着红细胞比容增高,血液黏度可明显增高,因此应注意防止血栓形成。

(5)肝脏:偶有谷草转氨酶、谷丙转氨酶的上升。

(6)胃肠:有时会有恶心、呕吐、食欲不振、腹泻等情况发生。

8.禁忌证

(1)未控制的重度高血压患者。

(2)对本品或其他促红素制剂过敏者。

(3)合并感染者,宜控制感染后再使用本品。

9.注意事项

(1)本品用药期间应定期检查红细胞比容(用药初期每星期 1 次,维持期每两星期 1 次),注意避免过度的红细胞生成(确认红细胞比容在 34% 以下),如发现过度的红细胞生长,应采取暂停用药等适当处理。

(2)应用本品有时会引起血清钾轻度升高,应适当调整饮食,若发生血钾升高,应遵医嘱调整剂量。

(3)对有心肌梗死、肺梗死、脑梗死患者有药物过敏病史的患者及有过敏倾向的患者应慎重给药。

(4)治疗期间因出现有效造血,铁需求量增加。通常会出现血清铁浓度下降或转铁蛋白饱和度低于 20%,过量补充会影响疗效。

(5)叶酸或维生素 B_2 不足会降低本品疗效,严重铝过多也会降低疗效。

(6)运动员慎用。

10.老年人用药

高龄患者应用本品时,要注意监测血压及红细胞比容,并适当调整用药剂量与次数。

11.药物过量

可能会导致红细胞比容过高,引起各种致命的心血管系统并发症。

12. 药理、毒理

(1)药理:促红素是由肾脏分泌的一种活性糖蛋白,作用于骨髓中红系造血祖细胞,能促进其增殖、分化。本品能经由后期母红细胞祖细胞引导出明显的刺激集落的生成效果。在高浓度下,本品亦可刺激早期母红细胞祖细胞而引导出集落的形成。

(2)亚急性毒性、慢性毒性。

13. 贮藏

2～8 ℃,避光保存和运输。

(三)左卡尼汀

1. 剂量

1.0 g。

2. 作用

适用于慢性肾衰长期血液透析患者因继发性肉碱缺乏的一系列并发症。

3. 用法及用量

每次血透后推荐起始剂量是 10～20 mg/kg,溶于 5～10 mL 注射用水中,2～3 min 静推 1 次,血浆左卡尼汀波谷浓度低于正常(40～501 mL)立即开始治疗,在第 3 或 4 周时调整剂量(如在血透后 5 mg/kg)。

4. 注意事项

在肠胃外治疗前,建议先测定血浆卡尼汀水平,并建议每周和每月监测,监测内容包括血生化,生命体征,血浆左卡尼汀浓度。

5. 孕妇及哺乳期妇女用药

目前不清楚该药是否通过乳汁排泄,因为许多药都可以通过乳汁排泄,因此哺乳期是否可用此药或停药须权衡对母亲的利弊。

6. 贮藏

遮光,密闭保存。

7. 不良反应

(1)主要为一过性的恶心和呕吐。

(2)身体出现特殊气味,恶心和胃炎不常发生。

(3)口服或静脉使用左卡尼汀可引起癫痫发作,不论是否有癫痫病史,先前有癫痫发作的患者,可诱发癫痫或使癫痫加重。

(4)全身系统:胸痛、感冒症状、头痛、注射部位反应、疼痛。

(5)心血管系统:心血管异常、高血压、低血压、心动过速等。

(6)消化系统:腹泻、消化不良、恶心、呕吐等。

(7)内分泌系统:甲状腺异常等。

(8)血液淋巴系统:贫血等。

(9)代谢系统:高钙血症、高钾血症、血容量增多症等。

(10)神经系统:头晕、失眠、压抑等。

(11)呼吸系统:咳嗽、咽喉炎、鼻炎等。

(12)皮肤:瘙痒、皮疹。

二、抗凝药

(一)低分子肝素钙

1.剂量

1 mL:6000 IU。

2.作用

用于预防和治疗深部静脉血栓形成,也可用于血液透析时预防血凝块形成。

3.用法及用量

不能用于肌肉注射,有过敏史者、有出血倾向及凝血机制障碍者应注意监护。

4.不良反应

用药后仍有出血的危险,注射部位轻度血肿和坏死。

(二)依诺肝素钠

1.剂量

0.6 mL:6000 IU。

2.性状

本品为无色至淡黄色的澄明液体。

3.适应证

(1)预防静脉血栓栓塞性疾病(预防静脉内血栓形成),特别是与骨科或普外科手术有关的血栓形成。

(2)治疗已形成的深静脉栓塞,伴或不伴有肺栓塞,临床症状不严重,不包括需要外科手术或溶栓剂治疗的肺栓塞。

(3)治疗不稳定性心绞痛及非 Q 波心肌梗死,与阿司匹林合用。

(4)用于血液透析体外循环中,防止血栓形成。

4.用法、用量

(1)预防静脉血栓栓塞性疾病,治疗深静脉栓塞,治疗不稳定性心绞痛及非 Q 波心肌梗死时应采用深部皮下注射并给予依诺肝素;血液透析体外循环时为血管内途径给药。

(2)本品为成人用药。

(3)禁止肌肉内注射。

(4)应于患者平躺后进行注射。应于左右腹壁的前外侧或后外侧皮下组织内交替给药。

(5)皮下注射技术:根据患者体重调整依诺肝素的注射剂量,注射前需将多余量排出,而在注射之前无须排出注射器内的气泡。预装药液注射器可直接使用。应于患者平躺后进行注射,左、右腹壁的前外侧或后外侧皮下组织内交替给药。注射时针头应垂直刺入皮肤而不应成角度,在整个注射过程中,用拇指和食指将皮肤捏起,并将针头全部扎入皮肤皱褶内注射。

5.剂量

(1)最小负荷剂量为 160 mg,之后每日一次口服(75～325 mg),一般疗程为 2 至 8 天,直至临床症状稳定。

(2)用于血液透析体外循环中,防止血栓形成。

推荐剂量为 100 Axa IU/kg。对于有高度出血倾向的血液透析患者,应减量,即双侧血管通路给予依诺肝素 50 Axa IU/kg 或单侧血管通路给予 75 Axa IU/kg。应于血液透析开始时,在动脉血管通路给予依诺肝素钠。上述剂量药物的作用时间一般为 4 小时。然而,当出现纤维蛋白环时,应再给予 50～100 Axa IU/kg 的剂量。

6. 不良反应

与其他药物相同,本品可产生不同程度的不良反应。

(1)出血。

(2)皮下注射后注射部位可能血肿。

(3)局部或全身过敏反应尽管极少出现,也可发生皮肤(疱疹)或全身过敏现象。

(4)血小板减少症(血小板计数异常降低)。在极少数病例中,发生肢体缺血(供血不足,静脉中有凝块)。在有些病例中会出现血栓伴有器官梗死(组织缺氧坏死),应立即通知医师。

(5)可能出现无症状性和可逆性血小板数量升高。

(6)使用本品治疗几月后可能出现骨质疏松倾向(骨脱矿质导致的骨脆症)。

(7)增加血中某些酶的水平(转氨酶)。

(8)由于皮肤高度过敏反应出现罕见血管炎的事件。

7. 禁忌证

(1)对于依诺肝素,肝素或其衍生物,包括其他低分子肝素过敏。

(2)出血或严重凝血功能障碍相关的出血。

(3)有严重的 Ⅱ 型肝素诱导的血小板减少症史,无论是否由普通肝素或低分子肝素导致(以往有血小板计数明显下降)。

(4)活动性消化道溃疡或有出血倾向的器官损伤。

(5)临床显著活动性出血。

(6)脑出血。

(7)接受治疗性低分子肝素用药的患者不能进行蛛网膜下腔麻醉或硬膜外麻醉。

8. 注意事项

(1)在下述情况中应小心使用本品:止血障碍、肝肾功能不全患者,有消化道溃疡史,或有出血倾向的器官损伤史,近期出血性脑卒中,难以控制的严重高血压,糖尿病性视网膜病变;近期接受神经或眼科手术和蛛网膜下腔/硬膜外麻醉。与所有抗凝药合用时,将发生出血,如果发生出血,应立即查明出血原因并给予适当干预。

(2)在老年患者中,未发现预防剂量的依诺肝素引起出血事件增加,而治疗剂量时则可引起出血并发症。建议密切观察。

(3)肾功能不全患者。

9. 孕妇及哺乳期妇女用药

动物实验研究并没有关于依诺肝素致畸的证据。

10. 儿童用药

由于没有获得相关儿童用药数据,所以不推荐儿童应用低分子肝素。

11. 老年人用药

由于老年患者肾功能减弱,本品的清除半衰期略延长。

12. 贮藏

密闭,阴凉处保存。

（三）肝素钠注射液

1.剂量

2 mL：12500 U。

2.成分

本品主要成分为肝素钠。肝素钠系自猪肠黏膜中提取的硫酸氨基葡聚糖的钠盐，属黏多糖类物质。辅料为氯化钠。

3.性状

本品为无色至淡黄色的澄明液体。

4.适应证

多种原因引起的弥漫性血管内凝血 DIC 形成或栓塞性疾病，如心肌梗死、血栓形成及各器械的抗凝处理，也用于血液透析、体外循环、导管术、微血管手术等操作。

5.用法、用量

（1）深部皮下注射。首次 5000～10000 U，以后每 8 小时 8000～10000 U 或每 12 小时 15000～20000 U，每 24 小时总量约 30000～40000 U，一般均能达到满意的效果。

（2）静脉注射。首次 5000～10000 U 之后，或按体重每 4 小时 100 U/kg。用氯化钠注射液稀释后应用。

（3）静脉滴注。每日 20000～40000 U，加至氯化钠注射液 1000 mL 中持续滴注。滴注前可先静脉注射 5000 U 为初始剂量。

（4）预防性治疗。高危血栓形成患者，大多是用于腹部手术之后，以防止深部静脉血栓。在外科手术前 2 小时先以 5000 U 肝素皮下注射，但麻醉方式应避免硬膜外麻醉，然后每隔 8～12小时 5000 U，共约 7 日。

6.不良反应

毒性较低，主要不良反应是用药过多可致自发性出血，故每次注射前应测定凝血时间。如注射后引起严重出血可静注硫酸鱼精蛋白进行急救（1 mg 硫酸鱼精蛋白可中和 150 U 肝素）。偶可引起过敏反应及血小板减少，开始治疗 1 个月内应定期监测血小板计数。长期使用可引起抗凝血酶Ⅲ耗竭而出现血栓形成倾向。

7.禁忌证

对肝素过敏、有自发出血倾向者、血液凝固迟缓者（如血友病、紫癜、血小板减少）、溃疡病、创伤止血者及严重肝功能不全者禁用。

8.注意事项

（1）测定凝血时间。

（2）用药期间应防止应用过量。

9.孕妇及哺乳期妇女用药

妊娠后期和产后用药，有增加母体出血危险，须慎用。

10.儿童用药

（1）静脉注射：

按体重一次注入 50 U/kg。以后每 4 小时给予 50～100 U。

（2）静脉滴注：

按体重注入 50 U/kg，按体表面积 24 小时给予每 20000 U/m² 加入氯化钠注射液中缓慢滴注。

11. 老年人用药

60 岁以上老年人，尤其是老年妇女对该药较敏感，用药期间容易出血，应减量并加强用药随访。

12. 药物相互作用

（1）与下列药物合用，可加重出血危险。

①香豆素及其衍生物，可导致严重的因子 IX 缺乏而致出血。

②阿司匹林非甾体消炎镇痛药包括水杨酸、甲芬钠酸等可能抑制血小板功能。

③肾上腺皮质激素、促肾上腺皮质激素等易诱发出血。

④其他尚有依他尼酸、组织纤溶酶原激活物（t-PA）、尿激酶、链激酶等。

（2）肝素并用碳酸氢钠、乳酸钠等纠正酸中毒的药物可促进肝素的抗凝作用。

（3）肝素与透明质酸酶混合注射，既能减轻肌注痛，又可促进肝素吸收。但肝素可抑制透明质酸酶活性，故两者应用时注意配伍使用，药物混合后不宜久置。

（4）肝素钠可与胰岛素受体作用，从而改变胰岛素的结合和作用。已有肝素致低血糖的报道。

（5）下列药物与本品有配伍禁忌：阿霉素、妥布霉素、万古霉素、头孢噻吩钠、硫酸庆大霉素、氢化可的松、琥珀酸钠、多粘孢氧哌唑等。

（6）甲巯咪唑、丙硫氧嘧啶与本品有协同作用。

13. 药物过量

本品过量可致自发性出血倾向。肝素过量时可用 1‰ 的硫酸鱼精蛋白溶液缓慢滴注，如此可中和肝素作用。每 1 mg 鱼精蛋白可中和 100 U 的肝素钠。

14. 药理毒理

由于本品具有带强负荷的理化特性，能干扰血凝过程的许多环节，在体内外都有抗凝血作用。其作用机制比较复杂，主要通过与抗凝血酶Ⅲ结合，而增强后者对凝血因子的抑制作用。其后果涉及阻止血小板凝集和破坏，妨碍凝血激活酶的形成、阻止凝血酶原变为凝血酶、抑制凝血酶，从而妨碍纤维蛋白原变成纤维蛋白。

（四）尿激酶

1. 剂量

（1）1 万 U。

（2）10 万 U。

（3）25 万 U。

（4）50 万 U。

2. 成分

本品为尿激酶加适量稳定剂和赋形剂的无菌冻干品。辅料为人血白蛋白、磷酸氢二钠、磷酸二氢钠。

3. 性状

本品为白色或类白色的冻干块状物或粉末。

4.适应证

本品主要用于血栓栓塞性疾病的溶栓治疗,包括急性广泛性肺栓塞、胸痛6～12小时内的冠状动脉栓塞和心肌梗死、症状短于3～6小时的急性期脑血管栓塞、视网膜动脉栓和其他外周动脉栓塞症状严重的髂-股静脉血栓形成者,也用于人工心瓣手术后预防血栓形成,保持血管插管和胸腔及心包腔引流管的通畅等。溶栓的疗效均需后继的肝素抗凝加以维持。

5.用法、用量

本品临用前应以注射用灭菌生理盐水或5％葡萄糖溶液配制。

6.不良反应

(1)出血。

(2)本品为内源性纤溶酶原激活剂,无抗原性,但个别患者可发生轻度过敏反应,如皮疹、支气管痉挛、发热等。

(3)消化道反应:恶心、呕吐、食欲不振。

(4)可能谷丙转氨酶升高。

7.禁忌证

下列情况的患者禁用本品:急性内脏出血、急性颅内出血、陈旧性脑梗死、近两月内进行过颅内或脊髓内外科手术、颅内肿瘤、动静脉畸形或动脉瘤、出血体质、严重难控制的高血压患者。相对禁忌证包括延长的心肺复苏术、严重高血压、近4周内的外伤、3周内手术或组织穿刺、妊娠、分娩后10天、活动性溃疡病。

8.注意事项

(1)应用本品前,应对患者进行红细胞比容、血小板记数、凝血酶时间(TT)、凝血酶原时间(PT)、激活的部分凝血激活酶时间(APTT)的测定。TT和APTT应小于2倍延长的范围内。

(2)用药期间应密切观察患者反应,如脉率、体温、呼吸频率和血压、出血倾向等,4 h记录1次。

(3)静脉给药时,要求穿刺一次成功,以避免局部出血或血肿。

(4)动脉穿刺给药时,给药完毕,应在穿刺局部用无菌绷带和敷料加压包扎至少30分钟,以免出血。

(5)下述情况使用本品风险增大,应权衡利弊后慎用。

①近10天内分娩、进行过组织活检、静脉穿刺、大手术的患者及严重胃肠道出血患者。

②极有可能出现左心血栓的患者,如二尖瓣狭窄伴心房纤颤。

③亚急性细菌性心内膜炎患者。

④继发于肝肾疾病而有出血倾向或凝血障碍的患者。

⑤妊娠妇女、脑血管患者和糖尿病性出血性视网膜患者。

⑥已配制的注射液在室温下25℃,8 h内使用;冰箱内(2～5℃)可保存48 h。

9.孕妇及哺乳期妇女用药

动物实验显示,本品1000倍于人用量对雌性小鼠和大鼠生殖能力及胎儿均无损伤。长期用药无致癌性报道。尚未见有严格对照组在妊娠妇女中用药的报道。因此,除非急需用本品,否则孕妇不用。本品能否从乳汁中排泄尚无报道。因此,哺乳期妇女慎用本品。

10.儿童用药

本品在儿童中应用的安全性和有效性尚未见报道。

11.老年人用药

本品在老年患者中应用的安全性和有效性尚未见确切报道,但年龄大于70岁者慎用。

12.药物相互作用

本品与其他药物的相互作用尚无报道。鉴于本品为溶栓药,因此,影响血小板功能的药物,如阿司匹林、吲哚美辛、保太松等不宜合用。肝素和口服抗凝血药不宜与大剂量本品同时使用,以免出血危险增加。

13.贮藏

遮光,密闭,在10℃以下保存。

三、降糖药

(一)30/70混合重组人胰岛素注射液

1.剂量

3 mL:300 U(10.4 mg)。

2.成分

活性成分:重组人胰岛素。

非活性成分:硫酸鱼精蛋白、苯酚(0.65 mg/mL)、间甲酚(1.5 mg/mL)、甘油、磷酸氢二钠、氧化锌。

3.性状

本品为白色或类白色的无菌悬浮液体,能均匀分散。

本品 pH 值范围在 7.0～7.8 之间。

4.适应证

1 型或 2 型糖尿病。

5.用法、用量

使用方法:

(1)使用前检查笔芯是否与医生所建议规格一致。

(2)准备胰岛素的方法:按照胰岛素注射笔的使用方法,将笔芯正确装入笔芯架后,再安装好东宝针。慢慢颠倒胰岛素注射笔 8～10 次,以使笔芯中的药液混合均匀。转动剂量调节旋钮,调整到所需的剂量。取下针帽,排尽气泡后,即可注射,注意使用过程中切勿使针头接触任何物品,以防污染。

(3)注射部位的选择。注射部位应选择皮肤较松的部位,如上臂、大腿、臀部及腹部等,注射部位要轮流交替,两周内同一部位不能连续注射两次,每次注射部位应与上次注射部位间隔 1 厘米左右。

(4)正确注射方法。选好注射部位后,用酒精棉球消毒皮肤,1～2 分钟挥发后,用手捏起或按平固定注射部位的皮肤,将注射器针头与皮肤形成约 45 度角下刺入皮肤,注射胰岛素。注射后针头需在皮肤下停留至少 6 秒钟,同时应压住胰岛素笔的注射按钮直至针头从皮肤拔出为止。

(5)使用剂量。因每位糖尿患者的具体情况不同,使用胰岛素的剂型、剂量、注射时间也不同,另外胰岛素的用量也受食物、从事的工作或运动量的影响,所以必须在医生的指导下用药。患有恶心、呕吐等疾病时;或运动量增加时;或准备旅行等,都必须与医生保持联系,调整胰岛素的剂量和用法。

6.不良反应

据文献报道,偶有注射局部红肿、瘙痒等过敏反应及局部皮下脂质萎缩或脂质增生。全身过敏反应(全身皮疹、呼吸短促、气喘、血压下降、脉搏加快、多汗),严重病例可危及生命罕有报道。

(1)脂质营养不良。皮下注射胰岛素很少引起脂质萎缩或脂质增生。如果发生上述情况,必须告知医生,改变注射技巧可能对此有所改善。

(2)胰岛素过敏。局部过敏反应:患者偶有注射部位红肿、瘙痒现象称为局部过敏,通常在几天或几周内消失。某些情况下,也可能由其他原因引起而与注射胰岛素无关,如皮肤消毒剂的刺激、注射技术不佳等,如有局部反应发生,立即告知医生。

(3)全身过敏反应:这种现象较少,一旦发生则病情严重,是对胰岛素的全身过敏。症状包括:全身皮疹、呼吸短促、气喘、血压下降、脉搏加快、多汗,严重病例可危及生命。如果有上述反应,必须立即通知医生。

7.禁忌证

出现胰岛素过敏反应的禁止使用。

8.注意事项

(1)糖尿病患者应定期检查血糖或尿糖,如果血糖检查持续高于或低于正常值或尿糖持续阳性,表示糖尿病未得到适当控制,必须通知医生。经常保持足够的胰岛素,以及注射器和针头,经常佩戴糖尿病患者识别证件以确保离家发生并发症时能得到适当的治疗。

(2)胰岛素应用中的任何改变都必须小心,应在医生指导下进行,每次使用胰岛素之前都应该仔细查看胰岛素的纯度、效价、注册商标、类型、种属(牛、猪、人)、生产方法(重组人胰岛素、动物提纯胰岛素)是否是医生所建议的,任何改变都会导致剂量的改变。

(3)取药前应仔细检查瓶盖是否完好,并仔细查看瓶签上的名称、字母标志,以确认所取的药品与医生所开的处方一致。

(4)使用前应检查瓶内容物的外观,本品应为白色或类白色的悬浮液,如果充分混合后瓶底仍有沉淀,或团块状漂浮物切勿使用。超过标签上有效期的胰岛素一定不要使用。

(5)胰岛素应贮藏于冰箱中,2～8℃保存,切勿冷冻或接近冰格,冰冻过的胰岛素不可使用。

(6)应采用与笔芯相配套的针头和胰岛素注射笔,并在使用前仔细阅读其使用说明书。

(7)每个笔芯仅供个人单独使用以防止疾病传染的可能性。患者不可自行重新填充药液。

(8)使用前应利用笔芯中的玻璃球把药液混合均匀,每次用后必须立刻除去针头以防止药液流出。

(9)本品应与通化东宝生产的胰岛素注射笔和东宝针配合使用。

9.孕妇及哺乳期妇女用药

怀孕可使糖尿病更不易控制,因此计划怀孕及怀孕或哺乳期的育龄女患者,都必须向医生咨询。

10.儿童用药

儿童使用本药时应注意运动量、饮食，以便于更好地控制血糖。使用时应按医生调节的剂量由家长或医生进行注射操作。

11.老年人用药

老年患者的各组织、器官结构功能发生变化，生理生化储备能力下降，调节机能和适应能力下降，在使用本品时更需注意。

（1）肾上腺、垂体、甲状腺等病变或肝肾疾病恶化等易造成低血糖。

（2）忘记或推迟进餐易造成低血糖。

（3）必要时可由专人控制每次的剂量和注射操作。

12.药物相互作用

如果您正在使用口服避孕药、肾上腺皮质激素、甲状腺激素替代治疗等会引起血糖增高的药物时，必须增加胰岛素的剂量。如果您正在使用口服降糖药、水杨酸制剂、磺胺类药物和某些抗忧郁药等会引起血糖下降的药物时，必须减少胰岛素的剂量。注意饮食，不要饮用含酒精的饮料。因此同一时间服用其他药物时，应请示医生。

13.药物过量

在胰岛素治疗过程中，如果胰岛素用量过多，可出现低血糖反应。轻至中度的低血糖症状可能会突然发生，常常有以下表现：虚汗、嗜睡、眩晕、失眠、心悸、焦虑、颤抖、视力模糊、饥饿、发音含糊、无力、情绪低落，手、足、舌、唇部刺痛，易发怒、头晕行为异常、精力不集中、行为不稳定、头痛、人格改变。严重低血糖时症状如下：定向障碍、癫痫、意识丧失、死亡。

14.贮藏

贮藏于2～8℃的冰箱中，存放在胰岛素注射笔中的笔芯不要储藏在冰箱内，患者可在避免阳光直射或剧冷、剧热的条件下随身携带一个月。

（二）重组人胰岛素注射液（优思灵）

1.剂量

3 mL:300 U(10.5 mg)（笔芯）。

2.性状

本品为无色澄明液体。

3.适应证

用于治疗糖尿病。

4.用法、用量

（1）用法：

皮下注射。

（2）用量：

本品为短效胰岛素制剂，可以与中效或长效胰岛素制剂联合使用，注射后30分钟内必须进食含有碳水化合物的正餐或加餐。伴发其他疾病时（特别是感染和发热），通常患者的胰岛素需要量会增加。肾功能或肝功能不全时，通常患者的胰岛素需要量会减少。当患者的体力活动量或进食量发生改变时，其所用的胰岛素的剂量要做相应的调整。当患者从一种胰岛素制剂换用其他胰岛素制剂时，剂量可能会需要调整。

5.使用注意事项

本品应与联邦笔配合使用。如患者同时接受本品和另一种胰岛素笔芯治疗,应分别使用两支联邦笔,每个注射系统分别用于注射不同种类的胰岛素。本品仅供一人专用,不可重新灌装使用。

(1)使用本品前:

①检查本品标签以确定胰岛素类型正确。

②使用前请检查本品,笔芯完好,无破损、无泄漏方可使用。笔芯不同部位的名称请参见联邦笔随附的说明书。

③使用湿润酒精的医用棉签给橡皮膜消毒。

④每次注射时都请换用一支新的针头来防止污染。

(2)不能使用本品的情况:

①胰岛素输液泵。

②如果笔芯或装有笔芯的注射笔发生坠落、损坏或挤压,会存在胰岛素外漏的风险。

③如果本品贮藏不当或被冷冻。

④如果本品不呈透明和无色。

(3)如何注射本品:

①将胰岛素注射入皮下。注射技巧请参照注射笔的使用说明。

②注射后针头应在皮下停留至少6秒钟,这样可以确保胰岛素完全注射入体内。

③每次注射后都卸下针头,不可连接上针头存放。否则会有药液从针头漏出而导致剂量不准确。

6.不良反应

(1)一般来讲,与其他的胰岛素制剂一样,低血糖是最常见的不良反应。

(2)免疫系统异常。

(3)视觉异常。

(4)皮肤及皮下组织异常。

(5)全身不适和注射局部异常。

7.禁忌证

(1)对本品中活性成分或其他成分过敏者。

(2)低血糖发作时。

8.注意事项

(1)胰岛素注射剂量不足或治疗中断时,会引起高血糖(特别是在1型糖尿病患者中易发生)。高血糖症的首发症状通常在大约数小时到数天内逐渐出现。症状包括口渴尿频、恶心、呕吐、嗜睡、皮肤干红、口干和食欲不振以及呼吸出现丙酮气味。

(2)对于1型糖尿病患者而言,出现高血糖若不予以治疗,最终可导致具有潜在致命性的酮症酸中毒。

(3)胰岛素给药量远高其需求量时,可导致低血糖。

(4)漏餐或进行无计划的、高强度体力活动,可导致低血糖。

(5)患者换用不同类型或品牌的胰岛素制剂的过程,必须在严密的医疗监控下进行。

(6)本品不能用于胰岛素输注泵。

（7）本品中所含的间甲酚,可能会导致过敏反应。

（8）对驾驶和机械操作能力有一定的影响。

9.孕妇及哺乳期妇女用药

由于胰岛素不能通过胎盘屏障,所以不限制糖尿病患者在妊娠期间使用胰岛素治疗。糖尿病治疗中控制不佳的患者,其发生的低血糖和高血糖使妊娠时发生胎儿畸形和胎死宫内的风险增加。因此,建议患有糖尿病的妊娠妇女在整个妊娠期间和计划妊娠时采用强化血糖控制的方式治疗。

10.老年人用药

老年患者治疗的主要目的是减轻症状和避免低血糖症,详见用法、用量。

11.配伍禁忌

胰岛素制剂中只能加入已知的与其相容的药物。在本品中加入其他药物可导致胰岛素的降解(如含有巯基或亚硫酸盐的药物)。

12.药物过量

对于胰岛素药物过量没有特别的定义。但是,胰岛素过量会发生不同程度的低血糖。

（1）对于轻度低血糖反应可采取口服葡萄糖或含糖食物的治疗方式。所以,建议糖尿病患者随身携带糖果、甜食、饼干或含糖的果汁。

（2）对于严重的低血糖,在患者已丧失意识的情况下,可由受过专业训练的人员给患者肌肉或皮下注射高血糖素(0.5～1 mg),或由医务人员给予葡萄糖静脉注射。如果患者在10～15分钟之内对高血糖素无反应,则必须立即给予葡萄糖静脉注射。患者神志恢复之后,建议口服碳水化合物以免复发。

（三）精蛋白锌重组人胰岛素注射液（中效型）

1.剂量

3 mL:300 U(笔芯)。

2.性状

本品为白色或类白色的混悬液,振荡后应能均匀分散。在显微镜下观察,晶体呈棒状,绝大多数晶体不得小于 1 μm,不得大于 60 μm,无聚合体存在。

3.适应证

本品适用于需要采用胰岛素来维持血糖水平的糖尿病患者。也适用于早期糖尿病患者的早期治疗以及妊娠期间糖尿病患者的治疗。

4.用法、用量

皮下注射,在注射时,应该小心谨慎,应确保未刺穿血管。当注射完成后,不能对注射部位进行揉搓。患者应当掌握使用正确的注射给药方法。

5.不良反应

低血糖(胰岛素反应)。

6.禁忌证

（1）低血糖。

（2）对本品组成成分过敏者。

7.注意事项

（1）若需改变患者正在使用的胰岛素制剂的类型或生产厂商,应在严格的医疗监控下进行。

（2）改变胰岛素制剂的种类而使用人胰岛素制剂后，少数患者出现低血糖症状，未经及时治疗的低血糖或高血糖会导致出现诸如失去知觉、昏迷甚至死亡。尤其对于胰岛素依赖型的患者，当使用剂量不当或中断治疗时，会导致出现高血糖和糖尿病酮酸中毒，上述状况具有潜在的致死性。

（3）如果患者的运动量以及日常的饮食发生变化时，胰岛素的给药剂量也应相应地进行调整。

（4）当吡格列酮与胰岛素合用时，曾出现过心力衰竭病例。

8.孕妇及哺乳期妇女用药

通常情况下，在妊娠的前三月内，胰岛素的需求量是降低的，而在第二个和第三个月内，胰岛素的需求量是增加的。对于患有糖尿病的患者而言，一旦怀孕或打算怀孕时，都应该告知医生，并向医生进行咨询。

9.老年人用药

无特殊说明，请参见用法、用量或遵医嘱。

10.药物过量

对于胰岛素的过量问题，未有明确的规定。

11.贮藏

本品开始使用前，应贮于 2～8 ℃（冰箱内）。不得冷冻。不能放置于过热或阳光直射的地方。

本品开始使用后，应贮于不超过 30 ℃处，不可再存放于冰箱中保存。笔芯装入注射笔后，不得带针头存放。

12.包装

笔芯包装为硬质玻璃药瓶；1 支/盒。

13.有效期

（1）未使用：36 个月。

（2）开始使用后：28 天。

四、其他

（一）盐酸溴己新注射液

1.作用

溶解黏痰作用利于排出。

2.不良反应

偶有恶心胃部不适及血清氨基转移酶升高。

（二）氨茶碱注射液

1.作用

本品适用于支气管哮喘、慢性喘息性支气管炎、慢性阻塞性肺病等缓解喘息症状；也可用于心功能不全和心源性哮喘。

2.用法及用量

以 5%～10%葡萄糖注射液稀释后缓慢滴注。注射给药，极量一次 0.5 g，一日 1 g。应定期监测血清茶碱浓度。

3.不良反应

恶心、呕吐、易激动、失眠等;心动过速、心律失常;发热、失水、惊厥等症状,严重的甚至引起呼吸、心跳停止致死。

(三)拉氧头孢钠

1.作用

抗感染,还可用于败血症和脑膜炎。

2.用法及用量

成人一天 1～2 g 加入 5％葡萄糖或 0.9％氯化钠溶液充分摇匀,使之完全溶解后使用。

3.注意事项

对青霉素过敏者、肾功能损害者慎用。

4.不良反应

本品不良反应轻微,很少发生过敏反应。

(四)哌拉西林他唑巴坦钠

1.作用

本品适用于对哌拉西林/他唑巴坦敏感的产 β-内酰胺酶的细菌引起的中、重度感染。

2.注意事项

在使用本品前,应详细询问患者对青霉素类药物、头孢菌素类药物、β-内酰胺酶抑制剂有无过敏史。

3.不良反应

皮肤反应:如皮疹、瘙痒等;消化道反应:如腹泻、恶心、呕吐等;过敏反应。

(五)葡萄糖酸钙注射液

1.作用

治疗钙缺乏,手足搐搦症;过敏性疾患;镁中毒时的解救;氟中毒的解救;心脏复苏时应用(如高血钾或低血钙)。

2.用法及用量

用 10％葡萄糖注射液稀释后缓慢注射,每分钟不超过 5 mL。

3.不良反应

静注过快可产生心律失常甚至心跳停止、呕吐、恶心。

(六)呋塞米注射液

1.作用

强效利尿剂,适用于水肿性疾病、高血压、预防急性肾功能衰竭、高钾血症及高钙血症。

2.用法及用量

静脉注射,开始 20～40 mg,必要时每两小时追加剂量,直到出现满意效果。

3.注意事项

定期监测电解质。

4.不良反应

水、电解质紊乱。

(七)托拉塞米注射

1.作用

本品适用于需要迅速利尿或不能口服利尿的充血性心力衰竭、肝硬化腹水、肾脏疾病所致的水肿患者。

2.用法及用量

一般初始剂量为 5 mg 或 10 mg,每日一次,缓慢静脉注射。

3.注意事项

必须缓慢静脉注射,不应与其他药物混合静脉注射。

4.不良反应

头痛、眩晕、乏力、食欲减退、恶心、呕吐、肌肉痉挛、高尿酸血症、高血糖、便秘、腹泻等。

(八)丹参川芎嗪注射液

1.作用

本品用于闭塞性脑血管疾病,脑栓塞及其他缺血性心血管疾病的治疗。

2.用法及用量

静脉滴注,用 5%~10%葡萄糖注射液或生理盐水 250~500 mL 稀释,每次 5~10 mL。

3.注意事项

静脉滴注速度不宜过快,糖尿病患者慎用,脑出血及有出血倾向的患者忌用。

4.不良反应

偶见有皮疹。

(九)丹红注射液

1.作用

活血化瘀,通脉舒络。用于淤血闭阻所致的胸痹、中风、冠心病、心绞痛、心肌梗死、脑血栓等。

2.用法及用量

肌内注射,一次 2~4 mL,一日 1~2 次。静脉注射,一次 4 mL,加入 50%葡萄糖注射液 20 ml 稀释后缓慢注射,一日 1~2 次。静脉滴注,一次 20~40 mL,加入 5%葡萄糖注射液 100~500 mL 稀释后缓慢滴注,一日 1~2 次,伴有糖尿病等特殊情况时改用 0.9%氯化钠溶液稀释后使用。

3.注意事项

本品不得与其他药物混合在同一容器内使用,谨慎联合用药,有出血倾向者禁用,孕妇及哺乳期妇女忌用。

4.不良反应

本品偶有过敏反应、全身损害、消化系统损害等。

(十)前列地尔注射液

1.作用

治疗慢性动脉闭塞症,改善心脑血管微循环障碍;脏器移植术后抗栓治疗;动脉导管依赖性先天性心脏病;慢性肝炎的辅助治疗。

2.用法及用量

成人一日一次,1~2 mL(前列地尔 5~10 μg)＋10 mL 生理盐水(或 5％葡萄糖)缓慢静注,或直接入小壶缓慢静脉滴注。

3.注意事项

严重心衰(心功能不全)患者,妊娠或可能妊娠的妇女,既往对本制剂有过敏史的患者禁忌使用。

4.不良反应

偶见休克,注射部位有时出现血管疼、血管炎,加重心衰、肺水肿。

(十一)甲钴胺注射液

1.作用

本品用于周围神经病的治疗。

2.注意事项

开封后立即使用的同时,应注意避光。肌内注射时应避免对组织、神经的影响。

3.不良反应

过敏,肌内注射部位疼痛。

(十二)还原型谷胱甘肽

1.作用

本品用于化疗患者,各种低氧血症,肝脏疾病的治疗。

2.用法及用量

静脉注射:溶解后加入 100 mL、250~500 mL 生理盐水或 5％葡萄糖注射液中静脉滴注。

3.注意事项

注射前必须完全溶解,外观澄清无色,溶解后本品在室温下可保存 2 小时,0~5 ℃保存 8 小时。

4.不良反应

即使大剂量、长期使用亦很少有不良反应。

(十三)泮托拉唑钠注射液

1.作用

抑酸护胃。

2.注意事项

应用本品时不宜同时再服用其他抗酸剂或抑酸剂,肾功能受损者不需调整剂量;肝功能受损者需要酌情减量。

3.不良反应

偶见头晕、失眠、嗜睡、恶心、腹泻、便秘、皮疹和肌肉疼痛等症状。

(十四)奥美拉唑钠注射液

1.作用

抑酸护胃。

2.注意事项。

应用本品时不宜同时再服用其他抗酸剂或抑酸剂,肾功能受损者不需调整剂量;肝功能受损者需要酌情减量。

3.不良反应

轻度恶心、腹泻、腹痛、感觉异常、头晕或头痛等。

(十五)单硝酸异山梨酯注射液

1.作用

本品用于冠心病的长期治疗和预防心绞痛发作,也适用于心肌梗死的治疗。

2.注意事项

用药期间须密切观察患者的心率及血压。

3.不良反应

用药初期可能会出现硝酸酯引起的血管扩张性头痛,还可能出现面部潮红、眩晕、直立性低血压和反射性心动过速。

(十六)环磷腺苷葡胺注射液

1.作用

本品用于心力衰竭、心肌炎、病窦综合征、冠心病及心肌病的辅助治疗。

2.用法及用量

静脉滴注:一日一次;静脉推注:一日一次。

3.注意事项

滴注不应太快,用量在 150 mg 以上应在 90 分钟以上滴完。

4.不良反应

偶见心悸、心慌、头晕等症状。

(十七)注射用甲泼尼龙琥珀酸钠

1.作用

除非用于某些内分泌疾病的替代治疗,其仅仅是一种对症治疗的药物。

2.注意事项

易感性增加。

3.不良反应

感染和侵袭,免疫系统异常,内分泌异常,代谢和营养异常,血管异常等。

(十八)硫糖铝混悬凝胶

1.剂量

5 mL:1 g。

2.成分

本品主要成分为硫糖铝,为蔗糖硫酸酯的碱式铝盐。

3.性状

本品为白色或类白色的黏稠的混悬液。

4.适应证

胃溃疡、十二指肠溃疡、急性及有症状的慢性胃炎、非甾体抗炎药引起的胃炎、食管溃疡。

5.用法、用量

本品为特殊的混悬凝胶剂,具有很强的生物黏附性,撕袋即服。每日服用两次即可保证其临床疗效。

（1）一般用量：每日两次，每次一袋（1 g），晨起饭前 1 小时及晚间休息前空腹服用。

（2）维持及巩固用量：可酌情减半，每次服用量不变，服药次数可减少。如每日服用一次，最好在晚间服用。每次服用后可服用饮料一杯。

6.不良反应

可有便秘、口干、腹泻、皮疹、瘙痒、面部水肿、乏力、头晕、失眠和肝转氨酶升高等不良反应。

7.禁忌证

对本品过敏者禁用。

8.注意事项

（1）长期大剂量服用本品，可能会造成体液中磷的缺乏。

（2）肝肾功能不全者慎用本品。

（3）本品入口会产生一种独特的涩味，若想消除这种感觉，可服用少量清水或其他饮料。

（4）当药品性状发生改变时禁止使用。

9.孕妇及哺乳期妇女用药

妊娠头三个月、习惯性便秘者慎用，其他时期孕妇及哺乳期妇女必须服用时，请遵医嘱。

10.儿童用药

儿童用量请咨询医师或药师。儿童必须在成人监护下使用。请将药品放在儿童接触不到的地方。

11.老年人用药

无特殊规定，见用法、用量的具体描述。

12.药品相互作用

（1）本品与四环素类抗生素可以在体内形成复杂的盐，因此可降低此类化合物的吸收和利用。

（2）由于本品可影响某些药物的生物利用度，如果在服用本品的同时需服用其他药品，请至少间隔两小时使用，或遵医嘱。

（3）制酸剂能影响本品的疗效，服本品半小时内不宜服用制酸剂。

13.药物过量

按照本品推荐量使用，尚未发现药物过量现象，如出现药物过量请立即就医。

14.药理

硫糖铝是含有氢氧化铝的硫酸蔗糖复合物，在酸性条件下可离解为带负电荷的八硫酸蔗糖，能聚合成胶体直接在溃疡面或炎症处形成一层薄膜，保护溃疡或炎症黏膜，抵御胃酸的侵袭。

此外，硫糖铝能吸附胃蛋白酶及中和胃酸，但作用弱。硫糖铝还能吸附唾液中的表皮生长因子，浓集于溃疡处，促进愈合，也能刺激前列腺素 E 的合成，刺激表面上皮分泌碳酸氢根及起细胞保护作用。

15.贮藏

密封，置阴凉（不超过 20 ℃）处保存。

第十三节 实验室检查意义

常用的实验室检查及临床意义见表6-4。

6-4 常用的实验室检查及临床意义

检查项目	参考值	临床意义
血常规		
白细胞（WBC）	$(4.0\sim10.0)\times10^9/L$	升高见于细菌和病毒感染、严重的组织损伤和坏死、过敏和中毒等；下降见于某些病毒感染、血液疾病等
红细胞（RBC）	$(3.5\sim5.5)\times10^{12}/L$	减少见于贫血（如肾衰患者）；升高见于慢性心肺疾病或血液系统疾病
血红蛋白（Hb）	$110\sim160\ g/L$	降低见于贫血
血小板（Plt）	$(100\sim300)\times10^9/L$	过少可出现止血困难和出血倾向
尿常规		
比重（SG）	$1.015\sim1.030$	降低反映远端肾小管浓缩功能减退，可见于慢性肾盂肾炎、重金属和氨基糖甙类抗生素的肾损害、高血压、动脉硬化、慢性肾衰
酸碱度（pH）	$5\sim7$	升高见于泌尿系感染，某些结石尿和陈旧腐败尿液。降低常见于酸中毒，尿酸盐结石，胱氨酸结石和服用某些酸性药物
白细胞（LEU）	阴性	大量白细胞（2+～3+）和上皮细胞出现提示有尿路感染
尿蛋白（Pro）	阴性	阳性常见于肾病导致的肾小球和肾小管功能障碍，其他原因导致的血浆蛋白过多，剧烈运动、发热、充血性心力衰竭、心包积液和药物影响等
葡萄糖（Glu）	阴性	阳性提示为肾性糖尿或糖尿病
红细胞（Ery）	$<8000/mL$	升高为血尿，常见于肾小球肾炎、泌尿系结石、膀胱炎、泌尿系肿瘤等
尿沉渣		
白细胞（WBC）	$<5/Hp$（每高倍镜视野小于5个白细胞）	升高：提示尿路感染
红细胞（RBC）	$<3/Hp$	升高：为血尿，常见于肾小球肾炎、泌尿系结石、膀胱炎、泌尿系肿瘤等
管型	$<1/Hp$	管型增多，常提示肾脏实质受损
血生化		
血肌酐（Scr）	$0.6\sim1.5\ mg/dL$ 或 $60\sim120\ \mu mol/L$	升高见于肾功能受损

血尿素氮(BUN)	3~20 mg/dL 或 3~7.0 mmol/L	升高见于肾功能受损、高蛋白膳食、高热、感染、消化道出血脱水等。降低见于①生成减少(低蛋白饮食,肝衰竭);②排泄增多(吐、泄、多尿),肾衰竭透析后,由于尿素分子量较肌酐为小,易于透析出去,故血尿素氮较肌酐相低;如饮食减少或合并吐泻也相对较低,此时称低氮质血症
尿酸(UA)	男性:268~488 μmol/L 女性:178~387 μmol/L	可见于慢性高尿酸血症肾病,肾结石,急性尿酸性肾病
二氧化碳结合力 (CO₂-CP)	22~31 mmol/L	升高可见于呕吐引起的胃酸大量丧失,肾上腺皮质功能亢进及肾上腺皮质激素使用过多、缺钾及服用碱性药物过多而出现代谢性碱中毒;呼吸道阻塞、重症肺腑水肿、肺源性脑病等引起的呼吸性酸中毒。降低可见于尿毒症、糖尿病酮症、休克、严重腹泻、慢性肾上腺皮质功能减退等引起的代谢性酸中毒;呼吸中枢兴奋等引起的呼吸性碱中毒
胱抑素 C (cystatin c)	0.6~1.03	升高见于肾功能受损
总蛋白(TP)	60~80 g/L	下降多见于肝功能受损、营养不良等
白蛋白(Alb)	35~50 g/L	下降多见于蛋白质热量营养不良、肾病综合征、肾小球肾炎、糖尿病、系统性红斑狼疮
球蛋白(Glb)	20~30 g/L	升高见于肺结核、肝硬化等;降低多为肾上腺皮质激素与免疫抑制剂的使用
血清补体(C₃)	600~1600 g/L	下降见于急性感染后肾炎,系膜毛细血管性肾炎及狼疮性肾炎
血钙(Ca)	2.12~2.75 mmol/L	慢性肾功能衰竭患者常见低钙血症及高磷血症太高会引起肌肉衰弱,恶心和呕吐;太低会引起肌肉痉挛抽筋和骨骼疾病
血钾(K)	4.1~5.6 mmol/L	升高可出现疲乏无力、肌力软弱、腱反射减弱或消失、窦性停搏、心律失常,甚至心脏骤停;降低可出现视力减退,肢体瘫痪、胃肠麻痹、尿潴留、鱼口状呼吸、膝反射迟钝以至消失、心律失常,甚至心脏骤停
血磷(P)	0.87~1.45 mmol/L	急、慢性肾功能不全及慢性肾炎晚期会出现血磷升高
总胆固醇	3.9~6.5 mmol/L	常见于肾病综合征
甘油三酯	0.11~1.76 mmol/L	可见于高胆固醇血症
血糖(Glu)	3.9~6.1 mmol/L	太高会引发心脏病、失明和神经损害,及加深经常的口渴症状。太低会引起衰弱、精神错乱,甚至昏迷和死亡
尿渗透压		
尿渗透压	700~1000 Osm/L	降低表示肾小管功能浓缩减退

第十四节　即刻并发症

一、即刻并发症的定义

血液透析的即刻并发症指的是在血液透析过程中或在血液透析结束时发生的与透析治疗本身相关的并发症,发生较快、严重时可直接威胁患者生命。

二、即刻并发症的特点

(1)发生快。

(2)病情重。

(3)死亡率高。

(4)需即刻处理。

三、首次使用综合征(也称为透析器反应)

血透时因使用新透析器而发生的一组综合征,临床上分为 A 型、B 型(表 6-5)。

表 6-5　首次使用综合征

鉴别要点	A 型	B 型
发生率	4/10000	3%～5%
发作时间	20～30 分钟之内	60 分钟之内
表现	呼吸困难、过敏	背痛或胸痛
严重程度	中～重	轻
原因	过敏	补体活化
治疗	停透、不回血、抗过敏。	继续透析,无特殊,吸氧
预防	不同方法	复用透析器

(一)A 型

A 型发生率为 4/10000,通常发生于透析后数分钟,那时血液刚好从透析膜管正要重新回到身体。但是有些患者延迟到透析后 30 分钟才发生。原因尚不清楚,但 2/3 的病例血清中抗消毒剂环氧乙烷抗体升高,提示部分患者发生首次使用综合征是对环氧乙烷过敏。

1.A 型症状

症状轻者可出现荨麻疹、瘙痒、流涕、流泪、腹痛、腹泻。

症状重者呼吸困难、濒死感,甚至心脏骤停。

2.A 型治疗

轻者可使用糖皮质激素或抗组织胺药物治疗。

重者马上停止透析,夹住血液管道,丢弃透析器和管道内的血液。

必要时使用肾上腺素,支气管扩张剂和升压药。

3.A 型预防

使用前用生理盐水多次冲洗(至少 500 mL)。

γ 射线消毒透析器。

重复使用透析器。

(二)B 型

B 型为非特异性,较 A 型常见,发生率为 3％～5％。

1.B 型症状

症状较 A 型轻,透析后数分钟至 1 小时内发生,主要表现为胸背痛,多不严重,轻者随着透析进行可自行缓解。

2.B 型处理及预防

支持性疗法:如吸氧,使用抗组织胺。透析可以继续进行。

为预防可重复使用透析器或使用生物相容性较佳的透析器。

四、低血压

低血压是透析常见并发症之一,发生率为 20％～40％,平均动脉压较透前下降 30 mmHg 以上,或收缩压降至 90 mmHg 以下,或血压下降过快。平均动脉压(MAP)＝心排出量(CO)×周围血管阻力(TPR),构成血压的两个重要因素:心搏出量(CO)与末梢血管阻力(TPR)。

(一)低血压常见原因

(1)有效容量的减少。

(2)血浆渗透压的变化。

(3)醋酸盐的毒性作用。

(4)自主神经功能紊乱。

(5)生物相容性对血压的影响。

(二)高危因素

(1)糖尿病。

(2)心血管病。

(3)营养不良。

(4)尿毒症性神经病或自主神经病。

(5)严重贫血。

(6)年龄≥65 岁。

(7)透析前收缩压＜100 mmHg。

(三)低血压对透析患者的危害

(1)近期影响。

(2)影响患者的生活质量。

(3)可引起心律失常。

(4)诱发心脑血管意外。

(5)透析不充分。

(6)血管通路血栓形成。

（7）远期影响。

（8）容量超负荷。

（9）左心室肥厚。

（10）透析间期高血压。

（四）低血压症状

典型的症状为恶心、呕吐、出汗，重者可出现面色苍白、呼吸困难，甚至出现意识丧失。

早期表现：打呵欠、便意、后背发酸等。

（五）低血压处理

轻者可暂停超滤，降低血流量，将患者放置于头低脚高位，症状明显者可予以输注生理盐水，一般输注 $100 \sim 200$ mL 生理盐水症状可明显改善，若输注 500 mL 或更多血压仍不能恢复者，应立即使用升压药，并检查是否有其他原因，如低血糖等。

（六）尽快查明有无存在以下危及生命的病因

（1）败血症。

（2）潜在的心脏和/或心包疾患。

（3）消化道出血。

（七）低血压的预防

（1）每次超滤小于 $4\% \sim 5\%$ 的体重。

（2）透析液钠水平不应低于血钠水平，使用可调钠透析。

（3）有低血压倾向者透析前不用降压药物。

（4）低温透析。

（5）维持血浆渗透压，如纠正低蛋白血症等。

（6）严重贫血者应在透析开始时输血。

（7）调整透析方案及使用生物兼容性好的透析器。

（8）碳酸盐透析液。

（9）长期发生者可口服 α 受体激动剂或静注左旋卡尼丁。

（10）避免进食。

五、高血压

（一）什么是尿毒症顽固性高血压

肾性高血压是指肾实质病变和肾血管病变所引起的高血压，属继发性高血压的一种，而且是继发性高血压中最常见的一种。

慢性肾衰竭的患者中 $80\% \sim 90\%$ 伴有高血压，部分患者经常规血液透析、充分透析和超滤脱水后达到干体重，血压仍未能恢复正常，部分甚至更高，经联合应用足量的降压药物三联以上，仍出现持续性高血压，称为尿毒症顽固性高血压。

为什么会出现顽固性高血压呢？这是由于当肾脏发生肾实质或肾血管病变时，常常会引起肾脏血液灌注的固定性减少导致肾脏缺血缺氧，引起肾脏分泌多种引起血压升高的物质，其中最主要是肾素。肾素是一种水解蛋白酶，进入血液循环后，在各种酶的作用下使血管紧张素原转化成生物活性很强的血管紧张素Ⅱ，使血压升高。另外，它还能促使醛固酮分泌增加，引起水钠潴留和血容量增加。血管紧张素Ⅱ使血压升高，反过来，升高的血压加重了肾缺血缺氧，使肾内对抗高血压的物质生成减少，这样相互影响，形成恶性循环，导致血压持续升高。

（二）肾脏在调节血压中的作用

（1）排出体内多余水分及电解质。

（2）调节血管紧张度。

（三）肾脏调节血压机制

（1）加压利尿。

（2）血管活性物质。

（四）透析患者高血压常见原因

（1）水钠潴留透析患者血钠和容量变化与高血压密切相关，细胞外液和血容量增加使心排出量增加、血压升高。

（2）肾素-血管紧张素-醛固酮（RAA）系统。

（3）约 $10\%\sim15\%$ 患者血压升高是与血浆肾素活性升高使外周循环阻力增加有关，脱水引起血浆肾素活性和血管紧张素水平上升可能使血压更高。

（4）交感神经系统。透析前血浆儿茶酚胺、去甲肾上腺素、多巴胺水平升高，尿毒症患者血管对儿茶酚胺反应性升高，血管紧张素Ⅱ可影响末梢肾上腺素能活性物质的释放和再摄取。

（5）肾源性血管减压物质。前列腺素（PG）、缓激肽、一氧化氮。

（五）透析时血压升高常见原因

（1）透析液钠浓度过高。

（2）失衡综合征脑水肿发生。

（3）超滤过度引起肾素分泌过高。

（4）患者精神紧张、焦虑。

（5）透析水处理故障造成硬水综合征。

（6）红细胞生成素（EPO）应用贫血纠正后。

（六）高血压症状

轻者血压升高可以没有症状，若 BP＞180/100 mmHg，可出现头痛，甚至难以忍受，很少出现恶心、呕吐，除非发生高血压危象。

（七）高血压防治

一是病因治疗，积极治疗引起高血压的原发病；二是对症治疗，控制血压。常用于治疗肾性高血压的药物有以下几种。

（1）抑制肾素活性的药物，如可乐定、甲基巴多等。

（2）血管紧张素转换酶抑制剂，如卡托普利、依那普利等。

（3）改善肾脏供血供氧，减少肾素释放的药物，如肼苯哒嗪、双肼苯哒嗪等。

（4）β受体阻滞剂，为肾上腺素能β受体阻滞剂，可抑制肾素分泌，对高肾素型高血压效果好，如普萘洛尔等。

（5）钙拮抗剂，通过降低细胞内钙的浓度而降低外周阻力，不影响心排出量，长期使用不会导致水钠潴留,甚至还有利尿效应,如硝苯地平等。

(6)利尿剂,一般用噻嗪类,若肾功能明显受损,应选择袢利尿剂,如速尿(呋塞米)等。

(7)对于较顽固的高血压,可联合应用数种作用不同的降压药,以加强疗效,减少副作用。

(8)组合型人工肾:HA 树脂血液灌流能有效清除肾素等导致血压升高的中大分子毒素,而血液透析则能有效清除小分子毒素并调节水、电解质和酸碱平衡,从而有效预防和治疗顽固性高血压。

六、失衡综合征

透析中身体水进入脑细胞引起脑水肿所致,透析过程中或结束后神经精神异常为主的症候群,发生率为 3.2%～20%,分为脑型、肺型。

(一)失衡综合征症状

1.脑型

首次透析 2～3 小时,出现恶心、呕吐、头痛,重者可有抽搐、昏迷甚至死亡,透前尿素氮水平高者易发。

2.肺型

1～2 次透析结束后,患者呼吸困难,不能平卧,重者可出现急性肺水肿。

(二)高危因素

(1)新患者,特别是 BUN＞175 mg/dL 或 60 mmol/L 者。

(2)严重酸中毒。

(3)老年。

(4)儿童。

(5)合并中枢神经系统疾病者。

(三)失衡综合征防治

(1)首次透析开始不应过迟,最好在 BUN＜23.6 mmol/L 时即开始。

(2)首次透析时间短于 3 小时,BUN 下降 30% 为宜。

(3)新患者诱导透析:短时、低血流速(150～250 mL/min)、小面积透析器。

(4)提高透析液钠离子浓度至 140～142 mmol/L,必要时可升至 145 mmol/L(血钠＜120 mmol/L者不可使用)。

(5)一旦发生,50% 葡萄糖 40～60 mL,或 20% 甘露醇 100～250 mL 快速静滴。

(6)对症处理。

七、恶心、呕吐

在透析中恶心、呕吐症状比较常见,发生率为 10%～15%,常不是一独立并发症,由很多因素导致,它可以是低血压的早期表现,也可以是失衡综合征的表现,当患者在透析过程中出现恶心、呕吐症状更应积极寻找原因。

(一)主要原因

(1)透析过程中低血压。

(2)失衡综合征。

（3）高血压脑病。

（4）少数患者因透析液中毒，急性溶血，热源反应。

（二）预防措施和紧急处理

（1）避免低血压。

（2）减慢血流量。

（3）首先按低血压处理（见上）。

（4）对症处理。

（5）若因透析液中毒所致，停止血透。

（6）治疗高血压。

（7）除外消化道疾患。

八、头痛

头痛发生率为 5%，大部分原因不明，常见原因可能为高血压、神经性头痛，当患者出现头痛症状不缓解时，应行头颅 CT 以除外颅内出血可能。

九、发热

感染反应、热源反应、输血反应、高温透析。

十、感染

如深静脉置管患者透析过程中出现畏寒、发热，首先应考虑导管感染、热源反应、寒战、发热、肌痛、恶心呕吐、痉挛、低血压。

（一）防治

（1）水处理系统中加用灭菌消毒设备。

（2）水处理系统定期消毒，一般 3 个月左右消毒一次。

（3）定期进行水处理内毒素水平检测。

（二）发生后先明确原因

（1）若为非感染性热源反应，发热后可予皮质激素/抗过敏药物治疗。

（2）若为感染性发热，立即停止透析，透析器引出液或排出血液行细菌培养，并抗感染治疗。

（3）对症处理。

十一、出血

（一）出血部位

（1）胃肠道出血，以消化道出血多见，发生后可予以制酸剂治疗，同时予以鱼精蛋白中和肝素（1∶2）或无肝素透析，必要时内镜下止血。消化道出血止血困难，临床常使用去氨加压素、冷沉淀、生长抑素，积极输血使 Hb>80 g/L。

（2）硬膜下出血（3%）。

（3）脑出血、蛛网膜下腔出血，发生脑出血、蛛网膜下腔出血的患者建议采用腹膜透析。血液透析时严格无肝素透析,发生脑出血、蛛网膜下腔出血的患者预后极差。

(4)出血性心包炎。多与透析不充分、水潴留有关,部分患者发病前有上呼吸道症状,常有胸痛、气紧、浮肿、低血压等症状,严重者可出现心包填塞表现,因肝素化心包积液多为血性,无肝素透析或腹膜透析,加强透析次数和时间,必要时心包穿刺或外科介入治疗,切开引流效果好过心包穿刺。

(5)经期出血。处理方法为无肝素透析、体外肝素化透析、妇科治疗、输血,子宫摘除。

十二、溶血

溶血反应可能发生在透析过程中的任何时刻,但是最常发生在透析后的第一个小时内。

(一)溶血的原因

(1)血泵或管道内表面对红细胞的机械损伤。

(2)透析液浓度异常,特别在低钠时。

(3)消毒剂残留,如氯胺、甲醛等。

(4)异型输血。

(5)高温透析。

(二)溶血的症状

呼吸困难,腰背痛,管道内血液呈淡红色,尿呈酱油色。

(三)溶血的治疗

(1)停止透析,透析管路及透析器中的血液不宜回输。

(2)静注皮质激素。

(3)补生理盐水,输洗涤红细胞。

(4)必要时行血浆置换治疗。

(5)预防高血钾。

十三、肌肉痉挛

肌肉痉挛发生率为20％,超滤过多、老年患者,透析中后期,以下肢、腹部多见。原因尚不清楚。

(1)及时变换体位。

(2)调整超滤率,降低血流率。

(3)补充高渗液体(10％NaCl,50％GS)。

(4)局部按摩及热敷。

(5)对于经常发生肌肉痉挛的患者应考虑上调干体重。

十四、空气栓塞

空气栓塞是一种血液透析中的急性意外。若在静脉回路中发现气泡要小心空气栓塞发生的可能。空气栓塞并不容易发生,因为透析机器都有空气侦测装置,除非装置失效或工作人员忘了启动此装置。

（一）症状

常取决于栓塞部位，而栓塞部位与患者当时的姿势密切相关。坐姿者常发生脑血管栓塞，出现意识不清、抽搐，卧姿者栓塞易跑至心脏和肺血管，发生呼吸不适、咳嗽、胸闷胸痛等。

（二）处理

（1）加强临床观察，谨慎操作，确保设备处于良好的工作状态。

（2）患者取左侧卧位，且头低脚高，阻断静脉回流，吸纯氧，严重者可行心房穿刺抽气。

十五、心律失常

心律失常发生率为 50%。

（一）原因

（1）基础疾病：如冠心病、心衰、心包炎等。

（2）严重贫血。

（3）电解质紊乱：高钾、低钾。

（4）酸碱平衡紊乱：酸中毒、碱中毒。

（5）低血压。

（二）心律失常类型

（1）心动过缓，房室传导阻滞（AVB）：高钾。

（2）室上性心动过速：4%。

（3）室性心律失常：2%。

（4）心脏骤停：4%～13%，多见于长期透析患者。

（5）室上性心动过速。

（三）处理

毛花苷 C（西地兰）0.4 mg 缓慢静脉注射，普罗帕酮（心律平）70 mg 缓慢静脉注射，10～20 分钟后可重复，总量≤350 mg，维持量 1～4 mg/min。胺碘酮 150 mg 缓慢静脉注射，20～30 分钟后可重复总量≤5 mg/kg；维持 0.5～1.0 mg/min。

室性心律失常，利多卡因 0.5～0.75 mg/kg 缓慢静脉注射，5～15 分钟后可重复，总量 3～5 mg/kg，维持量 1～4 mg/min；胺碘酮 150 mg 缓慢静脉注射，20～30 分钟后可重复，总量 ≤5 mg/kg；维持量 0.5～1.0 mg/min；心动过缓和房室传导阻滞，阿托品静脉注射；异丙基肾上腺素静脉滴注；必要时安装临时起搏器。

（四）心脏骤停原因

（1）高血钾。

（2）心衰、肺水肿、出血性心包填塞。

（3）超滤过多。

（4）空气栓塞。

（5）原发性心脏病：心绞痛、急性心肌梗死、心包炎、严重心律失常、严重失衡综合征、严重溶血、内出血、颅内血肿、脑血管意外。

第十五节　远期并发症

一、社会心理问题

抑郁、焦虑恐惧、孤独与寂寞、盲目无知、痴呆、精神错乱、抵抗。

二、水与电解质和酸碱平衡失调

（1）钠、水平衡失调。
（2）钾的平衡失调。
（3）代谢性酸中毒。
（4）钙和磷的平衡失调。
（5）高镁血症。

三、肾性骨病尿

（一）定义

　　一般人知道肾病可能会导致心力衰竭、贫血、尿毒症，却少有人知道它也会引发骨病，造成患者的骨质疏松，骨头易裂。在肾脏病终末期尿毒症期，可产生甲旁亢骨病，又称肾性骨营养不良症，简称肾性骨病。据医学资料显示，接受洗肾的患者中有大约三分之一患上肾性骨病。这种因为慢性肾脏衰竭而导致骨中出现的特征性变化虽然相当常见，却鲜为人知。

　　慢性肾脏患者普遍存在矿物质及骨代谢紊乱，这是导致发病、生活质量下降、骨外组织钙化（与心血管死亡率增高有关）的重要原因。传统上，这些紊乱被称为肾性骨营养不良，又称肾性骨病。

　　肾脏的功能之一是生产活性维生素 D，以确保骨骼强壮和健康。然而患者一旦患上肾脏病，就会影响活性维生素 D 的制造，减少血液中钙质的吸收。再者，一般人可通过尿液排解体内吸收的磷，但患者的肾脏运作出现问题时，多余的磷会存留在血液中。在高磷、低钙的情况下，患者体内就会生产甲状旁腺激素来控制血液中钙和磷的分布。但是，过量的激素就会从骨骼中摄取大量钙质，结果骨头就因为缺钙而变得脆弱。

　　因此，要避免人体产生过量的甲状旁腺激素，就要抑制磷和钙的成分取得平衡。

（二）机制

1. 钙磷代谢障碍

　　肾衰早期血磷滤出即有障碍，尿磷排出量减少，血磷潴留，血钙减少，两者均引起甲状旁腺增生，甲状旁腺激素分泌增加。甲状旁腺激素作用于骨骼释出 Ca^{2+} 以恢复血钙水平。当肾衰进一步发展，代偿机能失效，高血磷、低血钙持续存在，甲状旁腺激素亦大量分泌，继续动员骨钙释放，如此恶性循环，最后导致纤维性骨炎。

2. 维生素 D 代谢障碍

　　肾衰时，皮质肾小管细胞内磷明显增加，并有严重抑制 $1,25(OH)_2D_3$ 合成的作用。$1,25(OH)_2D_3$ 具有促进骨盐沉着及肠钙吸收作用，当它合成减少时，加上持续性低钙血症以及腹膜透析患者与蛋白结合的维生素 D 丢失等均可导致骨盐沉着障碍而引起骨软化症,同时肠钙吸收减少,血钙降低,则继发性甲状旁腺机能亢进而引起纤维性骨炎。

3. 甲状旁腺机能亢进

肾衰早期即有甲状旁腺增生与血甲状旁腺激素增高,其程度与肾衰严重程度一致。继发性甲状旁腺机能亢进,除引起前述骨病外,还会引起一系列骨外病变。

4. 铝中毒

铝在骨前质和矿化骨之间沉积,并与骨胶原蛋白形成交联组合,损害了骨重建的感应效能,使破骨细胞和成骨细胞数目减少,酸性磷酸酶和碱性磷酸酶活性降低,骨的形成和矿化均受抑制。

5. 代谢性酸中毒

酸中毒时,可能影响骨盐溶解,酸中毒也干扰 $1,25(OH)_2D_3$ 的合成、肠钙的吸收和使骨对甲状旁腺激素的抵抗。

6. 软组织钙化

肾性骨营养不良的表现有:骨痛、假性痛风和病理性骨折,多伴近端肌病和肌无力,骨畸形在儿童较多见,如佝偻病性改变,长骨成弓形,骨骺端增宽或骨骺脱离及生长停滞,成人则表现为脊柱弯曲、胸廓畸形及骨端的杵状变。骨外表现为软组织钙化。

(三)肾性骨病的分类及定义

根据骨骼转换速率,肾性骨病可分为 4 种类型。

(1)高转换型骨病病理上称纤维性骨炎,以甲状旁腺功能亢进,成骨细胞、破骨细胞增殖活跃及骨小梁周围纤维化为特征。

(2)低转换型骨病包括骨软化和非动力性骨病两种。前者指新形成类骨质矿化缺陷,常由铝沉积所致。后者指骨形成降低,多与高钙血症、使用 $1,25(OH)_2D_3$ 过度抑制甲状旁腺激素分泌及糖尿病等因素有关。

(3)混合性骨病同时具有高转化及低转化骨病的特点,由甲状旁腺功能亢进和骨矿化障碍引起,以类骨质增加和髓纤维化共存为特点,骨转化率变化不定。

(4)β_2-微球蛋白淀粉样变,包括腕管综合征、骨关节病、腕管综合征由于腕管内容积减少或压力增高,使正中神经在管内受压,以桡侧 3～4 个手指麻木、疼痛,夜间或清晨较明显,疼痛有时放射到肘;有时拇指外展、对掌无力,动作不灵活为主要表现而形成的综合征。

(四)临床表现

肌肉骨骼症状,骨痛、肌无力、骨骼变形,皮肤瘙痒,钙磷在皮肤沉积所致,转移性钙化和小动脉壁钙化。

(1)血磷。

(2)血钙(白蛋白校正)。

(3)血钙磷乘积。血钙 2.1～2.6 mmol/L、血磷 0.97～1.61 mmol/L、($[Ca] \times [P]$)为 30～40。当($[Ca] \times [P]$)>40,则钙和磷以骨盐形式沉积于骨组织;若($[Ca] \times [P]$)<35 则妨碍骨的钙化,甚至可使骨盐溶解,影响成骨作用。

(4)全段甲状旁腺激素(iPTH)。

(5)总的和骨特异性碱性磷酸酶。

(6)血清 D_3 水平。

(7)影像学的检查。

四、心血管并发症

(1)肾性高血压。

(2)心力衰竭。

(3)心律失常。

(4)急性冠脉事件。

急性冠脉综合征是一组由急性心肌缺血引起的临床综合征,包括急性心肌梗死及不稳定型心绞痛,其中急性心肌梗死又分为 ST 段抬高的心肌梗死及非 ST 段抬高的心肌梗死。血小板的激活在急性冠脉综合征的发生中起着重要作用。

(5)心包炎。

尿毒症性或透析相关性心包炎。

(6)动脉粥样硬化。

五、呼吸系统

(1)肺水肿,肺淤血。

(2)胸腔积液。

(3)肺部感染。

(4)肺出血。

(5)肺功能障碍。

六、血液系统

(一)临床表现

(1)贫血:正常色素性正细胞性贫血。

(2)出血倾向:表现为皮肤瘀斑、鼻出血、月经过多、外伤后严重出血、消化道出血等(血小板黏附和聚集功能下降、血小板第三因子释放减少等引起)。

(3)白细胞异常:白细胞可减少,白细胞趋化、吞噬和杀菌能力减弱,易发生感染。

(二)贫血发生的机制

(1)促红细胞生成素生成减少。

(2)慢性肾功能衰竭时潴留的毒性物质抑制红细胞的生成。

(3)红细胞破坏加速。

①毒物作用于红细胞膜,ATP 酶的活性降低,钠泵失灵,红细胞膜的脆性增加,易于破坏。

②肾血管内纤维蛋白沉着,红细胞流动,机械损伤。

(4)铁的再利用障碍。

(5)出血。

七、胃肠道症状

(1)食欲不振(常见的最早期表现)。

(2)恶心、呕吐。

(3)消化性溃疡。

(4)消化道出血。

八、神经、肌肉系统症状

(1)疲乏、失眠、注意力不集中。

(2)性格改变、记忆力减退、判断错误,神经肌肉兴奋性增加,如肌肉颤动、痉挛和嗝逆等。

(3)抑郁,流调用抑郁自评量表>10,占40%。

(4)尿毒症脑病:精神异常、惊厥、昏迷等。

(5)脑血管意外。

(6)铝中毒。

九、内分泌系统

(1)甲状腺功能低下。

(2)糖皮质激素减低。

(3)性腺功能减低。

十、感染

(1)感染原因:

①机体免疫功能下降。

②蛋白能量营养不良。

③合并糖尿病。

④老龄。

⑤肾移植使用免疫抑制剂。

(2)感染类型:

①血管通路感染(内瘘、中心静脉导管)。

②皮肤感染(易发生于糖尿病患者)。

③呼吸道感染:肺水肿、尿毒性心包炎、心衰等。

④泌尿系感染:无尿、糖尿病易感染。

⑤败血症:由各种感染引发,死亡率高。

⑥特殊感染。

⑦结核感染:细胞免疫功能低下,合用免疫抑制剂时易发。

⑧肝炎:由于血液透析特殊性,血液成分的密切接触机会较多,增加感染概率。主要是乙肝、丙肝。

⑨其他:疱疹病毒、巨细胞病毒等。

十一、营养不良

(1)食欲差。

(2)肠道吸收不良。

（3）微炎症。

（4）高分解代谢。

（5）胰岛素抵抗。

（6）胃动力不足。

（7）营养丢失。

（8）感染。

（9）抑郁。

十二、眼并发症

（1）角-结膜钙化。

（2）白内障。

（3）高血压性视网膜病变。

（4）糖尿病性视网膜病变。

（5）去铁胺的视网膜毒性。

（6）全身感染引起的眼部表现（细菌性心内膜炎巨细胞病毒感染全身性念珠菌病）。

第十六节　水处理系统维护与保养

一、透析机

透析机由血路、水路、电路三部分组成。按功能分为：透析液供给系统、血循环控制系统、超滤控制系统。

二、透析器

（一）类型

（1）空心纤维型。

（2）根据膜材料分 3 类：纤维膜、改良纤维膜、合成膜。

（3）根据超滤系数分 3 类。

①低通量：<8 mL/mmg · h。

②中通量：$8\sim20$ mL/mmg · h。

③高通量：>20 mL/mmg · h。

（二）衡量透析器的指标

（1）溶质清除效能。

（2）水清除效能。

（3）生物相容性。

（4）血室容积。

三、透析液

（1）电导率正常范围 $13.5\sim14.5$ mS/cm。

（2）温度正常范围 36.5～37.5 ℃，＜35 ℃易产生凝血，＞43 ℃有溶血危险。

（3）pH 意义与电导率。

（4）旁路阀。

（5）漏血报警探测。

（6）透析液成分和浓度（碳酸氢盐透析液）见表 6－5。

表 6－5　碳酸氢盐透析液成分及浓度

钠离子	135～145 mmol/L
钾离子	0～4.0 mmol/L
钙离子	1.25～1.75 mmol/L
镁离子	0.5～1.0 mmol/L
氯离子	100～124 mmol/L
醋酸离子	0～4 mmol/L
碳酸氢根离子	30～38 mmol/L
葡萄糖	0～25 g/L

四、水处理系统

(一)常用方法

（1）砂滤（滤过可见的杂物及悬浮物）。

（2）除铁（除水中的铁、锰）。

（3）软化（除水中的钙、镁、铁，降低硬度）。

（4）活性炭吸附（吸附游离氯和氯胺）。

（5）砂芯滤过（滤过大颗粒的细菌）。

（6）反渗机（除 98％以上的无机溶质和 99％分子量大于 300 的有机溶质和细菌，但对氯、氯胺无法清除）。

(二)处理过程

自来水—加压泵—砂滤—除铁罐—碳滤—软化—纱滤—反渗—血液透析机。

(三)透析液配制

（1）人员要求，专人负责，两人核对

（2）桶每次用完要冲洗干净，每周用消毒剂进行消毒。每月做细菌培养一次。

（3）滤芯每周至少更换一次。

（4）A 液存放时间为 7 天，B 液为 24 小时，现用现配。任何一种浓缩液配制不当，均会引起不良后果，易使机器报警，会给患者带来如恶心、呕吐、寒战、血压过高或过低等一系列透析反应，重则危及患者生命。

(四)透析用水的水质监控

（1）电导率正常值小于 10 μs/cm，水的导电性即水的电阻的倒数，通常用它来表示水的纯净度。

(2)纯水的 pH 应维持在 5～7 的正常范围。

(3)细菌培养应每月 1 次,要求细菌数<200 cfu/mL;采样部位为反渗水输水管路的末端。透析机每台透析机每年至少检测 1 次。

(4)内毒素检测至少每 3 个月 1 次,内毒素<2 EU/mL;采样部位同上。每台透析机每年至少检测 1 次。

(5)化学污染物情况至少每年测定 1 次,软水硬度及游离氯检测至少每周进行 1 次。

(五)透析机的维护消毒

(1)目的:防止由透析液本身或由透析膜排出的废物附着在透析液输送管道和排出管道,引起细菌污染、机器运行发生故障。

(2)内部消毒:柠檬酸热消毒每班一次,次氯酸化学消毒,每周一次。

(3)外部消毒:无血迹污染时 500 mg/L 含氯制剂擦拭,有血迹污染时先用一次性消毒湿巾擦拭,再用 1000 mg/L 含氯制剂擦拭,最后用 500 mg/L 含氯制剂擦拭。

第十七节 血液透析患者的健康教育

一、实施健康教育的注意事项

(一)健康教育的定义

健康教育是指通过信息传播和行为干预帮助个人和群体掌握卫生保健知识,树立健康观念,自愿采取有利于健康的行为和生活方式的教育活动。维持性血液透析患者的健康教育是一个连续和动态的过程,健康教育的效果受到多种因素的影响,应不断提高护士的健康教育的知识与技能,根据患者情况给予个体化的连续性的健康教育,并对健康教育的效果进行及时的评估。

(二)注重健康教育能力的不断提高

随着医学模式的转变,护士已经成为医院健康教育的主体。为了提高健康教育效果,护士必须运用有效的教育手段,对不同生理、心理、社会及文化背景的患者及家属进行健康教育。因此要求实施教育的专科护士既要精通专业知识和技能,又要了解心理学、社会学、行为学、伦理学等相关知识。

(三)实施个体化健康教育

血液透析患者文化程度、个性、社会家庭环境等不同,导致患者对疾病的认知、接受能力方面的差异,护士应结合患者特点,进行不同方式的健康教育,以保证健康教育效果。

(四)保证健康教育的连续性和有效性

维持性血液透析治疗期长,在不同的治疗阶段健康教育的内容不尽相同,护理人员应根据患者的治疗阶段及病情变化进行系统、动态、连续而又有针对性的健康教育,让健康教育始终伴随患者的透析生活。健康教育的内容应实用,避免内容单一、流于形式。

(五)合理选择健康教育对象

对于病情危重、年老体弱、生活不能自理、感知异常的患者,健康教育可能无法达到预期效果,护士应将健康教育的重点转移到患者家属和陪护,以保证教育效果。

(六)对健康教育的效果实施评价与反馈

治疗期间,由专业组长或护士长通过提问患者的方式对健康教育的效果进行评价,对未达到健康教育效果的患者反复强调相关内容,形成评估—教育—评价—再评估—再教育—再评价的反馈系统,保证持续而良好的健康教育效果。

二、首次透析患者健康教育

(1)健康教育对象:首次透析患者。
(2)健康教育方法:口头讲解、发放资料。
(3)健康教育计划:首次透析时由责任护士进行相关内容的健康教育。
(4)健康教育内容:
①血液净化室概况:规模、环境、设备情况、人员配备等。
②主管医生、护士长、护士介绍。
③血液净化中心透析须知。
④血液净化的原理与注意事项。
⑤血管通路的自我护理基本知识:直穿、中心静脉留置导管、内瘘。

三、诱导透析期患者健康教育

(一)健康教育对象

诱导透析期患者(第2～3次透析)。

(二)健康教育方法

口头讲解、发放资料、示范训练。

(三)健康教育计划

第2次透析时由主管护士评价患者对首次健康教育内容掌握情况,必要时进行再教育,根据情况提出整改方案。第3次透析时由主管护士进行诱导透析期相关内容的健康教育。

(四)健康教育内容

血液透析患者由进入治疗过渡到规律性透析的过程,称为诱导透析期。诱导透析需要循序渐进,一般为2周左右。本阶段患者由于对疾病认识上的限制以及对透析过程中的不良反应可能不耐受,容易产生紧张、焦虑、恐惧的心理;还有部分患者及家属对治疗期望值过高,当治疗未能达到预期目标,还会产生消极、急躁的心理。本阶段健康教育重点是心理疏导、血液透析即刻并发症的主动预防、部分饮食指导,并进一步巩固上一阶段健康教育的内容。

1.心理疏导

护士应通过健康教育增加患者及家属对血液透析适应过程的了解,并在治疗过程中加强巡视,及时妥善处理机器报警和可能导致并发症的原因,耐心解答患者提出的问题,以缓解患者的不良情绪、增强其信心,顺利渡过诱导透析期。

2.血液透析即刻并发症的防护

血液透析即刻并发症主要包括低血压、失衡综合征、首次使用综合征、肌肉痛性痉挛、心律失常、头痛、出血、凝血、恶心与呕吐等。由于在诱导治疗期间即刻并发症的发生较普遍,透析患者对自己在治疗期间的变化也比较敏感,护士应加强巡视,提高观察能力,并针对患者可能发生的并发症的原因与表现,将有效的预防措施与治疗方法告知患者,并鼓励患者主动向医务人员反映自我感觉,以便及时发现、治疗并发症。

3.饮食指导

诱导透析期的患者食欲差的情况尚未得到完全改善,本阶段的饮食指导应根据患者情况进行重点内容的教育:如有高血压、水肿或血钠较高者,如何限制钠盐摄入、维持水平衡;少尿或无尿的患者以及血清钾升高的患者如何控制钾的摄入,以避免高钾血症发生。

四、维持性透析患者健康教育

(一)健康教育对象

维持性透析患者。

(二)健康教育方法

口头讲解、发放资料、示范训练、图文宣传、专题讲座、随访与咨询。

(三)健康教育计划

透析时由责任护士评价患者对以往健康教育内容掌握情况,必要时进行再教育,根据情况提出整改方案。

(四)健康教育内容

(1)干体重相关知识介绍。

(2)饮食护理。

(3)用药指导。

(4)血管通路的护理。

(5)休息与锻炼。

(6)常见并发症的预防与护理。

五、血液净化中心透析须知

尊敬的患者:

　　您好!

　　为了提高透析质量,保证透析安全,请仔细阅读此须知。

　　(1)我们认为每位患者都应当得到尊重,同时也希望您在每次治疗中发挥积极作用,以保证治疗的有效性。请在透析前告知医生您的尿量、透析间期的病情变化(血压、有无水肿、气紧等)以及有无出血(包括月经)或外伤。并按照要求正确测量体重,以免影响治疗的准确性。

　　(2)您有权在安静、整洁的环境中进行治疗,您也应该成为环保天使。请您更换拖鞋或鞋套,做好透析前准备工作后进入透析大厅,治疗中请不要大声喧哗,控制电视音量,并将垃圾扔到床旁的垃圾袋中。希望您的陪护人员在等候区等待,不要在透析过程中进入治疗区,因为这样会增加您和其他患者的感染机会。

　　(3)请您积极配合治疗,服从医生为您安排的透析时间。如果由于特殊原因减少治疗时间,请在治疗开始前告诉医生。如果临时改变安排的透析时间,请提前一天与我们取得联系并得到认可。我中心每周开放透析日为周一至周六,上午透析的患者请在07:30—08:00、下午透析的患者请在12:30—13:00、晚上透析的患者请在16:30—17:00到血透中心治疗,住院患者会有中央运输员负责接送,请您配合他们的工作。

(4)注意防火,严禁带入危险物品。如有贵重物品请妥善保管,如若丢失后果自负。请勿使用私人电器产品,可能会影响透析机的正常工作。请爱护各种设施,避免损坏。勿随意扭动氧气及负压吸引装置。

(5)血液透析成本昂贵,为保证透析顺利完成请按时交费。当您由住院转为门诊透析或由门诊转为住院透析,请告知主管医生或护士。

(6)血管通路是您的生命线。深静脉导管应该保持局部清洁,减少插管处肢体屈曲,注意缝线有无脱落,导管有无脱出。动静脉内瘘,每次治疗前应该清洁,治疗结束后压迫力度要适当,能触摸到瘘管震颤。内瘘侧肢体避免压迫,禁止测血压、注射、抽血等。加强手臂锻炼,使血管扩张充盈。

(7)为了提高生活质量,请按照医生指导合理进食,并定期完成相关检查。

(8)请不要在透析期间进食饭菜,以免引起低血压。如果饥饿,可以食用透析中心提供的免费点心。

(9)当您情况稳定时,可以重返工作岗位,从事一些轻体力劳动。进行适当的锻炼以增加体能,增强自信心。

(10)当您到外地进行旅游和工作时,请联系好当地的透析中心。

(11)如果您出现紧急情况,请及时与我们联系,或到距离您最近的医院就诊。

(12)如果您对治疗或护理有任何的疑问或意见,请与您的主管医生或主管护士沟通,我们一定会认真对待您的每一个问题。

本须知仅提供您基本的血透知识,为了提高您的生活质量,我们会更详细地为您进行健康宣教,您也应该经常学习有关的知识或向我们工作人员询问。希望通过您的配合以及我们工作人员的努力,您在本中心不仅仅得到了疾病的治疗,而且能重新树立战胜疾病的信心。

第七章 腹膜透析专科知识领域

第一节 腹膜透析基础知识

一、什么是腹膜透析

腹膜是覆盖在腹腔里的一个半透膜,就像是筛子,把对身体有害的东西滤出去。进行腹膜透析的时候,把一种被称为"腹膜透析液"的特殊液体通过一条"腹膜透析导管"灌进腹腔。腹腔内腹膜一侧是含有废物和多余水分的血液,另一侧是"干净"的腹膜透析液,血液里的代谢废物和多余水分就会通过腹膜跑到腹膜透析液里。一段时间以后,我们把这些含有代谢废物和多余水分的腹膜透析液从腹腔里放来,再灌进去新的腹膜透析液,这样不断地循环,就可不断地排出体内的毒素和多余水分了。

二、腹膜透析的适应证及禁忌证

(一)适应证

腹膜透析适用于急、慢性肾衰竭,高容量负荷,电解质或酸碱平衡紊乱,药物和毒物中毒等疾病,以及肝衰竭的辅助治疗,可进行经腹腔给药、补充营养等。

1.慢性肾衰竭

腹膜透析适用于多种原因所致的慢性肾衰竭治疗。下列情况可优先考虑腹膜透析。

①老年人、婴幼儿和儿童。腹膜透析不需要建立血管通路,可避免反复血管穿刺给儿童带来的疼痛、恐惧心理。并且对易合并心血管并发症的老年人心血管功能影响小,容易被老年人和儿童接受。

②有心、脑血管疾病史或心血管状态不稳定,如心绞痛、心肌梗死、心肌病、严重心律失常、脑血管意外、反复低血压和顽固性高血压等。

③血管条件不佳或反复动静脉造瘘失败。

④凝血功能障碍伴明显出血或出血倾向,尤其是颅内出血、胃肠道出血、颅内血管瘤等。

⑤尚存较好的残余肾功能。

⑥偏好居家治疗,或需要白天工作、上学者。

⑦交通不便的农村偏远地区患者。

2.急性肾衰竭或急性肾损伤

①一旦诊断成立,若无禁忌证可早期腹膜透析,清除体内代谢废物、纠正水、电解质和酸碱失衡,预防并发症的发生,并为后续的药物及营养治疗创造条件。

②尤其适用于尚未普及血液透析和持续性肾脏替代治疗的基层医院。

需注意的是,急性肾衰竭多伴有高分解代谢和多器官功能障碍,因此腹膜透析治疗的模式和剂量要进行恰当地选择和调整,保证小分子代谢产物及中分子物质充分清除。

3.中毒性疾病

对于急性药物和毒物中毒,尤其是有血液透析禁忌证或无条件进行血液透析的患者,可考虑腹膜透析。腹膜透析既能清除毒物,又能清除体内潴留的代谢产物和过多的水分。

4.其他

①充血性心力衰竭。

②急性胰腺炎。

③肝性脑病、高胆红素血症等肝病的辅助治疗。

④经腹腔给药和营养支持。

(二)禁忌证

(1)慢性持续性或反复发作性腹腔感染或腹腔内肿瘤广泛腹膜转移导致患者腹膜纤维化、粘连,透析面积减少,影响液体在腹腔内的流动,使腹膜的超滤功能减弱或消失,溶质的转运效能降低。

(2)严重的皮肤病、腹膜广泛感染或腹部大面积烧伤患者无合适的部位置入腹膜透析导管。

(3)难以纠正的机械性问题,如外科难以修补的疝、脐突出、腹裂、膀胱外翻等会影响腹膜透析有效性或增减感染的机会。

(4)严重腹膜缺损。

(5)精神障碍又无合适助手的患者。

三、血液透析与腹膜透析优缺点

(一)血液透析

将患者的血液经血管通路引入透析机,在透析器中通过透析膜与透析液之间进行物质交换,再把经过净化的血液回输至体内,以达到排出体内废物、多余水分、纠正电解质、酸碱平衡紊乱的目的。如能长期坚持合理的透析及药物治疗,不少患者能存活 10～20 年以上。

血液透析的优点:清除水分、小分子物质的效果明显,每次血透后体内积存的废物较少,每周都有固定的时间回到医院进行治疗,如有病情变化,可得到及时的处理,透析过程中有专业医疗人员操作,无须自己动手。

血液透析的缺点:残余肾功能下降较快;血液透析由于需借助血透机,须每周到医院2次至3次,每次大约4 h,依赖于医院,无法任意更改透析时间,无自由度、自主权及高的生活质量;每次需要扎针;每次血透有少量失血,贫血相对严重;透析前后血压波动大,对心血管疾病和糖尿病患者较不利;需要严格控制饮食;透析前较易产生不适;感染乙型肝炎和丙型肝炎的风险增加。

(二)腹膜透析

患者及其家属经过教育、培训,掌握腹膜透析操作后,可自行在家中进行腹膜透析。若借助全自动腹膜透析机,每日夜晚在睡眠中执行透析即可,白天的时间可以正常的工作、学习。

腹膜透析的优点有以下几点。

1.机体内环境稳定

腹膜透析是一种连续的治疗方式,更接近于人体正常的生理过程,所以血流动力学改变小,透析过程平稳,可以避免血容量急剧减少引起的低血压,故对老年人,尤其是伴有心血管疾病血流动力学不稳定的患者较为适宜。

2. 保护残余肾功能比血液透析好

腹透是最接近生理状态的治疗方案,腹透过程中没有血流动力学、体液容量和生化的骤变,从而减少因内环境不稳定而产生的透析并发症,如心血管病变、高血压、低血压、心律失常等。治疗过程中不会造成肾脏缺血,有利于保护残余肾功能。有较多的研究表明腹膜透析患者残余肾功能下降速度明显低于血液透析患者,而残余肾功能对改善透析患者的生活质量,提高患者的生存非常重要,并且有利于纠正贫血、高血压和肾性骨病等并发症,如果改行肾移植治疗也有利于移植后肾功能的恢复。

3. 安全性好

利用自身腹膜,生物相容性好;无须血管通路及穿刺,减少痛苦;无须使用肝素,出血风险减少;可以避免血液相关性传播疾病的发生,如乙肝、丙肝、艾滋病等;腹膜透析心血管的稳定性好,是伴有严重心血管疾病、脑血管疾病、糖尿病以及老年患者首选的透析方式;腹透的饮食限制较少,患者营养状态较好,对儿童的生长发育影响少。

4. 中分子物质清除好

对中分子毒素物质、β_2 微球蛋白及磷的清除较好。故腹透能改善尿毒症的症状、对贫血、肾性骨病、神经病变的改善优于血透。

5. 操作简便,时间可灵活安排,活动不受限,生活质量更好

腹膜透析不需要依赖医院及特殊的设备,携带方便。患者在家就可以进行,可根据个人日常生活模式做出适当调整,基本不影响工作、学习与生活,免去了常年往返于居地与医院之间的辛劳,使患者能够真正回归家庭和社会,维持较好的生活质量。

6. 饮食限制较血液透析少

日常饮食中的流质及蛋白质分量可以较血液透析多。

腹膜透析的缺点:

(1)有腹膜炎的可能:由于腹膜透析需要在腹腔内置入腹透管,且透析过程中存在频繁的更换腹透液等操作,如果患者或家属没有严格掌握好无菌操作,容易感染,导致腹膜炎。但随着腹膜透析装置的改进,腹透专科医生、护士对患者的教育和培训的加强,生活、居住卫生条件的改善,腹膜透析感染的发生率已经大大地降低。

(2)经透析液丢失蛋白质、氨基酸、维生素。

(3)有高血糖、高血脂的可能。

(4)居家卫生要求较高,家中需存放腹膜透析用品。

腹膜透析用于维持尿毒症患者的生命有三十余年的历史。目前在中国香港及一些欧洲国家,尿毒症患者中的 80% 在腹膜透析治疗下生活、工作和学习。

但是,无论血液是透析还是腹膜透析,都只能代替肾脏的清除代谢废物、维持水、电解质、酸碱平衡的作用,而无法替代肾脏的另外一个重要功能,即内分泌功能,比如促红细胞生成素、活性维生素 D_3 等的产生。因此维持性血液透析或腹膜透析的患者,仍然需要视病情使用促红细胞生成素、骨化三醇等药物治疗。而并非某些患者认为的"做上透析就不用吃药了"。

四、腹膜透析的类型

腹膜透析有六种类型,即持续非卧床腹膜透析(CAPD)、自动化腹膜透析(APD)、间歇性

腹膜透析(IPD)、夜间间歇性腹膜透析(NIPD)、持续循环腹膜透析(CCPD)、潮式腹膜透析(TPD),最常用的类型即为 CAPD 和 APD。

CAPD:也称持续非卧床腹膜透析,是人工操作的。每天更换 3～5 次透析液,每次 2000 mL。由于 CAPD 为 24 小时持续性低流量透析,故符合生理要求,透析过程中病情稳定,脱水量稳定,血压稳定,BUN、Cr 等生化指标稳步下降,是一种最广泛应用于临床的腹膜透析方法。

APD:也称自动化腹膜透析,需要借助腹膜透析机完成。腹膜透析患者在家里每天晚上使用腹膜透析机进行治疗。整个过程由机器自动完成,机器按照预先设置,进行自动换液。治疗模式包括 CCPD、IPD、NIPD、TPD。一般在夜间进行,而白天,你可以像正常人一样上班、上学。

目前,APD 相对 CAPD 费用要贵些。故患者适合哪种腹膜透析,要根据患者自身具体情况(如个人需要、经济能力、腹膜特性等)并同医生商讨后决定。目前在中国,90％以上患者采用 CAPD。

五、腹膜透析液

腹膜透析液是腹膜透析的重要组成部分,主要由三部分构成:渗透剂、缓冲液、电解质。

葡萄糖腹膜透析液:葡萄糖是目前临床最常用的渗透剂,以葡萄糖为渗透剂,浓度分别为 1.5％、2.5％、4.25％,pH5.2。

腹膜透析液又分为高钙腹透液,生理钙(低钙)腹透液。生理钙(钙离子浓度 1.25 mmol/L)透析液的优点:

(1)生理钙透析液的应用,可为应用含钙的磷结合剂留空间,有益于调节钙磷比值。

(2)对于有血管钙化及高钙磷乘积的患者,使用生理钙透析液更有益。

(3)对于高钙血症者需要使用生理钙透析液。

六、腹膜透析连接装置

首先通过简单的手术,将一条导管放入腹腔,再套上钛接头、连接短管及双联系统的腹膜透析液组成一个完整的封闭系统。通过该系统和无菌技术,将 1～2 升的透析液注入腹腔内,利用腹膜的渗透作用,慢慢地使体内过多的水分和废物,如尿素氮和肌酐等,通过腹膜的毛细血管渗入腹腔内透析液中。数小时后,将腹腔内的透析液引出体外,代替肾脏的排毒、排水功能。每个腹膜透析周期包括三个期:入液期、停留弥散期和引流期。

七、腹膜透析的原理

腹膜透析是利用腹膜作为半透膜,腹透液注入腹腔后,通过弥散、对流和超滤作用,使血液中的各种代谢产物及毒素、多余的水分进入腹透液中,以达到清除体内代谢废物和纠正水、电解质、酸碱失衡的目的。

第二节　腹膜透析前的准备

一、腹膜透析前的检查和评估

医生通过询问病史、体格检查、实验室检查(血常规、肝肾功、电解质、凝血全套等以及心电图、胸片、彩超等辅助检查),了解患者肾衰竭及其并发症的严重程度。腹透前患者要接受一个腹部手术,将一条柔软、有韧性的腹透管安放在腹腔内。因此,还需要重点关注腹部有无特殊的手术史、疾病或异常,是否影响腹透管的植入及腹透的正常进行。还需要了解患者的家庭环境和卫生情况,评估患者或家属是否能够进行腹膜透析操作。

二、腹膜透析置管术前准备

(1)做好心理准备:向患者说明腹膜透析的目的、过程,以消除顾虑,取得配合。术前1晚要保持良好睡眠(可在医师指导下服用镇静剂),缓解患者紧张情绪。

(2)皮肤准备:术前1天全身淋浴,护士备皮。

(3)根据患者情况选择麻醉方式,做青霉素和头孢菌素过敏试验(药物过敏者除外)。

(4)便秘者使用乳果糖通便或灌肠。

(5)术前1日午夜后禁食、禁饮(降压药物不停)。

(6)手术当日换好病员服,入手术室前排空膀胱。

(7)术前1 h应用抗生素。

三、腹膜透析置管术后健康教育

(1)指导患者妥善固定好导管,避免扭曲、牵拉造成出口处受伤。

(2)患者肛门排气前禁食,可少量饮水,可适当静脉补充热量。

(3)术后当天卧床休息,减少剧烈咳嗽、用力排便等;第二天可下床活动;第三天根据具体情况适当增加活动量。

(4)观察出口处敷料有无渗血渗液等,并及时处理。术后3天内,如伤口无出血不必更换敷料,减少对导管牵拉。

(5)继续静脉使用抗生素3天,如合并其他部位感染,酌情考虑抗生素使用时间。

(6)冲管及封管:时间为术后第3天、第7天。

①冲管方法:1.5%腹透液1000 mL冲管。冲管分2次进行,每次先入液500 mL,然后引流腹腔液体,观察出液情况。如出现引流不畅停止冲管。如腹透液异常增加冲洗液量及次数。

②封管:先将0.9%生理盐水10 mL加头孢他啶1 g注入导管,再用0.9%生理盐水4.5 mL加肝素4500 U封管。

(7)切口拆线:一般术后14天拆线。如伤口愈合不良,酌情考虑延长拆线时间。

四、做腹膜透析需要的物品

(1)腹膜透析液:一次性用品,每次使用后丢弃。每日3～5袋,每月90～150袋。

(2)碘液微型盖(碘伏帽):一次性用品,每次换液时更换。每日3～5个,每月90～150个。

(3)管路夹子(蓝夹子):除非损坏,否则无须更换。

五、居家腹膜透析治疗需要准备的物品

腹透用品与日常用品分开放置。最好备齐下列物品:

①护理用品:洗手液、无菌纱布、棉签和棉球、碘伏、75%酒精、0.9%生理盐水、纸胶布、无菌巾、口罩、双层换药车。

②透析用品：透析液、碘伏帽、蓝夹子。

③消毒设备：空气消毒机/紫外线灯、消洗灵。

④透析液加热设备：恒温箱/电热毯/便携式保温箱。

⑤弹簧秤/电子秤、体重计。

⑥挂钩或输液架（用来悬挂腹透液）、洗澡保护袋（可用肛袋，洗澡的时候用来保护导管和出口处）。

⑦血压计、体温表。

⑧闹钟（手表）、圆珠笔、腹透居家日记。

⑨有盖污物桶。

第三节　如何安全地做好腹膜透析

一、更换腹膜透析液的环境

腹膜透析换液需要的场所并不大，但要相对独立，只要能放下一张小桌子来摆放物品和有地方来悬挂腹膜透析液就可以了。在家里的时候，你可以分隔出一块大约 3 m² 的空间作为固定的换液区，放置治疗所需的物品。当你外出旅行或探亲访友的时候，也可以临时找一个相对独立和安静的地方进行换液。应该注意的是，换液的地方一定要干净！应该满足下面的条件。

（1）洁净干燥。在换液的时候，要暂时关上风扇和门窗，防止灰尘飞舞或进入室内。桌面应擦拭干净。每次换液前使用 75% 酒精消毒。

（2）光线充足。可以采用自然光源或人工光源。

（3）建议家里不要养宠物，不允许宠物在透析时在场或进入放置透析物品的房间。

（4）换液时请不要接打电话。做腹透时尽量减少人员进出。

（5）用于换液的房间，需定期进行紫外线消毒。每次操作前 30 分钟进行紫外线消毒，操作间地面每天早、晚用含氯制剂消毒一次。

二、洗手

为防止感染，在每次换液前一定要洗手，这一点极其重要。洗手的目的是去除手部皮肤污垢、碎屑和部分致病菌。

洗手的步骤如下：

（1）戴口罩，罩住鼻子和嘴巴。

（2）取下手表、戒指、手镯或手链。

（3）如水温需调节，先调节水温至微温。

（4）冲湿手后，使用洗手液，并在手上形成丰富的泡沫。

（5）按顺序搓洗指尖、指背、指间、手背、手掌和手腕。

（6）用流动的水将手冲洗干净。

（7）用干净的纸巾将手擦干。

（8）用纸巾关水龙头。

洗手后，手是干净的，但不是无菌的。

注意事项：

(1)使用洗手液，最好选用有抗菌成分的洗手液。

(2)每次洗手时间应大于 2 分钟，一般 2~3 分钟。

(3)修剪指甲、锉平甲缘，认真清洗指甲、指尖、指缝和指关节等易污染的部位。

(4)流动水下彻底冲洗，然后使用一次性消毒纸巾或者干净的小毛巾擦干双手，或者用干手机干燥双手，毛巾应当一用一消毒。

三、换液前的准备

(1)加温腹膜透析液：把腹膜透析液加温到接近体温(37 ℃左右)，过冷或过热都可能导致腹部不适或腹痛。

(2)清洁桌面：把少量酒精喷洒在桌面上，然后用纸巾或抹布由内往外擦干。

(4)备齐换液所需物品。

(5)戴口罩，洗手。

(6)撕开外袋，取出并检查。

(6)是否在有效期内。

(7)浓度是否正确。

(8)挤压袋子，有无渗漏。

(9)袋中液体是否清澈，有无漂浮物。

(10)可折断出口塞是否已经折断。

(11)接口拉环有无脱落。

(12)管路中有无液体。

四、换液操作流程

(一)每日监测体重、血压、脉搏和体温(如无发热每日 1 次)并记录于腹透记录本

体温：腋温正常值 36.0~37.0 ℃。

测量体温注意事项：

测量体温前 30 分钟不要运动或者进食。

测量前将体温计甩至 35.0 ℃以下。

放在腋窝里 10 分钟。

脉搏：脉率正常值为 60~100 次/分钟，节律整齐。脉率受诸多因素影响而变化，如年龄、性别、活动、情绪、饮食、药物、进食等。运动、进食、情绪激动、发热，脉搏会加快。

正常血压：收缩压(高压)90~139 mmHg，舒张压(低压)60~89 mmHg。运动、情绪激动、降压药剂量不足、水肿或摄入盐过多都会使血压升高。

高血压：收缩压大于或等于(≥)140 mmHg，舒张压大于或等于(≥)90 mmHg。

高血压是导致终末期肾脏疾病(ESRD)患者肾功能进行性减退以及发生心血管并发症的主要原因，也是影响 ESRD 患者长期预后的重要原因。降压目标应低于 140/90 mmHg，糖尿病或慢性肾疾病合并的高血压应低于 130/80 mmHg。每日监测血压 1~2 次并在腹透居家日记作好记录。

体重：准确的体重测量是最有效的作为调整透析液浓度的指标。

测量体重注意事项：每天固定时间、穿同样重量的衣服使用同一体重计测量体重，记录在腹透居家日记。

(二)换液操作步骤

1.准备

(1)环境准备：透析房间光线充足，空气消毒完毕，交换透析液前1小时不打扫房间，操作时关闭门窗和电扇。

(2)物品准备：已加热的透析液、1个碘伏帽、2个蓝夹子、口罩、75％酒精、废液篮、量杯(或天平称)、操作台、腹透记录本。

腹透液加热温度为37℃，加热透析液时，切记除去外层胶袋。透析液太冷会引起腹痛、颤抖、体温下降、透析效果降低。透析液过热会引起腹膜烫伤，使腹透面积减少。

(3)人员准备：戴口罩，将所需物品有序摆放，检查碘伏帽有效期及包装是否完整，将其放置于操作台面。采用六步洗手法洗手，至少2分钟。用75％酒精擦洗操作台面，检查腹透液有效期、浓度、容量、包装是否完整。打开腹透液外包装(内外袋之间可有少量湿气)，用酒精棉球擦手并风干，将腹透液从外包装取出放置于操作台面，检查接口拉环、管路、出口塞和透析液袋有无泄漏，将透析液空袋与管路顺其自然方向撕开，将腹透液袋挂在输液架上，从腰袋中取出短管确定旋钮开关关闭。

2.连接

(1)从双联系统末端取下接口拉环。

(2)从短管上取下碘伏帽将腹透液袋接头与短管在无菌状态下快速对接、拧紧(捏、夹、拉、拧、接)。

3.引流

(1)用蓝夹子夹住入液路，再将绿色阻塞管折断。

(2)将废液袋放入废液篮中。

(3)旋开短管螺旋开关，从腹腔引流液体入废液袋，同时观察引流液是否混浊。

(4)约20分钟排空液体，关闭短管开关。

4.冲洗

(1)打开入液管蓝夹冲洗管路(5秒)并将冲洗液排入废液袋。

(2)5秒后蓝夹子夹住出液管，排尽空气。

5.灌注

(1)打开短管开关注入液体。

(2)注入完成后关闭短管开关并用蓝夹夹闭入液管。

6.分离

(1)打开碘伏帽外包装用酒精棉球擦手并风干，从外包装中取出碘伏帽，检查帽内海绵是否浸润碘伏，放入外包装内。

(2)从短管上取下双联袋，从外包装中取出碘伏帽，短管顶端向下，碘伏帽内面向上，将碘伏帽旋转扭紧于短管上。

(3)将短管放入腰袋系于腰间。

(4)检查透出液颜色、量、透明度，称量废液袋，记录入腹透记录本。

(5)整理物品，将废液倒入厕所后将废液袋放入垃圾袋中。

（三）换液后的工作

（1）检查透出液：正常情况下引流出来的透析液是淡黄色透明的液体，偶尔会有一些白色棉絮似的线条样物浮在里面，这些絮状物称纤维蛋白，少量的纤维蛋白是正常现象，不必担心。如果透出液混浊不透明，或怀疑有血时，应该保留并且报告给医生或护士。

（2）称量透析液：称一称透出液有多重，然后填进《腹膜透析记录本》里。这是医生为你调整治疗方案的重要依据之一，所以请认真填写。由于每个人的腹膜特点不一样，所以即使使用相同浓度的透析液，引流出的液体量也各不相同。

（3）记录引流时间：如果引流时间太长，超过半小时，先记录下来。如连续几次换液仍无改善，要向医生或护士进行咨询。

（4）处理透析液和用过的物品：剪开引流袋，把废液倒进厕所马桶里。小心不要让液体四处飞溅，然后用水冲去。如果患有肝炎，冲马桶前应该用漂白粉浸泡一下。最后把软袋扔进垃圾桶。

五、导管及出口处的护理

（一）腹膜透析导管、出口处和隧道的定义

腹膜透析导管也叫"透析导管"。开始腹膜透析治疗前，医生们会在患者腹部做一个小手术，把腹膜透析导管的一端插在腹腔里，另一端留在腹腔外。它是腹膜透析液进出腹腔的通路，是腹膜透析患者的"生命线"。与它相连接的是带有旋钮开关的"连接短管"。平时换液时候的连接操作都是在连接短管的末端进行的。

"出口处"就是指腹膜透析导管从腹腔经过腹壁钻出皮肤的地方；而"隧道"是指腹膜透析导管在腹壁"经过"的一个通道，用手摸一摸，你会在手术切口和导管出口处之间摸到一段大约10 cm长的一段弯曲的管子，这个位置就是"隧道"。

（二）进行出口处护理的原因

出口护理是腹膜透析常规中非常重要的部分。彻底的清洗和擦干手是开始出口处护理的前提。腹膜透析中心的护士会指导护理的频率和应该准备的物品。出口处护理俗称"换药"，目的是防止皮肤滋生细菌，减少出口处感染的机会，进而避免腹膜炎的发生，延长腹膜透析导管的寿命。

（三）出口处护理指南

在透析治疗的不同阶段进行出口处护理的方法是不一样的。

如果腹膜透析导管置入还不满6周，这时，手术切口还处于愈合期，请参看以下"早期出口处护理指南"。

如果腹膜透析导管置入已超过6周，切口缝线已经拆除，而且出口处愈合良好，那么请参看以下"长期出口处护理指南"。

1.早期出口处护理指南（＜6周）

（1）护士帮助换药时，应该仰卧，如果是自己换药，则可以坐着。

（2）准备好换药需要的物品：

①无菌换药包。

②口罩。

②无菌手套。

③3～4 块无菌纱布(8 cm×8 cm)。

④无菌棉签:2 包。

⑤胶布。

⑥清洁剂:如 2%氯己定液、不含酒精的碘液和过氧化氢溶液。

⑧生理盐水。

(3)关上门窗和风扇,保持换药环境干燥清洁。

(4)换药者和患者都要戴上口罩。注意,无论是不是由患者亲自操作都应该戴上口罩。

(5)换药者彻底洗手 2 min 以上。

(6)打开换药包。

(7)取下伤口上的旧纱布。注意,如果纱布和切口上的痂皮粘在一起,不要使劲拉扯,可以用无菌棉签蘸一些生理盐水浸湿纱布粘连的地方,等一会儿就可以顺利取下纱布了。

(8)仔细观察出口处情况,进行评估(出院前腹膜透析护士会教怎么进行评估)。

(9)换药者再一次洗手。

(10)戴上无菌手套。

(11)用无菌小方纱布或棉签蘸清洁剂清洗出口处,注意要以出口处为圆心,由里向外环形擦洗。小心不要让清洁剂进到出口处和隧道里面。

(12)用干的无菌小方纱布轻轻沾干清洁剂或等待 30～60 秒让清洁剂自行风干。

(13)同样方法清洁手术切口。

(14)轻柔地把新的纱布(不要剪开)固定在腹膜透析导管周围及手术切口上,特别要小心不要用力拉扯腹膜透析导管。

(15)记录出口处情况,换药结束。如有异常情况除了记录下来之外,还要及时报告中心护士。

2.早期出口处护理的基本原则

(1)早期出口处护理只能由专业医生、腹膜透析护士或接受了培训的患者或家属完成。

(2)一般每周换药 1 次。操作过程必须严格遵守无菌原则,比如戴口罩和手套。

(3)注意不要让清洁剂流进出口处和隧道里,否则的话会延长切口的愈合时间。

(4)一定要坚持使用无菌敷料覆盖出口处。

(5)导管必须用胶布固定好,避免牵拉损伤。

(6)术后 2 周内切口愈合、拆线前不要洗澡,之后可以在肛袋保护下淋浴,不能盆浴,不能让出口处浸泡在水里。

(7)如果切口出现渗液、损伤、感染或出血,一定要立即报告医生或腹膜透析护士,及时处理。

3.长期出口处护理指南(>6 周)

长期护理的意义在于预防出口处和隧道感染,进一步预防腹膜炎的发生。建议在洗澡之后立即进行出口处护理(洗澡时隧道口仍需用肛袋保护)。

(1)准备换药需要的物品:

①具有抗菌成分的沐浴液。

②沐浴海绵或小方巾 1 块。

③干净的毛巾。

④清洁剂：如不含酒精的碘液、过氧化氢溶液或 2％氯己定溶剂。

⑤8 cm×8 cm 纱布 3 块。

⑥无菌棉签 1 包。

⑦胶布。

⑧洗澡保护袋。

(2)脱下衣服，取下出口处的旧纱布。保持腹膜透析导管和外接短管固定在原处。

(3)检查旧纱布和出口处，注意有无感染的迹象(比如皮肤发红、肿胀、出现渗液或痂皮、有时轻轻按压出口处和隧道时有疼痛)。

(4)贴好洗澡保护袋，像正常时一样全身沐浴，先不要洗出口处周围。

(5)把液体肥皂倒在沐浴海绵或小方巾上，轻柔地擦洗洗澡保护袋周围皮肤，以出口处为圆心，环形由里向外。

(6)彻底冲洗全身及出口处周围皮肤。

(7)用干净的毛巾先轻轻擦干出口处周围皮肤，然后擦干全身。

(8)取一块纱布或无菌棉签蘸一些清洁剂，同样环状由里向外擦洗出口处周围。用干的无菌纱布沾干或风干。

(9)用剩下的 2 块纱布覆盖出口处，并用胶布固定。

(10)记录出口处情况，换药结束。如有异常情况除了记录下来还要及时报告医生。

4.长期出口处护理的基本原则

(1)不管长期出口处护理是由患者自己或患者的家人做，都要接受培训，而且必须得到腹膜透析护士的考核认可。

(2)正常情况下，每天或隔天沐浴换药 1 次。如果出现感染，至少每天换药 1 次。

(3)在家里给正常的出口处换药时，一般情况下不一定要戴口罩和手套，但如果得了感冒或呼吸道疾病，一定要戴上口罩；如果出口处有感染，一定要戴上手套。

(4)在医生的指导下选择清洁剂，注意清洗时不要让它们流至出口处和流进隧道里。

(5)洗澡时要用干净的水从上至下淋浴，不能盆浴，不能让出口处浸泡在水里。

(6)如果没有沐浴液，可以用抗菌皂代替。注意，沐浴液或抗菌皂最好不要与家人混用，避免交叉感染。

(7)导管一定要用胶布固定好，避免拉扯或日常活动时不小心造成的机械性损伤。固定时要顺着腹膜透析导管和外接短管的自然走势，不要扭曲、压折。

(8)如果出口处有痂皮，不能强行揭掉，可以用生理盐水软化后轻轻去除。

(9)如果出口处出现了感染或不小心拉扯导管造成了局部外伤，一定要立即报告医生或腹膜透析护士，并按照要求进行特殊护理。

出口处护理的方法：

出口处周围 1 cm 以内用棉签蘸 0.9％生理盐水由内到外环形清洗出口处，出口处周围 1 cm 以外用碘伏消毒，由内到外，半径 4～5 cm。注意不要使碘伏流入出口处，自然风干 1 分钟。距离出口 6 cm 处用胶布固定透析短管，避免牵拉。

注意事项：

(1)应时刻保证导管的制动，沿着导管的自然走势(朝下)固定导管，距离出口 6 cm 以外使用胶布固定。避免日常活动时牵拉损伤,对导管的操作必须轻柔。

(2)出口处护理应在安静、整洁的环境中进行。

(3)在消毒出口时,切勿强行将死皮或已干硬的分泌物清除,以免弄伤出口,引致发炎。可以用0.9%生理盐水浸润后,再慢慢揭下。

(4)不能在出口处附近使用剪刀或其他锐器。

(5)置管术6个月后,愈合良好的外口可不使用敷料,但仍需每日清洁和消毒。

(6)淋浴时出口处使用洗澡袋进行保护,水流应自上而下,胸腹部不要进行直接冲洗以擦浴为佳,洗澡巾应为白色或浅色,以免在使用过程中脱色。

(7)淋浴完毕后,先用小毛巾擦干出口,再用其他毛巾擦拭身体,穿好衣裤再行出口护理。

(8)每日观察出口处及触摸检查皮下隧道,在《居家记录本上》记录出口处情况。一旦出口处出现炎症、感染等异常征象,立即报告腹透中心。

5.导管的护理

保护:导管不能牵拉、扭曲、打结,不能使用剪刀及锐器,不能穿太紧的衣服,每天使用腰带,妥善固定好导管。

观察:每日检查导管有无渗漏、短管有无松弛。

短管更换时间:正常情况下每6个月更换外延短管。

第四节　腹膜透析相关并发症及处理

一、非感染并发症的诊断及处理

(一)腹膜透析导管移位

1.原因

(1)手术相关原因:

①腹膜透析导管置入位置不当。

②腹膜透析导管引出时皮下隧道方向不当。

(2)便秘或腹泻等肠蠕动异常。

(3)伤口愈合前反复牵拉腹膜透析导管。

2.诊断

(1)临床表现:腹膜透析液单向引流障碍。腹膜透析流出液量减少,流速减慢或停止。

(2)辅助检查:拍摄立位腹部平片,显示腹膜透析导管移位(不在真骨盆内)。

3.预防

(1)手术注意事项:

①术前排空膀胱,置入导管时应避开网膜,并将导管末端置入盆腔处。

②注意导管引出时皮下隧道方向正确。

③根据导管类型选择恰当的置管位置。

(2)避免肠蠕动异常及腹腔压力增高:

①避免电解质紊乱导致肠蠕动异常。

②积极治疗慢性肠炎,及时纠正肠功能紊乱。

③多食蔬菜,多活动,保持大便通畅。

④避免导致腹腔压力增高因素,如长时间下蹲或剧烈咳嗽、喷涂等。

(3)避免反复牵拉腹膜透析导管。

4.治疗

(1)手法复位:患者取卧位,放松腹肌,根据腹膜透析导管漂移在腹腔的位置设计复位路径,由轻到重在腹壁上通过按、压、振、揉等手法使腹膜透析导管回位。该法仅对大部分无网膜包裹的导管漂移有效。

(2)适当增加活动。

(3)使用轻泻剂,保持大便通畅。

(4)及时排尿。

(5)若无效,需手术重新置管。

(二)腹膜透析导管堵管

1.原因

(1)血块、纤维蛋白凝块、脂肪球阻塞。

(2)大网膜包裹,腹膜包裹。

(3)导管受压扭曲。

2.诊断

(1)临床表现:腹膜透析液单向或双向引流障碍,表现为:

①腹膜透析液流出总量减少、减慢或停止,可伴或不伴腹痛。

②堵管的临床表现差异很大,主要取决于堵管部位。

a.腹膜透析导管管腔堵塞:腹膜透析液灌入和流出时均不通畅。

b.侧孔堵塞:腹膜透析液灌入时不受限制,而流出始终不通畅。

c.网膜包裹:灌入时速度减慢,同时可伴局部疼痛,疼痛严重程度与包裹程度相关。

(2)辅助检查:

①必要时可行腹腔造影,显示腹腔局部造影剂浓聚。

②其他,如腹部核磁共振检查等。

3.预防

(1)鼓励患者早期下床活动,保持大便通畅。

(2)如有血性腹水,可在腹膜透析液或腹膜透析导管内加入含肝素盐水,避免血凝块阻塞。

(3)避免腹腔导管移位。

4.治疗

(1)0.9%氯化钠注射液 50～60 mL 快速、加压推入腹膜透析导管。

(2)如果怀疑纤维素或血凝块堵塞导管,使用尿激酶封管。如尿激酶1万～2万U加入生理盐水 5～10 mL 推入腹膜透析导管中。

(3)轻泻剂,保持大便通畅并增加肠蠕动。

(4)加强活动。

(5)内科保守治疗无效者可考虑手术处理。

(6)如网膜较长,可进行网膜悬吊术或适当切除部分网膜。

(7)如果导管扭转所致,多发现在术中腹膜透析导管从隧道引出时发出扭转。调整隧道中腹膜透析导管的角度和方向。

(三)疝

1.原因

(1)各种原因导致患者腹壁薄弱。

(2)手术置管时选用腹正中切口。

(3)腹直肌前鞘缝合不紧密。

(4)腹膜透析时腹内压升高,站立位、大容量透析液以及高渗透析液的使用。

(5)患者营养状况,切口愈合不良。

2.诊断

(1)临床表现:

①腹壁局部膨隆,当腹膜透析液放入时,局部膨隆更明显。

②如腹部膨隆不明显,让患者站立或做一些增加腹部压力的动作则疝突出更明显。

③如果没有嵌顿,一般可以回纳。

④根据突出部位的不同,分为脐疝、切口疝、腹股沟疝、管周疝等。

(2)超声检查可区别管周疝和血肿、脓肿等肿块。疝固体表现,其他则成液体表现。

(3)必要时腹部 CT 可以明确定位,见造影剂通过疝囊进入腹壁。

(4)腹股沟疝行超声或 CT 时应包括生殖器,以便与阴囊水肿鉴别。

3.预防

(1)避免长时间做咳嗽、负重、屏气等增加腹部压力的动作。

(2)选旁正中切口并严密缝合前鞘。

(3)避免大容量腹膜透析液留置腹腔,除非病情需要。

(4)术前询问相关病史并做详细检查,如有疝,应在置管手术前修补。

4.治疗

(1)一般需要外科手术修补。

(2)如果疝不能回纳或有疼痛,考虑嵌顿疝,需急诊手术。嵌顿疝有时会导致透壁性渗漏和腹膜炎,因此任何表现为腹膜炎的患者应及时检查是否存在嵌顿疝。

(3)外科修补时使用补片进行无张力缝合。

(四)渗漏

1.管周渗漏

(1)原因:

①置管时腹膜荷包包扎不严密或损伤腹膜透析导管。

②腹膜透析液注入腹腔后导致腹内压升高。

(2)诊断:

①临床表现。

a.液体从管周流出。

b.腹膜透析液放入时尤为明显。

c.常发生在导管置入术后。

②渗液生化检查。

葡糖糖浓度明显高于血糖。

（3）预防：

①手术时荷包结扎紧密,可采用双重结扎,并注意避免损伤腹膜透析导管。

②置管手术后休息 1～2 周开始透析。如期间必须透析,采取小剂量半卧位腹膜透析。

（4）治疗：

①引流腹膜透析液,放空腹腔,停止透析 24～48 h。腹腔放空腹膜透析液的时间越长,渗漏治愈的机会越大。

②避免渗漏的出口部位进行结扎以免液体会进入腹围的皮下组织。

③如果期间患者需要透析,可先行血液透析过渡。

2.腹壁渗漏

（1）原因：

①腹膜存在先天性或后天性缺陷。

②手术时荷包结扎过紧,腹膜透析液渗出进入腹壁。

③手术后合并有导致腹腔压力增高的因素。

（2）临床表现：

①腹膜透析液流出量减少伴体重增加。

②腹壁局限性隆起水肿或皮下积液。

③引流的腹膜透析液量常低于注入的量,常易被误诊为超滤衰竭。

3.预防

（1）手术时荷包结扎紧密。

（2）置管后休息 1～2 周开始透析。如期间必须透析,采用小剂量半卧位腹膜透析。

（3）避免长时间咳嗽、负重、屏气等增加腹部压力的动作。

（4）减少大容量腹膜透析液留置针腹腔内,除非病情需要。

4.治疗

（1）常需要仰卧位透析。

（2）透析时减减少透析留腹容量和透析剂量或透析治疗。

（3）上述方法无效时进行外科修补。

二、相关感染并发症预防及处理

（一）腹膜炎

腹膜炎指患者在腹膜透析治疗过程中由于接触污染、胃肠道炎症、导管相关感染及医源性操作等因素造成致病菌侵入腹腔引起的腹腔内急性感染性炎症。

表现:透析液浑浊;腹痛;发热。

处理:致电腹透中心,咨询腹透护士,如怀疑为腹膜炎,保留浑浊的腹透液,必须立即到医院进行处理,并带上排出的浑浊透析液及蓝夹子、碘伏帽。

预防:强调无菌观念,净化操作环境和强化洗手观念,注意无菌操作,避免接触污染。加强患者肠道方面的护理,注意饮食卫生,避免暴饮暴食,避免肠道感染。增加机体免疫力,预防呼吸道感染。应加强导管出口的护理,避免出口处感染或隧道感染,及时治疗便秘和肠炎。

(二)出口处和隧道感染

1. 出口处感染

表现:出口处发红;肿胀;按压时疼痛;出口处有脓性分泌物。

处理:立即通知腹膜透析中心,并到腹透中心进行处理。

出口处感染的预防:坚持良好的卫生习惯,每日清洗出口处皮肤,保持其清洁无菌。每次换液前注意手的清洗。妥善固定导管,避免涤纶套外露。改善营养状况。如反复出现金葡菌感染可使用莫匹罗星软膏每天两次鼻腔涂用,共 7 天。

2. 隧道感染

表现:腹透导管出口处上方 2.5 cm 以上沿导管皮肤出现红、肿、热、痛,伴或不伴发热、分泌物。

处理:立即通知腹膜透析中心,并到腹透中心进行处理。

隧道感染的预防:保持出口处清洁、干燥,出口感染时每日至少换药一次,用碘伏擦洗出口处,可用手沿隧道轻轻挤压帮助分泌物排出,注意无菌操作,动作轻柔。

三、换液过程中出现的异常情况

(一)腹透液灌入或引流困难

原因:管路受压或扭曲;纤维条索阻塞;腹腔内导管移位或大网膜包裹。

处理:

(1)检查是不是所有的夹子和旋钮都打开了。

(2)检查管路是不是有扭曲或压折。

(3)检查腹透导管,短管、出液管和引流袋。观察有无血凝块。观察有无纤维块。

(4)用手加压透析液入液袋查看液体流入是否通畅。

(5)换用不同体位引流,可通过直立体位,下床步行,由上至下腹部按摩等方法,看看引流是不是有改善。

(6)是不是近几天没有排大便,有时便秘会引起肠道扩张,压迫腹膜透析导管导致引流不畅。如果有,可以在医生的指导下服用缓泻药。

(7)上述方法均不能解决,给腹透中心打电话,立即回医院,请医生、护士进行处理。

(二)透出液混浊或纤维条索增多

处理:

(1)保留混浊透出液带回医院进行检查。

(2)立即打电话回透析中心向医生进行进一步咨询。

(三)透出液呈红色

原因:女性,每个月经周期开始前一两天,或者剧烈活动或搬运重物后。

处理:

(1)如果为妇女月经期,可观察,不予特殊处理。

(2)如果量少,颜色呈浅粉红色,一般不需特殊处理。

(3)用 1.5% 腹透液 2 L 冲洗腹腔,如颜色变淡不做特殊处理,避免使用抗凝药物。

(4)必要时打电话回透析中心咨询。

(5)无明显原因应立即打电话给透析中心,必要时回医院进行进一步处理。

(四)连接短管接头污染

原因:操作不慎。

处理:

(1)关闭螺旋开关,停止更换透析液,用夹子夹闭导管,用碘伏帽封闭短管。

(2)立即到腹透中心更换短管。

(3)酌情使用抗生素头口服 2 天。

(五)导管与钛接头或与短管脱离

原因:未经常检查结合部位是否紧密所致。

处理:

(1)立即用蓝夹子在近皮肤较近位置夹住导管。

(2)用碘伏棉签消毒短管(钛接头)和导管后用消毒纱布包裹导管末端,至腹透中心。

(3)在腹透中心更换新短管,酌情使用抗生素口服 2 天。

(六)导管或透析短管破漏

处理:

(1)在出口处和渗漏/损坏位置之间用蓝夹子夹住导管,碘伏棉签消毒渗漏位置,用消毒纱布包裹渗漏位置,胶布固定纱布,立即回透析中心请腹透护士进行消毒和进一步处理。

(2)如更换透析液期间出现上述情况立即关闭短管螺旋开关,停止更换透析液,余步骤相同。

(3)预防性使用口服抗生素。

三、液体负荷过重

表现:水肿、血压升高、超滤量或尿量减少、呼吸困难、胸片示肺淤血等。

处理:

(1)水钠摄入的控制:是否饮水没控制,过多,高钠饮食,则要控制水、钠摄入,水分的摄入以维持干体重为目标,通过尿量加腹透超滤量再加上非显性失水来估计水分清除。每日钠摄入量小于 3 g。

(2)使用利尿剂:可使用袢利尿剂(呋塞米)以增加尿量。

(3)使用高糖透析液:可使用 2.5% 腹透液或 4.25% 腹透液增加超滤。

(4)调整腹透液留腹时间和交换次数:增加腹透液交换次数来增加超滤量,而在同样透析剂量下留腹时间的增加有助于对钠的清除。

四、脱水

原因:过度限盐限水,严重的呕吐、腹泻或进食差;使用高渗透析液不当,单位时间超滤过多。

表现:口干及皮肤皱起或缺乏弹性;血压低(收缩压<100 mmHg,舒张压<60 mmHg);体重下降;头晕;全身无力,肌肉痉挛。

处理:

(1)如过于严格控制水(天气热,汗多,皮肤蒸发),就要适当增加入水、盐补充。

(2)如在用高渗透析液,则要停止,降低腹透液浓度,延长留腹时间。

患者应留意血压和体重,如血压过低,又觉头晕,应立即仰卧床上休息,双腿略为抬高,可饮用一杯暖的盐水 250 mL 补充容量,如症状无缓解则与腹膜透析中心联系就诊。

五、腹痛

原因:入液时腹内压增高,腹透液 pH 过低,透析液温度过高或过低,透析导管末端刺激。

处理:

(1)可减慢液体进出速度(减少高度差,开小短管开关,适当握住出液管,避免空气进入腹腔刺激横膈神经)。

(2)症状明显者可不完全引流,允许腹腔存留少量液体。

(3)控制透析液温度在 37 ℃。

(4)在透析液中加入利多卡因 50 mg/mL。

六、便秘

原因:

(1)食物中纤维素含量不足。

(2)含钙药物副作用。

(3)缺乏运动。

(4)腹腔长期承受透析液的水压而减慢肠道蠕动能力。

处理:

(1)养成良好的大便习惯。

(2)多进食含高纤维素的食物,如纯麦面包和高纤麦片等。

(3)进行适量运动。

(4)增加肠蠕动药物。

第五节　腹膜透析患者的液体平衡指导

一、合理的饮食原则

腹膜透析时,合理的饮食可以起到保持健康和身心愉快的作用。下面这些原则帮助选择正确的食物。

可多吃的食品:

(1)优质动物蛋白。

(2)富含 B 族维生素和维生素 C 的食物。

(3)含丰富纤维素的食物。如:全麦面包、糙米、粗面面条和高纤维的麦片。这样可以避免便秘,而便秘在腹膜透析时容易导致腹腔感染。

应该少吃的食品:

(1)避免食用高磷食物。

(2)限制盐的摄入,防止液体负荷过重。

(3)限制甜食和脂肪的摄入。

二、营养指导

1. 热量

充足的热量是改善营养状态的前提,透析患者热量摄入必须充足,以满足机体活动及治疗本身的需要,达到维持体重,避免蛋白质作为热源分解而产生更多的代谢产物。透析患者在轻度活动状态下,能量供给应达到 $35\sim40$ kcal/kg·d。在合并严重感染患者处于高分解状态或体重低于标准体重 $10\%\sim20\%$ 时,能量供应应达到 45 kcal/kg·d。热量主要来自碳水化合物和脂肪,碳水化合物占 $50\%\sim60\%$,限制单糖及双糖的摄入,以避免产生或加重高甘油三酯血症。如为肥胖患者,应适当限制热量。

2. 蛋白质

透析患者每天需要摄入一定的蛋白质才能保证营养需要。人血白蛋白水平是临床上判断蛋白质营养状态最常用的指标。稳定的透析患者每天的蛋白质丢失量为 $5\sim15$ g,其中白蛋白占 2/3。因此,维持性腹透患者 DPI(每日每千克体重蛋白)$\geqslant1.2/(kg·d)$,DEI(每日每公斤体重能量)$\geqslant147$ kJ/(kg·d)或 126 kJ/(kg·d),其中至少 50% 为优质蛋白,富含必需氨基酸多的高生物效价动物蛋白。

3. 脂肪和胆固醇

脂肪应占每日总热量 30% 以下,以多不饱和脂肪酸为主。患者避免摄入动物脂肪、奶油及制品、椰子油、动物内脏、鱿鱼、鱼子、蟹黄、蛋黄及油炸食物,以免加重高脂血症,增加动脉硬化发生率。同时限制胆固醇的摄入量,每日应小于 300 mg。

4. 维生素

透析患者的维生素缺乏主要是由于摄入少、药物影响维生素的吸收、代谢改变及透析可丢失水溶性维生素。因此,透析患者需补充叶酸、B 族维生素及维生素 C 等,多吃新鲜水果,富含纤维素的食物。

5. 水、电解质

液体的入量:透析患者要严格控制水的摄入。

每日入量＝500 mL＋前 1 天尿量＋腹透超滤量。

水分包括:饮水、汤、米(面)、蔬菜、水果等所有进入体内的液体。

钠:透析患者应限盐,限盐主要是限钠,如果钠过多,会引起高血压、水肿、心力衰竭等,每日食盐量应<3 g,不要吃腌腊、罐头食品。

钾:大多数尿毒症患者会出现高血钾,它会使患者出现四肢无力、口舌发麻、心律失常,甚至心脏骤停。所以需要少吃高钾的食物,例如:新鲜水果类(香蕉、橘子、柚)、蔬菜类(西红柿、土豆片、蘑菇)、水果汁、啤酒、红酒。

磷:尿毒症患者易发生高磷血症,血磷升高会导致继发性甲状旁腺功能亢进、肾性骨病、软组织钙化,出现皮肤瘙痒、骨质疏松、骨折等,应少吃含磷高的食品(奶制品、豆类、动物内脏、虾米、坚果等)。

三、保持正常肠道功能

注意饮食卫生,忌辛辣、刺激食物。多吃含丰富纤维素的食物,保持大便通畅。

四、日常活动

适当锻炼身体可改善机体内糖的利用,可增加肌肉的体积和强度,改善肌肉的耐力,同时可增加食欲,改善心肺功能,降低血压,改善胰岛素拮抗等。鼓励患者根据自己的体力做适当的体育锻炼,锻炼同时注意保护好腹透管的安全,避免做引起腹内压增加的运动。

因腹腔长期携带透析液,对腰部带来沉重的负荷,可能导致腰痛或背痛,患者应保持正确姿势,避免长期站立,或提重物,避免发生疝气。

五、工作

原则上可以照常工作,但一些比较需要体力劳动的工作可能会增加脊骨的负荷,最好尽量转换一些轻便的工作。一般家居事务(例如打扫、清洁、买菜、煮饭),都可以应付自如。

六、个人卫生

(1)保持良好的个人卫生习惯对于防止腹透相关感染也非常重要。

(2)手术后2周内不能洗澡,之后可以在洗澡袋的保护下淋浴。如果可能,每天进行一次淋浴,水从上至下淋浴,不能盆浴,不能让出口处浸泡在水里。洗澡前,用洗澡袋保护好透析管。洗澡完毕后,先用纱布轻柔地蘸干出口处周围皮肤后丢弃,然后再用洗澡巾擦干身体的其他部位。穿好衣服后再行出口护理。

(3)内衣每天更换,洗头最少3天一次。

(4)不穿紧身的衣裤,以免导管屈曲或压迫导致破裂。

(5)佩带腰带,腰带每天更换并及时清洗。

七、保证透析效果,在日常治疗中的注意事项

(1)尽量增加每次灌入腹腔的液体量。标准的透析液每袋有2 L液体,应该把它全部灌进腹腔,这样可以增加代谢废物的清除效果。

(2)保证换液次数。有些患者可能会觉得麻烦或临时有事就会不经医生同意就自己减少换液次数,也许在短时期内并不会觉得有什么不舒服,但经常如此就会出现透析不充分了。

(3)保证最佳的腹膜透析液留腹时间,这样才能给代谢废物的清除提供最适宜的交换时间。还需要接受腹膜平衡试验(PET)检查,确定腹膜特性,这样医生才能帮助制定最适合的治疗处方。

(4)适当使用超滤多的腹膜透析液。高浓度的腹膜透析液可以清除更多的水分,随着水分的排出,也会有部分代谢废物一起排出。所以适当使用高浓度透析液不仅可以更好地消除水肿,而且有利于实现透析的充分性。可以根据医生的处方,选择使用不同浓度的透析液。

(5)定期回院检查,保证治疗效果。应该每个月回院复查1次,这样医生才能根据实际情况进行相应的检查,评估病情,评估治疗是不是充分,制定出最适合的治疗处方,这是保证治疗效果,提高生活质量,改善预后的重要手段。

第八章　慢性肾脏病的随访

第一节　CKD 随访管理中心的建立

一、CKD 随访管理中心的建立的意义

慢性肾脏病(Chronic Kidney Disease,CKD)有高发病率、高死亡率、高额的医疗费用和低知晓率的特点,是严重危害人类健康、影响国民经济发展的重大疾病,已受到国内外的广泛关注。世界范围内 CKD 的患病率呈上升趋势。美国和荷兰 CKD 的患病率为 6.5%～10.0%,美国的肾脏患者已经超过 2000 万,医院每年收治肾脏患者高达 100 多万。我国 CKD 的患病率为 10.8%,估计我国成人中 CKD 患者达 1.195 亿例。北京、广东、上海和西南片区的患病率依次为 13.0%、12.1%、11.8%、18.3%。2002 年美国肾脏病与透析患者生存质量指导指南(KDOQI)CKD 临床实践指南推荐的 CKD 进展模型提示:CKD 若得不到有效的控制和治疗,最终将进展为肾衰竭,影响患者的生存质量,加重家庭、社会的经济负担。在我国台湾,所有导致患者死亡的疾病排序中,肾脏疾病排在第 10 位。因此,应尽快对 CKD 患者进行有效的治疗和管理。2012 年改善全球肾脏病预后组织(KDIGO)和肾病学学者建议进展期的 CKD 患者应由一个多学科的包括肾科医生、护士、营养师和药剂师的管理中心进行管理。目前美国、日本等国家已经意识到 CKD 防治的重要性,我国台湾也于 2001 年开设了卫生教育专业,培养专业的人员对 CKD 患者进行教育和管理。

二、如何成立 CKD 随访管理中心

(一)多科联合

成立门诊 CKD 患者管理中心与门诊合作,在门诊肾脏病专区设立"以患者为中心"的 CKD 随访管理中心,该中心由肾科医生诊断室、营养诊断室和护士随访门诊、患者候诊室及患者档案室组成。

(二)组建管理团队

组建 CKD 患者管理团队管理中心采用自愿参与和择优选用相结合的原则选择成员,包括肾科主任、CKD 亚专业医疗组长、专职随访护士、营养师、肾科医生,构建肾科主任中心组长组员的三级管理体系。其中,肾科主任负责 CKD 中心的整体运作、选拔和培养中心成员、宣传、与其他部门的合作等工作;组长负责 CKD 中心的日常运作事务、组员与主任间的信息传递、中心质量控制等工作;肾科医生完成 CKD 患者的临床评估、患者诊断与药物治疗;营养师负责 CKD 患者的营养评估及膳食指导;专职随访护士负责 CKD 患者随访档案管理、患者病情追踪和患者教育等工作。

(三)肾脏病门诊护士选择

增设 CKD 护士随访门诊,随访门诊由具有丰富肾科临床护理经验和良好沟通能力、参加

过 CKD 随访管理培训的护士坐诊。随访护士就 CKD 患者健康教育的实施方法、影响因素、健康教育途径以及患者个体需求的变化等问题进行分析,制定科学、合理、经济、有效、个体化的 CKD 健康教育方案,为随访的每例 CKD 患者提供针对性的健康教育。同时,为符合随访条件的 CKD 患者建立随访档案,记录每例患者的基本资料常用实验室指标、随访内容和效果等,方便 CKD 中心所有人员查阅,同时为 CKD 患者相关研究提供原始资料。

(四)营养门诊护士选择

应增设 CKD 营养门诊,该门诊由专业的营养师坐诊,营养师对 CKD 患者进行营养评估,确定患者的营养问题后作相应的膳食指导。

(五)CKD 随访管理中心工作模式

一般使用多学科整合模式和 5A 或 5E 模式及个案管理、自我管理模式等模式在慢性肾脏患者门诊随访中。慢性病照护"5A 模式"符合 CKD 患者以自我管理为核心的发展需求。询问(ask)、评估(assess)、建议(advice)、帮助(assist)、随访(arrange),按流程实施闭环健康教育随访管理。5 个 E 的理念是指通过评估(evaluation)、教育(education)、鼓励(encouragement)、锻炼(exercise)工作(employment)的应用过程,让患者积极配合治疗,同时参与疾病管理及日常生活,回归家庭、回归社会。

(六)多学科整合模式

多学科整合模式是目前 CKD 管理效果最好的模式,国际上很多 CKD 管理都是家庭医生或者全科医生和肾内科专科医师共同参与。

(七)患者自我管理模式

患者自我管理模式通过自身行为的约束来保持和促进自身健康。通过自我管理能够积极改善病情进展,减少不必要的医疗花费,提高慢性肾功能不全患者自我管理水平,可以改善生存质量。

三、CKD 随访管理中心工作流程

(一)CKD 患者首次就诊流程

CKD 患者初次就诊时,医生向患者介绍该项目,根据患者病情指导患者到 CKD 护士随访门诊和医生评估,符合纳入标准者进入护理门诊,护士评估院外情况并建立档案;征求患者同意,共同确认健康计划及完成时间;给予生活方式、饮食调整建议,在病历本上书写指导要点,指导并要求患者使用食品电子秤及标准控盐勺,按时填写随访日志,复诊时携带,并指导其携带档案进入营养门诊,营养师评估其营养状况,制订食谱;患者到护理门诊交回档案,护士应用健康教育工具帮助其理解落实计划,将评估、计划、处方等资料录入数据库,安排患者复诊时间,结束就诊。

(二)CKD 患者的复诊管理

1.复诊前 3 日工作准备

复诊前 3 日对患者进行短信提醒,复诊日患者先到 CKD 护理专科门诊测量血压、体重及评估随访日志;再到肾内科门诊接受医生诊疗,检查后回到护理门诊,由护士根据数据库前期资料评估计划完成情况,与其共同制订下一步健康管理计划;结合检查及评估结果给予建议并帮助其落实;根据医嘱安排相应学科介入,告知复诊时间,患者取药后结束就诊。

2.门诊护士数据汇总

门诊护士每周汇总数据,及时与医生讨论病情。对未能按时复诊患者进行电话随访,督促复诊。对饮食控制困难者均给予重点指导,增加电话及门诊随访次数。设立肾内科门诊及CKD护理专科门诊,并联合营养门诊,由肾科医生、专职护士、营养师在固定时间同时出诊,从服药、生活方式、饮食方面共同对患者进行指导;制订就诊及健康教育标准化流程、考核标准,护士长每月监控、评价健康教育质量。

四、CKD门诊具体工作内容

(一)患者健康教育

(1)患者健康教育及自我管理为核心理念,经培训的CKD护士为主导责任制,专业营养师参与让患者饮食营养更趋于合理,培训社区医师和三级医院肾病专科医师共同参与管理及连续性照护。

(2)将就诊流程、门诊医护人员、就诊地点及联系电话制成随诊卡片,发放给患者并告知。制作随访日志,要求患者在家中监测血压、心率、血糖、尿量、饮食、运动及睡眠时间,并记录在随访日志上,复诊时,CKD护理专科护士评估患者的随访日志;与患者共同制订健康管理计划,复诊时评估健康管理计划完成情况,强化跟踪未完成项目。

(3)建立并规范个人档案及数据库录入方法;要求患者每月复诊1次,建立复诊警示系统,复诊前3 d进行短信提醒;对超过1周末复诊者,进行电话随访。

(4)通过CKD自我管理量表评估自我管理能力,Morisky服药依从性量表评估服药依从性,用随访依从率评估随访依从性,用每日钠盐、蛋白质摄入量(dietary protein intake,DPI)评估饮食依从性,根据指南、评估结果及中国肾患者食物交换份制订肾病食谱,对患者进行服药、心理调整及躯体活动指导,强调"四低一高"(低钾、低磷、低钠、低蛋白、高热量)饮食的重要性。

(5)根据患者的性格、文化程度、年龄等,进行个体化健康教育:中青年(<60岁)以多媒体为主,纸质材料为辅;老年人(≥60岁)以纸质材料为主,电话随访为辅。控制健康教育时间,首次聊天式评估(≤30 min),再次结合评估及检查结果进行指导(≤15 min)。

(6)微信公众号5次/周按"了解肾脏、肾病如何吃好、生活方式调整须知、用药常识、肾脏替代治疗"版块推送,与留言者互动;建立医护患微信群,发掘"内行"患者,鼓励患者进行"患患互助";通过问卷收集患者的健康教育需求,每2个月进行1次集体健康教育。

(7)护士24 h配备移动电话,解决患者的紧急问题。

(8)根据患者CKD分期,制作不同疾病阶段的公共教育课表,并制作生动易懂的幻灯片、视频,教育内容包括肾病基础知识、随访重要性、延缓肾病进展措施、用药护理、饮食原则、高血压、高血脂、高尿酸等并发症的预防与护理、贫血治疗及护理、替代治疗方法、血液透析准备时机、透析管路介绍等。

(9)制作统一健康教育文件及工具,帮助患者理解实施,如制作1:1食物模型、标准控盐勺、控油壶、食品电子秤,常见食物成分表、高钾、高磷食物自查表,常见高磷、高钠、高钾、高嘌呤食物彩色图例健康教育板,将高尿酸血症、高血压、贫血、水肿等症状及饮食护理要点制成"纸质版护理处方"。

(10)与患者共同制订健康管理计划,阶段性改善目标具体可行。记录并反馈随访日志强化患者的自我管理行为,变被动接受为主动治疗,将管理健康的权力还给患者,也是心理学家指出的自我管理新趋势。健康教育材料与工具及护理处方帮助患者更好地落实健康管理计划。护士长定期质量监管为以同质化为基础的个体化教育提供保障。每周5次微信公众号推送知识满足持续系统健康教育的需求,培养患者的阅读习惯。微信群及24 h电话增加医护患三方交流的及时性与广泛性。鼓励"内行"患者帮助其他患者,固定时间集体接受健康教育促进中老年患者交流,满足个体化的健康教育需求,提高护理工作效率。

(11)大多数患者多年后由慢性病出现肾脏病变,已经历长期治疗,对疾病管理和病情好转失去信心,随访依从率较低。医生、护士、营养师组成"三师共管"的慢病管理新模式,优化门诊就诊及健康教育流程;通过系统评价患者的病情及详细讲解可有效提高患者对疾病的认知度,帮助其重拾信心;应用复诊警示系统、短信及随诊卡片督促患者按时复诊。对未按时复诊者进行电话随访,询问其原因,告知患者按时随访的重要性,强化患者对随访的重视程度,保证随访的连续性。

(二)用药指导

1.用药特性

CKD患者需坚持长期服药,其经济负担较重,导致服药依从性差及随访管理难度高。强调进行持续健康教育,专病门诊及护理门诊的设立,增加了医护人员和患者之间的有效沟通。通过评估后反复的健康教育,提高了患者的疾病认知度,减轻其心理负担,提高了患者的用药安全意识,主动按时服药。

2.慢性肾脏患者药物代谢特点

根据肾功能损害的程度,慢性肾脏病可分为5个时期(1期表示肾功能最好,5期则最差)。

3.肾功能不全患者因为下述原因易出现药物中毒

(1)药物清除减慢:肾单位滤过率下降,导致药物原形排泄减慢;药物在肝代谢的产物从肾排泄减少;尿毒症毒素及继发的各种内环境紊乱影响肝代谢酶功能,使主要在肝代谢分解的药物清除率也下降。

(2)药物敏感性增高:对一些药物如麻醉药、镇静药的敏感性增高,导致中枢神经系统中毒的机会增多。

(3)接受透析的患者,血液透析或腹膜透析增加了部分药物的清除。

4.用药的注意事项

(1)要有明确的用药指征。

(2)根据肾功能减退程度调整药物剂量和给药方案,个体化用到。可以根据肾功能损害程度估算给药剂量。这种估算方法简单、易行,但是准确性较差,必要时可通过血浆药物浓度监测来评估。

(3)按照肾功能损害程度估计给药剂量(表8-1)。

表8-1 估计给药剂量

肾功能损害程度	肌酐清除率(mL/min)	血肌酐(μmol/L)	物剂量(占正常量的比例)
轻度损害	50～60	133～177	75%～100%
中毒损害	10～50	186～707	50%～75%
重度损害	<10	>707	25%～50%

（4）不良反应和毒性作用。熟悉药物在体内代谢的特点，密切观察药物的临床不良反应和毒性作用，如青霉素及头孢类药物中毒易诱发神经精神症状，抗结核药物异烟肼及胃肠动力药物甲氧氯普胺（胃复安）、吗丁啉中毒易发生锥体外系症状。如有条件可以测定药物的血浆浓度，如地高辛、氨茶碱、氨基糖苷类抗生素等。出现不良反应时，要及时调整剂量和给药方式。如确需应用某些有肾毒性的药物，则应减少药物剂量或延长用药间隔。血液透析或腹膜透析时清除较多的药物，需在透析后补充剂量。

（5）停药指征。如确定药物蓄积中毒，应立即停药，并采取加速药物排出或拮抗药物毒性的治疗措施，以利于患者恢复。

（6）用药遵循原则。尽量选用对肾无毒性或低毒性的药物；根据肾功能好坏调整药物使用的剂量。在临床工作中，有些药物对肾脏患者是禁止使用的（如庆大霉素等），有些药物则须谨慎使用，使用这些药物时往往需要密切观察。

（7）慢性肾衰时常用药物的剂量调整：

①抗感染药。氨基糖苷类、头孢菌素类、多黏菌素类、林可霉素、两性霉素 B、乙胺丁醇、氧氟沙星、万古霉素、甲硝唑等，需要调整剂量或延长给药间隔。磺胺类、呋喃类、头孢噻啶，应尽量避免使用。

②抗高血压药。钙通道拮抗剂（如硝苯地平）一般不必调整剂量，血管紧张素转换酶抑制剂（如卡托普利）应注意高钾血症的发生。

③镇静药。肾衰竭时人体对镇静药的敏感性增强，如安定的作用延长，应避免长期服用。

④内分泌和代谢疾病用药。胰岛素用量应减少，根据血糖水平进行调整。肾衰竭时应慎用二甲双胍。

⑤胃肠道用药。一些含镁缓泻剂和含磷催吐剂可引起镁和磷蓄积，应注意适量、短期应用。

第二节　患者随访管理

一、透析前 CKD 随访管理

(一)透析前进行 CKD 随访管理的意义

（1）在发达国家，糖尿病肾病、高血压肾小动脉硬化已成为慢性肾脏病的主要原因；在我国，这两种疾病在各种病因中仍位居原发性肾小球肾炎之后，但近年也有明显增高趋势。近两年新进入透析的患者中糖尿病性肾病已成为第一大病因，这可能与糖尿病患者经常于医院门诊配药化验，能够及时在透析前发现肾功能异常而进入慢性肾脏病门诊随诊有关。

（2）患者在慢性肾脏病门诊随访过程中，肾脏专科医生根据其不同的贫血程度及铁代谢指标，给予个体化的贫血处方，对于需要静脉补铁的患者可以在门诊或短期住院给予静脉铁剂治疗；同时专业的护士可以在门诊为患者进行皮下注射红细胞生成素制剂，从而大大提高了患者的依从性，有利于患者贫血的纠正。

(二)防治矿物质和骨代谢异常

矿物质和骨代谢异常的防治是慢性肾脏患者减少心血管疾病风险策略中的重要组成部

分。钙磷代谢异常和甲状旁腺功能亢进导致了血管钙化和发生心血管事件的危险性明显增加,并与透析患者增加的患病率和死亡率相关。随着透析年限的增加,肾性骨病(CKD-MBD)发病率越来越高,在治疗上也越来越困难,所以在透析前或在透析早期及早干预能明显降低CKD-MBD 的发病率。中国台湾的 1 项为期 3 年的前瞻性研究显示透析前的慢性肾脏病管理明显提高了患者磷结合剂、活性维生素 D 的使用概率,从而更好地控制了患者进入透析时的CKD-MBD。

(三)提高内瘘使用寿命

改善全球肾脏病预后组织(Kidney Disease:Improving Global Outcomes,KDIGO)推荐维持性血液透析患者能在透析前建立动静脉内瘘作为首次透析及长期透析的血管通路。目前国外许多研究都显示与中心静脉导管相比,维持性血液透析患者使用动静脉内瘘作为血管通路能明显提高患者的生存率并降低患者的住院率,临时中心静脉导管使用率的下降能降低患者的感染率及避免不必要的急诊透析。美国肾脏基金会在 2003 年就提出了"内瘘的首次突破倡议",使动静脉内瘘的使用率从 2003 年的 32% 提高到 2010 年的 56%,同时期动静脉导管的使用率从 40% 下降至 20%,但是他们发现终末期肾患者在首次血液透析时中心静脉导管的使用率仍然高达 82%,这与 2013 年美国的肾脏病数据系统报告的数据是接近的。既往国外相关文献报道,透析前的肾脏专科管理、患者的就诊频率及保险方式与透析时内瘘的使用率密切相关,Avorn J 等则直接指出透析前的慢性肾脏病专科管理能力明显提高血液透析患者首次透析时的成熟动静脉内瘘的使用率。在透析前慢性肾脏病门诊管理工作中,专科护士会进行动静脉内瘘的宣教,肾脏专科医生会根据患者的实验室指标及临床症状在适当的时机建议患者建立动静脉内瘘,从而有计划地建立血管通路,避免这些患者在进入透析时留置中心静脉导管。

(四)改善预后

透析前的慢性肾脏病门诊管理能明显改善患者进入透析时的血压、贫血、肾性骨病的情况,更好地把握患者进入透析的时机。在血管通路方面,大大提高了计划性通路建立的比例,明显降低了临时插管的比例。通过慢性肾脏病门诊的管理,患者在进入血液透析时的血压水平、贫血状况、残余肾功能、钙磷水平、甲状旁腺激素水平都明显好于未经过慢性肾脏病门诊急诊进入血液透析的患者。

二、透析患者的 CKD 随访管理

(一)透析患者进行 CKD 随访的意义

(1)目前我国终末期肾脏患者进入透析的时机相对比较晚,大多数患者进入透析时的残余肾功能小于 6 mL/(min·1.73 m²),原因可能与患者知晓率及治疗率低以及经济原因不愿就诊或未及时就诊有关。而进入透析的时机越晚,其潜在的风险越大。患者在门诊的定期监测以及所接受的透析前宣教有一定的关系,能够理解并愿意及时进入透析治疗,避免出现心力衰竭、高钾、严重代谢性酸中毒等急诊透析的情况。

(2)血液透析是肾病重要的治疗方法,其利用半透膜原理将血液中多余代谢产物排出体外,以达到净化血液的目的是急慢性肾衰竭患者肾脏替代治疗的重要方式,然而维持性血液透析在延长患者生存期的同时,营养不良是维持性血液透析患者的常见情况,给患者生活造成极大不便,影响了患者的健康,生活质量也随之下降。在CKD的病程进展中,许多患者伴有关节肌肉酸痛、易疲劳、肢体乏力、焦虑、抑郁、认知功能障碍等躯体和心理功能的进行性下降。皮肤瘙痒是进行血液透析治疗的慢性肾功能衰竭患者常见的并发症,其发生率为60%~90%。CKD随访管理中心应用奥马哈系统对血液透析患者进行管理。

(二)饮食指导

1.专案小组的作用

专案小组可以发挥多专业团队协助优势,根据原因制订可操作的干预措施,根据指南结合检查及评估结果进行针对性指导,强化生理指标达标率。血压、血尿酸与饮食及生活方式密切相关,低盐饮食可在一定程度上改善血压水平。血尿酸水平的升高与体内核酸代谢异常和肾脏排泄减少相关,体内嘌呤成分的基本来源是饮食,其很少能被机体利用,大部分生成了尿酸,与高尿酸血症密切相关,合并高尿酸血症患者需要严格控制食物中嘌呤的摄入。通过为患者建立健康档案,对其进行一对一的健康教育,为患者设定戒烟戒酒目标、告知各种食物中嘌呤水平、教会患者食物交换份的计算方法、定期监测生化指标、根据指标变化情况适时改变饮食控制方案、定期开展健康教育讲座等措施,改变患者不良饮食习惯和生活习惯。

2.低盐优质低蛋白饮食的益处

低盐优质低蛋白饮食可有效延缓慢性肾脏病进展。要求患者应用标准控盐勺、食品电子秤等量化工具,通过尿液测定客观反映每日钠盐量及蛋白质摄入量,通过三日饮食日记分析饮食未达标的原因,用数据强化指导落实平衡膳食的意义及方法,对病程长且病情重的患者加强心理疏导,增加随访次数,根据其饮食情况及个人口味制订个性化食谱,在肾病饮食原则的基础上尽可能保留原有的饮食习惯;同时注意与其家属沟通,提高家庭支持度,进而更有效地提高肾病饮食依从性。

3.纠正营养不良

(1)概述。目前临床上常用的肾脏疾病的治疗方式是持续性血液透析,血液透析能够帮助人体快速地清除体内的毒物,有利于显著提高急慢性肾衰竭的治疗疗效,但通过血液透析治疗也有可能导致营养不良等多种疾病并发症的发生。有研究显示,维持性血液透析治疗1年以上营养不良发生率可达30%~40%,其中重度营养不良反应约为10%、中度营养不良约为20%~30%。临床证实,营养不良会大大提高维持性血液透析患者的死亡率及相关并发症发生率。据调查,在临床透析治疗过程中,至少有50%以上透析患者因营养不良直接导致其死亡,或因透析并发症的发生而间接导致其死亡。慢性肾脏患者的营养不良与患者的死亡率及心脑血管等并发症密切相关。维持性血液透析患者往往营养知识缺乏、喜素食,营养物质长期摄入不足,再加上透析后营养物质进一步流失,使患者营养状况进一步恶化,从而导致营养不良的发生率很高,有数据显示,血液透析患者的病死率为21%~23%,营养不良是其独立危险因素。因此,改善维持性血液透析患者的营养状况对于延长透析患者生存期有着至关重要的作用。血液透析治疗过程较为漫长,治疗期间有效的家庭支持在保证患者治疗依从性及治疗效果方面有重要作用,且家庭支持护理可为营养干预的实施提供载体。必须让患者及家属意识到饮食管理的重要性及营养不良的危害性,请营养师或专科护士采用"一对一"的方式进行讲解,根据饮食原则并结合患者的自身特点,如年龄、病情、透析情况、活动量、饮食习惯等并制定个体化饮食管理方案,教会患者科学饮食,并联合家属起到监督作用,督促其实施。

(2)营养不良的概念。"营养不良"概念最早由Stenvinkel等于20世纪末提出,并明确指出"营养不良与炎症递质间的关系",而后美国学者 Kaysen GA 将维持性血液透析患者发生营养不良类型分为"Ⅰ型营养不良"与"Ⅱ型营养不良"两种类型,并沿用至今。

Ⅰ型营养不良即"非炎症型相关营养不良",主要特征为炎症因子水平明显增高,多由能量或(和)蛋白质摄入不足引起。临床表现为皮下脂肪减少、体重减轻、四肢无力、肌肉萎缩等,这主要与长期低蛋白、低热量饮食等生活习惯有关,可以改善饮食、补充营养等护理策略为干预原则。

Ⅱ型营养不良即"炎症型相关营养不良",多因机体释放的 C-反应蛋白、血清淀粉样蛋白A、肿瘤坏死因子-α 等炎症介质与细胞因子相互作用而致病。Ⅱ型营养不良的发生与炎症因子息息相关,即炎症因子水平显著增高,且患者人血白蛋白明显降低,还伴有氧化应激反应及蛋白质分解代谢升高等情况的发生,通常临床上将维持性血液透析患者的这种炎症状态又称为"微炎症状态"。一般情况下,通过传统饮食干预对Ⅱ型营养不良效果甚微。

(3)营养不良的原因。营养不良是血液透析患者常见的并发症,导致其发生的原因如下:

①疾病因素引起患者生理痛苦较大,影响患者食欲,导致患者营养摄取不足。

②患者自身饮食结构不合理,导致营养不良。

③患者机体容量负荷加重、内分泌紊乱、酸中毒、炎症反应等状况导致机体蛋白质合成过程减慢,且机体处于高代谢状态,对蛋白质消耗增加,导致营养供给失衡。而营养不良发生后将引起机体机能及免疫力下降,从而影响代谢,增加感染风险,加重病情,引起恶性循环。

(4)护理营养指导步骤。护理营养指导干预的实施分为 4 个步骤:

①护理营养指导的开始:简要介绍护理营养指导的意义和目的,同时将调查中了解的情况与患者交流。

②探测矛盾心理与评估改变意愿:护理营养指导患者的疾病进展及过程中的困难,对他们的感受表示理解,鼓励患者配合。

③针对不同改变阶段采取干预措施:根据患者所处的行为阶段进行针对性的护理营养指导。

(5)均衡饮食。保证营养物质均衡是饮食疗法最基本点。一日三餐或多餐,规律进食,其热量分配为早餐占 2/5,午餐占 2/5,晚餐占 1/5,避免无节制饮食和偏食,每日可选择 30 余种食物,主副食搭配合理。注意食品卫生,保证食品质量,以新鲜食物为好。注意食物中蛋白质及水的含量。注意四个平衡:热能平衡(碳水化合物、脂肪、蛋白质),氨基酸平衡,各营养素之间的平衡和酸碱平衡。

(6)摄入充足的热量。热量摄入充足可防止组织蛋白质分解,提高蛋白质的利用率,避免过剩。对于活动量小、状态稳定、不胖的患者,建议摄入热量 35 kcal/(kg·d);对于活动量大、处于高分解代谢状态的患者,一般摄入热量 40~45 kcal(kg·d)。热量主要由糖类和脂肪来提供,糖类摄入量一般为 5~6 g/(kg·d),脂肪摄入量一般为 1.3~1.7 g/(kg·d)应摄取不饱和脂肪酸/饱和脂肪酸比例在 1.5 以上的食物,如植物油,可降低胆固醇、游离脂肪酸和甘油三酯,以免加重动脉硬化。

(7)蛋白质的摄入。每次透析可丢失蛋白质 2.0~3.5 g,透析患者蛋白质摄入量为 1.0~1.5 g/(kg·d),应选择以高生物次价的动物蛋白质为主,如鲜奶、蛋清、鱼、瘦肉等,补充各种必需氨基酸。植物黄豆、花生不可多吃。每周透析两次(10 h)的患者,蛋白质摄入量为 1.0~1.2 g/(kg·d),每周 3 次(15 h)的患者,蛋白质摄入量为 1.2~1.5 g/(kg·d),具体摄取蛋白质食物：大豆制品 50 g、瘦肉 50 g、鱼 60 g、鸡蛋清 25 g 等。

(8)脂肪的摄入。脂肪的摄入量为 46～60 g/d，烹饪油以植物油为主。由于鸡蛋蛋黄的胆固醇较高，所以可以食用蛋白，每日只进食一个蛋黄，避免进食无鳞的鱼、动物内脏和蟹等。

(9)食物纤维的摄入。食物纤维(膳食纤维)可分为不溶性纤维和可溶性纤维两大类。膳食纤维可使肠道粪便软化，防止便秘。血透患者每日必须量为 20 g/d，若每天保证 270 g 左右蔬菜的摄入量，即可保证 20 g 膳食纤维。具体摄取的食物：蔬菜 270 g、水果 100 g。血液透析患者应该禁食杨桃，杨桃对患者肾脏功能有害，中毒后会出现打嗝、抽搐、昏迷甚至死亡现象。透析患者应该补充叶酸、维生素 C、B 族维生素。每天可口服复合维生素 B_1、叶酸 1 g、维生素 C 100 mg。

(10)水分的摄入。水分的摄入对血透患者至关重要。每个患者的饮水量取决于尿量，一般以每日控制体重增加 0.5 kg 为宜，透析期间体重增加 3% 为宜，最多不宜超过 5%，这样才能提高生存质量。

(11)钙的补充。尿毒症患者多数血钙水平降低，出现手足抽搐，需增加钙的摄入量。患者应选用钙含量较高又容易被机体吸收的食物，牛奶中的乳钙容易被机体吸收，故可作为首选，其次可选择鱼、虾。定期进行实验室检查，发现血钙过低可服用碳酸钙、葡萄糖酸钙等，提高血钙浓度。钙的推荐摄入量为 1500 mg/d。

(12)限制钠、钾、磷的摄入。钠是人体不可缺少的无机盐之一。若摄入量过多，会引起口渴，饮水量增加，体重增加，血压升高等。因此，应严格掌握食盐摄入量，每日摄入量 2～3 g 以内，严重高血压者，一般每天 0.5 g 以下。临床低钠盐膳食分为三种：低盐膳食即每天摄入钠 2000 mg，食盐量为 2～3 g，或酱油 10～15 mL，忌食一切咸食，如腌制的咸菜、咸肉、咸蛋、咸鱼，还有香肠、腊肠、荤菜制成的罐头及甜面酱；无盐膳食即每天摄入钠 1000 mg；低钠膳食即每天摄入钠为 500 mg 以内。血透患者减少钾的摄入，血钾紊乱导致心律失常，是导致患者死亡原因之一。对于肾衰患者高血钾比低血钾危害更大。含钾较丰富的食物主要是植物性的，如蔬菜、水果、豆类等。少尿及处于高分解代谢状态的患者应忌食根茎类植物、干货、干果、橘子、香蕉、柠檬等含钾高的食物。每周透析 2 次的患者摄入量应控制在 1300 mg/d 以内，每周透析 3 次的患者控制在 1500 mg/d 以内。肾衰患者排泄磷障碍，导致高磷血症。高磷低钙可引起代谢性骨病、患者常有骨病、关节痛、肌肉无力、四肢不适等，因此应限制磷的摄入。含磷高的食物有牛肉、奶制品、坚果、动物内脏、鱼子、花生等。磷的摄入量与每日蛋白质的摄入量有着密切的关系，每 100 g 蛋白质含磷 1000～1500 mg，因此很难做到在限制磷的同时又摄入足够的蛋白质，故大多数患者需要使用钙磷结合剂治疗高磷血症。钙磷结合剂要和富含磷的饮食一同服用才能起到降血磷、升血钙的作用。磷的摄入量应小于 900 mg/d。

4.饮食护理中应注意的问题

(1)注意做好心理护理。焦虑、忧郁、恐惧、悲哀等不良情绪，可引起交感神经兴奋，抑制胃肠蠕动和消化液的分泌，而使患者食欲降低，进食减少；而轻松愉快的心理状态则会促进食欲，保证营养的消化和吸收。因此，对维持性血液透析患者，在饮食护理中，切不可忽视心理护理，促使患者精神愉快，提高对饮食疗法的依从性。

(2)做好初次血液透析患者及家属的饮食宣教工作极为重要，要求患者及家属了解饮食控制在提高患者透析质量、降低透析并发症中的重要性，使其在透析的早期阶段就养成良好的饮食习惯。嘱咐患者透析间期体重的增长应不超过干体重的 3%～5%，计算液体摄入量时应把食物中的水分计算在内。

（3）高蛋白饮食多富含钾、磷并可提供更多的氢离子在考虑蛋白质营养时，一方面要维持氮平衡，防止蛋白质缺乏，并尽可能减少蛋白质代谢产物的蓄积；另一方面还要避免高钾血症、高磷血症和重度代谢性酸中毒。因此，一定要对患者进行宣教，讲解营养要求，不断调查患者各种营养成分的摄入量，帮助患者合理安排饮食，制定个体化的饮食方案，并要根据个体需要的不断变化，持续观察，及时调节。同时，还要让患者了解各种食物的营养成分，并学会这些食物的烹调方法，以供患者正确食用。

（4）由于饮食的限制，大多数患者因为食物种类单一再加上透析不充分、恶心呕吐等因素，故食欲受到影响。可以鼓励患者及家属改变烹饪方法，减少食物中钾的含量，减少钠的摄入。如绿叶蔬菜在大量水中浸泡 30 min 以上，然后再放入较多沸水中煮 3～5 min；马铃薯等去皮后切成薄片，浸水后再煮。以上方法可使食物中的钾离子游离入菜汤中，弃汤吃菜，既能降低蔬菜中的含钾量，又能多吃蔬菜，增加纤维素的摄入，保持大便通畅。

（5）合并消化系统及心血管系统疾病患者的饮食。如合并慢性胃炎、胃溃疡、肠炎、腹泻或有上消化道出血史的患者，应供给易于消化的软饭菜；对于急性心力衰竭的患者应严格控制水分的摄入，禁食流质或半流质饮食；禁食酱菜等含钠高的食品，应给予饼干面包白煮蛋等含水量较少的食物，待病情稳定后，方可放宽饮食标准。患者如感觉口干，可以用湿纱布湿润口唇或用水漱口。

（6）饮食中水盐控制主要依靠患者自觉实现，对不能严格控制水分的患者，要耐心地进行交谈，应有目的地、有计划地及时帮助和解答患者，纠正不良的饮食习惯及违反医疗原则的行为，使患者懂得容量负荷过重对心肌和血压的不利影响以及在透析中超滤过多会引发的并发症。应正确指导患者将饮食、透析方案及用药形成一个有机的整体，使患者能自觉地严格控制水钠的摄入，维持良好的营养状态，合理用药，充分透析，以促进早日康复。

（7）本次护理营养指导结束。根据患者的回答，再次强调疾病治疗的几个关键点，对下次阶段干预和护理营养指导的内容进行告知。

（8）掌握指导时间。初次护理营养指导时间在 30～50 min，以满足患者需求为护理营养指导重点，可适当地延长护理营养指导的时间，第 2 次面谈及电话随访时间根据患者所处改变阶段和教育内容的不同，时间控制在 15～30 min，为满足患者需求可适当地延长时间。

三、运动锻炼

（一）运动锻炼的意义

生命在于运动。合适的运动会促使全身的血液循环起来，使骨骼肌肉体系血液供应加强，肌肉的耐力以及力量得到有效加强，有助于延缓与防止骨质疏松问题。运动的时候经过流汗将水与盐排除，对高血压进行控制，经过排钾使得高血钾危险减小。运动使得呼吸肌与膈肌的活动增大，肺活量得到提升，使得机体对于氧需求加强。运动可以使得胃肠的蠕动加强，促使血液循环起来，促使食物吸收以及消化，对贫血有所改善，而且确保大便是通畅的。运动疗法关键是经过训练运动，在最大限度上使得透析患者已丧失或者是减弱的运动力得到缓解，使其自信心得到加强，对生活的质量进行改善，而且最终达成对身体问题的改善。

（二）运动锻炼的原因

1. 维持性血液透析（Maintenance Hemodialysis，MHD）

患者并发症日渐突出，严重影响了生活质量，加重了家庭和社会负担。这些并发症主要表现为躯体功能低下，如不宁腿、肌肉萎缩、肌力下降、心肺功能减退，以及心理因素障碍，如焦虑、抑郁、睡眠障碍。适当的运动康复不但可以改善机体活动能力，而且还能缓解患者的心理情绪障碍。

2. 美国肾脏病与透析患者生存质量指南（Kidney Disease Outcome Quality Initiative，KDOQI）

本指南建议"鼓励所有透析患者增加体力活动"。合理的运动训练在透析的初期就应进行，自我感觉良好时运动。运动时间通常为 15～30 分钟。运动应循序渐进，在专业指导下从小运动量开始，从简单的动作开始，从局部肢体活动开始，强度由低到高逐渐进展，使机体在康复运动过程中逐步适应，逐步提高。另外，运动的器具、方式、时间、运动力度、心肺适应等均需考虑。根据季节、环境调整运动，在过热或严寒气候下适当减少运动，运动前后测量脉搏、血压做好记录。

（三）运动锻炼的组成

（1）一个完整的运动计划应由有氧运动、抗阻力运动及柔韧性训练共同组成，并应根据个人康复目标、治疗需求及生活环境进行个体化设定。相比进行单一种类的运动训练，有氧运动联合抗阻运动更有助于提高 MHD 患者的峰值摄氧量、肌力、健康相关生活质量，改善低血压状态及抑郁状态。

（2）透析患者以有氧运动为主，可选择散步、骑自行车、游泳、上下楼梯、保健体操等，可以放松精神，消除疲乏，改善心血管功能。运动康复是一种无创性、低风险的治疗手段。肌肉活动可增加心肺功能耐力，调节神经递质传递，改善不良情绪；长期或短时间肌肉收缩可将肌肉细胞内的毒素（肌酐、尿素等）释放至血液中，通过血液净化有效地清除出体外。所以，血液净化联合运动康复，可以更好地改善长期血液透析患者并发症的症状。

（3）有氧运动指人体在氧气充分供应的情况下进行的中等强度的大肌群、节律性、周期性运动，通过反复进行的以有氧代谢为主的运动，使机体产生心肺和肌肉适应，提高心肺功能及全身耐力。有氧运动可不依赖任何设备，常见运动包括步行、慢跑、骑自行车等。在临床康复中常使用运动平板、功率自行车、心电遥测等康复器械，有助于提高训练效果，保证运动安全性。

（4）抗阻运动指拮抗自身或外界阻力时进行的运动，可增强肌肉力量及耐力，预防肌肉萎缩，分为徒手抗阻训练和器械抗阻训练。前者中施加的阻力主要由物理治疗师徒手或患者依靠自身重力提供；后者中施加的阻力由专门的器械提供，常见的阻力器械包括自由重量（沙袋、哑铃）、弹性阻力器械（弹力带、弹力球）、可变阻力器械等。

（5）柔韧性训练通过柔和的肌肉拉伸和慢动作练习来增加患者肌肉的柔韧性及关节活动范围，帮助防止肌肉拉伤或撕裂。

（四）运动处方

1. 运动目的

较强体力活动的水平与中等水平体质可以产出明显健康效果。在大部分情况之下，大众体力活动的水平愈高,其所获得健康效果也是愈加明显。大量学者专家对于 MHD 患者展开运动干预均得到满意结果,且证实到 MHD 患者实施运动能够得到大量健康好处。

2.运动的强度

通常是在较低的运动量出发,做到循序渐进,运动和休息是交替实施的;严禁有过度疲劳情况发生;在运动的前后应当对于血压以及脉搏等进行相关测量,而且将相关的记录做好。在透析期间的抗阻运动一般是采取 Borg 主观劳累的分级措施来将运动强度确定出来。Borg 主观疲劳感觉评分表是目前公认的可以对 MHD 患者的主观运动感觉进行良好评测的一种方法。RPE 按自我感觉分为 6～20 个等级,代表不同的运动强度,分值越高运动强度越大。MHD 患者的运动强度范围应设定在 12～16 分,为患者适合的中低运动强度(患者感觉稍微有点累,但又可以轻松地与人交谈,没有精疲力竭的状态)。低强度运动包括增加日常体力活动,适宜作为老年、有明显合并症、有已知脑血管疾病或高脑血管疾病风险以及长期不运动的MHD 患者的初始运动处方;中等强度运动是指达到最大摄氧量的 $50\%～70\%$ 的运动强度的运动可使心血管功能获益;高强度运动是指达到最大摄氧量的 80% 以上的运动。由于药物、液体负荷等的影响,医护人员应根据 MHD 患者运动时的症状及体征来制定运动强度,而不是根据目标心率[(220－年龄)×($60\%～75\%$)]。根据美国运动医学协会的推荐,MHD 患者应每周进行 3～5 天中等强度的有氧运动,每周进行 2 天抗阻运动以及柔韧性训练,在 1 次训练中,应包含 8～10 个不同的主要肌肉群,对于相同的肌肉群,应间隔 48 小时进行肌力训练。

3.运动的频率及时间

每次持续 30 分钟、每周 3～5 次的有氧运动训练,能够达到心血管功能获益、强化控制血压、改善脂蛋白代谢的目的。在透析间期的运动时间应当选取上午 9:00—10:00,还有下午4:00—5:00 或是饭后的 2 h,不应当进行空腹运动,特别是原发病是糖尿肾患者。其运动的时间通常控制在 25～30 min/次,不能够太长,免于使得体力负担加重。在运动开始之前进行 5 min 的热身运动,在结束之前也需要实施 5 min 的放松活动。透析中血流动力学不稳定的患者可以选择透析间期运动,通过改善心肺功能,增加其透析时血流动力学的稳定性。需注意,在透析前 2 h 进行运动更安全,在透析的后 2 h,超滤量增多,体液重新分布导致患者有效血容量减少、心排出量下降,可能增加低血压的风险。透析期的运动干预通常是于透析之前 2 h 实施的,这样安全系数会更加高;假如在透析之后 2 h 进行运动获得,液体在微血管会转移至组织间液,能够造成相对血的容量飞快减小,进而会使得运动难以继续实施。

4.非透析日运动锻炼

非透析日可以在康复中心运动或家里运动,MHD 患者在治疗师的指导下进行运动康复,一方面可以保证运动训练的有效性和安全性,另一方面可以全程监督患者运动、采集信息,制定个性化的运动康复处方。康复中心可以提供全面的康复措施及专业器械,有较成熟的康复流程和体系,提供包括生理功能评估、运动能力评估、康复咨询、物理治疗、作业治疗、文体康复等多种服务。国外的一些康复中心特别设有透析单元,以满足透析患者运动康复治疗的特殊需求。家庭运动的优势在于无须花费额外的费用,运动方式更自由、更多样化。对于身体状况较稳定的 MHD 患者,给予恰当的指导和鼓励,大部分患者都可以进行家庭运动训练。

(五)运动处方实施的影响因素

影响 MHD 患者运动处方实施的因素主要有两方面:一是内因,即患者自身的运动能力、对运动的兴趣及参与度;二是外因,主要包括护人员对患者的鼓励、监督、管理,专业人员配备、场地、设备等。

1.MHD患者运动减少的3个主要因素

(1)肌肉分解代谢和失用所导致的肌力下降。

(2)心血管合并症增加,导致MHD患者长期不运动状态,健康相关生活质量降低,如此恶性循环进一步导致运动减少。

(3)透析治疗本身伴随的身体不适,包括头晕、纳差、疲劳等。MHD患者的依从性也是影响运动康复效果的重要因素。

2.医护人员的作用

医护人员与MHD患者对待运动康复的态度存在差异,这在很大程度上决定医护人员是否能为MHD患者制定一个切实可行的运动康复计划,以及运动康复能否被广泛纳入至MHD患者的综合管理中。理想状况下,需要组成一个包括临床医生(肾脏病专家、心脏病专家、骨科专家、眼科专家、内分泌科专家等)、物理治疗师、运动生理学家、肾脏营养师、运动学专家以及护理人员在内的跨学科专业团队来共同制定运动处方、督促运动训练,保证运动康复计划的持续实施。

3.透析中心因素

我国已有多家血液透析中心针对MHD患者开展了运动康复,但透析中心实施运动康复的障碍主要在于缺乏资金、时间以及治疗师或运动相关专业人员。

(六)MHD患者运动康复的相关风险及注意事项

MHD患者需要对运动风险有正确的认识,养成正确合理的运动习惯,坚持科学的运动原则,最大限度地避免运动风险,享受运动康复的益处。

1.常见的运动风险

在普通成年个体中,运动最常见的风险是肌肉骨骼损伤,最严重的风险是心血管意外(包括心律失常、心肌缺血、猝死)。MHD患者可能会由于继发性甲状旁腺功能亢进的原因导致肌肉骨骼损伤的风险增加。但从长远看,运动训练可增加骨密度,改善肌肉力量及整体适应性,降低跌倒风险,从而减少骨折的发生。既往研究表明,在健康人群以及罹患心血管疾病的人群中,最大运动测试期间发生心血管事件的风险平均约为每10000次测试发生0.5例死亡、3.6例心肌梗死。目前尚未有针对MHD患者的相关研究数据。除了进行运动前评估外我们还应特别注意干体质量以及血压的控制情况,避免容量负荷过重或脱水过度,以减少心血管疾病的风险。

2.MHD患者运动注意事项

(1)MHD患者运动康复禁忌证:未控制的高血压或低血压、潜在的致命性心律失常(包括持续性室性心动过速或房颤)、新近发生的心肌梗死、不稳定型心绞痛、严重的心包积液、活动性肝病、未控制的糖尿病、严重脑血管病或外周血管病以及在透析前持续的高钾血症等。

(2)透析中运动适合于病情稳定的MHD患者,首选在透析治疗中的前2小时进行运动。

(3)康复中心运动或家庭运动计划可以安排在非透析日,患者具有相对稳定的代谢及生理条件下进行。

(4)MHD患者运动时出现任何不适症状应立即停止运动,及时就医。

医护人员在MHD患者的康复管理中担负着重要职责,应鼓励MHD患者从一个散步计划开始,逐步建立完成每周3~5次,每次30 min的中等强度运动训练,使其由单纯的被动接受治疗,转变为主动地追求运动康复。MHD 患者的运动康复在发达国家已开展多年,在我国仍处于起步阶段,强化医护人员对 MHD 患者运动康复的意识,全面推动 MHD 患者的运动康复计划,不断提高我国 MHD 患者的生存质量。

四、血管通路的健康指导

(一)建立血管通路

人体浅部静脉血管不能满足血液透析用血流量要求,而动脉血管不适合进行多次的穿刺使用。这就需要在开始血液透析治疗前为患者建立合适的血管通路。

理想的血管通路应具备以下特点:

(1)透析时血流量≥200 mL/min。

(2)血管内径适合粗针穿刺,且长度足够保证长期反复使用。

(3)穿刺操作简单,感染血栓等并发症少,护理方便等。

血管通路根据使用时间的长短分为临时血管通路及长期血管通路。临时血管通路是通过深静脉穿刺留置导管的方式建立的血管通路,多用于急诊透析、长血管通路尚未建立或成熟过渡期。长期血管通路包括动静脉内瘘、人造血管通路以及长期留置导管通路,其中自体血管动静脉内瘘是建立长期血管通路的首选。临时血管通路不能长期使用,而且可能会引起感染、出血、血栓等一系列并发症,建议尿毒症患者提前建立长期血管通路,这样就不会在需要血透时措手不及,避免临时建立血管通路而增加患者的痛苦,也增加产生并发症的风险。

(二)血管通路手术前的准备

(1)做好心理准备:保持平和的心态,放松心情,消除紧张感,手术前一晚保证充足的睡眠。

(2)调整透析时间和抗凝药物:尽量不要安排手术和血透在同一天进行,如果手术当天必须血透,应在透析前告知血透室医生及护士,调整抗凝药物用法或用量。

(3)拟行动静脉内瘘手术的患者应当注意保护其肢体静脉。尽量不要在手术侧肢体输液、抽血,避免留置套管针,以防止对血管的破坏。需要输液治疗时应使用手背静脉,不得不使用肢体静脉,同时也要注意变换穿刺部位。此外,所有慢性肾衰竭患者都应避免锁骨下静脉插管,因为有可能引起中心静脉狭窄,从而影响在同侧建立血管通路。

(三)血透治疗前的准备

1.首次血透前

(1)思想准备。医生须及早对患者及其家属做好思想工作,使患者了解血透原理,在实际进行透析时能更好地配合。此外,也能使患者更好地选择透析时期,有充分时间准备好血管通路,在出现明显尿毒症症状之前即开始透析,减少并发症。

(2)治疗并发症。为了确保血透时的安全,还需要控制一些急性的并发症。如控制急性感染病灶;严重贫血应小量多次输血或应用促红细胞生成素,使血红蛋白提高到 60 g/L 以上;对于合并严重高血压的患者,应先进行药物治疗,待血压相对稳定后开始透析。

2.维持血透期

(1)注意饮食和水分的摄入,按时量血压、监测体重并记录。保证血压平稳,透析期间体重的增长不应超过干体重的 5%。

(2)观察出血情况。由于血透患者需要使用抗凝药物,平时应该注意自我观测有无内外出血情况,包括大小便颜色、皮肤上有无出血点及瘀斑等。如有上述情况,应该在透析前告诉透析室的医生和护士,进行相应处理,并调整抗凝药物的用法和用量。

(3)保护血管通路,准备相关物品使用动静脉内瘘的患者,在每次透析前应准备绷带,用于拔除穿刺针后的压迫止血。避免穿着过紧的衣物,以免束缚血管导致局部血栓形成或血管闭塞。血液透析患者每周需要接受两到三次治疗,但是由于治疗的频繁性,所以内瘘穿刺和其他因素很可能造成内瘘处局部增生、综合血管弹性降低等问题,如果长时间出现血液流量降低,很可能引发内瘘堵塞问题。

3. 内瘘保护方法

(1)要对内瘘肢体进行有效保暖。在日常生活中可以多做一些理疗、热疗,建议采用非热型的红外线照射。因为这种照射方式不会造成皮肤的损伤,并且红外线自身有着较强的穿透性,可以实现血管损伤的修复,通过对患者末梢循环系统的改善,恢复和提升血管弹性。特别是血管出现损伤后四个小时内,其恢复效果更为显著。此外,还可以进行热敷,在血管损伤后,及时用热毛巾热敷。但是这项工作需要在透析结束的 24 小时以后进行,在透析后的 24 小时之内,避免热敷。每次热敷的时间也要进行有效控制,通常时间尽可能保证在 15 分钟以上,20分钟以内。在热敷过程中,不要使用过高温度的毛巾,防止对皮肤造成影响或是出现烫伤问题。在热敷后还要涂抹对血管进行保护的药膏,沿着血管走向轻轻进行按摩,避免对针眼处的药膏涂抹。

(2)患处敷土豆片。在透析结束后的 24 小时,患者需要用温水进行肢体清洗并及时擦干,可以准备一些新鲜的土豆,将洗净去皮的土豆切成 0.5 厘米左右的薄片,贴在穿刺点和周围的皮肤上,借助保鲜膜进行固定,在保鲜膜外面还可以用热水袋敷 15 分钟左右,每天进行两到三次。基于土豆本身具备较为丰富的淀粉、蛋白质和矿物质等营养成分,长期敷土豆片可以实现营养元素对患者血管的消炎和保护。同时,患者也要养成记录内瘘的好习惯,保证每天对内瘘变化进行记录,定期还要对内瘘搏动、杂音情况进行检查。

(3)个人卫生。在日常生活中加强对个人卫生的关注,确保全身皮肤的清洁,定期洗澡,勤换内衣。患者每天都需要用温水和皂液对内瘘肢体进行清洗,但是在清洗过程中要避开针眼。要尽可能穿一些袖口宽松、棉质的衣服。穿衣的时候也要保证内瘘侧肢体先穿,脱衣过程中也要保证内瘘肢体先脱。建议血液透析患者日常不要在内瘘肢体上佩戴饰物,防止对重物的提取。不宜长时间抬高瘘管手臂超过心脏水平。在生活中如果要做家务劳动,则要尽可能用温水进行,避免冷水对内瘘血管的刺激。睡眠阶段,特别是在气候比较寒冷的冬季而言,更要将内瘘肢体放在棉被中,必要情况下可以套上保暖袖套进行温度保护,睡觉时不要压迫内瘘肢体。行动静脉内瘘成形术前 2 周,告知患者对内瘘侧肢体握拳,并用温水浸泡手臂。术后 1 周指导患者行早期功能锻炼,促进血液循环,继续手握橡皮圈运动,逐渐延长时间增加次数。术后 2 周将上臂轻扎止血带做手握橡皮圈运动,保障内瘘血管短时间内充盈。针对内瘘泵血流量较低患者,可用红外线灯照内瘘,30 min/次,3 次/周。

(4)每日做健瘘操:

方法 1:每日用瘘侧手捏握握力圈 3~4 次,每次 10~15 分钟。

方法 2:用对侧手在瘘侧上臂轻轻加压,同时瘘侧手握拳 5 次,然后双手放松 1 分钟,上述动作 15 分钟为 1 次,每日锻炼 3 次。患者自行检查内瘘每天 2~3 次,尤其在睡醒和发生低血压后。平时要注意保持导管出口部位清洁干燥,防止感染。休息时,注意睡姿,避免压迫内瘘侧肢体,避免碰撞、负重、戴手表等事项,以延长内瘘的使用期。

(5)影像检查:

当动静脉内瘘成熟后首次穿刺前给予 B 超检查,对血管直径、血管壁厚度、血流速度以及血管充盈情况进行评估。透析结束需沿血管方向行压迫止血,避免压迫点移位出现假性动脉瘤。

(6)"六坚持":

坚持良好的卫生习惯,透析前确保手臂清洁;

坚持每日触摸内瘘有无搏动、震颤,倾听瘘管杂音;

坚持遵医嘱,进行合理的饮食和水分控制,并进行适宜的运动;

坚持遵医嘱,定时服药,维持良好的血压;

坚持透析针头拔出后轻压穿刺部位止血,压迫强度以不渗血且能扪及震颤和听到血管杂音为宜,停止压迫后注意观察有无渗血;

坚持配合护士,遵循"穿刺方案",变换穿刺部位。

(7)"四不要":

不要在皮肤消毒后或透析治疗过程中用手接触无菌区域;

不要在内瘘或移植血管侧佩戴手表、首饰,避免衣袖过紧;

不要在内瘘或移植血管侧肢体携带重物;睡觉时不要压迫内瘘;

不要在内瘘侧肢体进行静脉注射药物、抽血及测血压。

4. 置管保护

(1)正确封管。使用深静脉置管的患者,透析前需要准备肝素、肝素帽和贴膜,用于下机后导管封管和换药。

(2)院外注意事项。详细告知患者在院外相关注意事项,出现红肿热痛,体温发热,置管口渗液、化脓等不适及时就诊处理;每天观察导管情况,查看有无折管、导管破损、管腔异常,置管处有无不适感,避免置管肢体提拉重物、浸水、剧烈活动运动等。严禁盆浴,淋浴时需使用保鲜膜或防护用具充分包裹置管位置及其延伸管,避免淋湿。置管部位持续保持清洁、干燥状态,避免局部浸水及大汗、闷湿等情况。中心静脉血管置管属于有创治疗,比较容易出现细菌侵入等情况,从而诱发感染,严重影响导管寿命。

(3)预防感染。血液透析患者抵抗能力及免疫能力下降,加之导管维护不当,感染概率大大增加。因此静脉置管患者的护理与指导,使其充分掌握导管护理方式,并保障正确性,对提升临床治疗效果具有重要意义。此外,出现置管感染的原因还包括血管选择、导管材料、医学技术与无菌操作等。据相关研究显示,我国患者中心静脉置管感染发生率可高达 7.4%。定时针对中心静脉置透析导管进行维护,在患者出院后院外延续护理,可保障医院医疗服务的规范性、连贯性及科学性,对减少患者医疗费用、保障身心健康、改善生活质量具有重要作用。院外护理在某种程度上强化了患者对健康问题的关注,可有效提升其发现并发症及不良反应的水平,因此院外护理应用意义较大。

五、心理健康指导

(一)心理指导的意义

1. 减轻焦虑

因为慢性肾功能衰竭患者需要长期治疗,再加上患者自身的基础疾病,对疾病的认识不够,很容易导致患者产生恐惧,需要积极与患者沟通,并通过聊天,音乐治疗指导患者减轻患者的负担,使其保持轻松的心态积极治疗。长期规律的透析不仅影响患者正常的工作生活,而且可造成沉重的经济负担,这一定程度上增加患者的焦虑抑郁情绪。有学者指出,维持性血透患者抑郁的发生率为39.4%,焦虑的发生率约为36.4%。抑郁是负性情感增强的表现,患者自觉情绪低沉,整日忧心忡忡,低估自我才智能力,高估周围困难。焦虑是对个人家庭的安全、前途命运等的过度担心而产生的一种烦躁情绪。

有60%～80%尿毒症患者患有失眠症状,其原因可能有以下几个方面。

(1)躯体疾病障碍。有研究表明透析患者失眠与透析年限、甲状旁腺素水平等因素呈正相关。

(2)情绪障碍因素。透析患者长期受到尿毒症及透析并发症的折磨,加上规律透析所产生的巨大医疗费用,患者易出现负面情绪及睡眠障碍。另外,尿毒症患者需要严格控制饮食及进水量,很大程度上降低了生活质量,因此易出现焦虑抑郁情绪。

(3)医源性因素。长期透析会引发许多相关并发症,患者不可避免地需要长期服用药物,部分药物可影响睡眠质量。指导家属关心、照料患者,给患者以情感支持。

2.提供家庭支持

家庭支持护理是通过医护人员对患者家属及亲朋好友进行相关疾病健康知识宣教及护理技能指导,促进患者家属及有关照护人员提升自身照护技能,以便在患者透析治疗过程中参与临床照护,并严格按照医嘱督促患者执行相关治疗内容,培养患者养成良好生活习惯,保证患者能够配合治疗。通过家庭支持护理可为患者提供家庭辅助护理,在减少医护人员负担的同时,尽可能保证护理质量及护理效率,促进患者逐渐提升自护能力,也可有效减少患者临床护理的照护经济费用。

家庭支持的方法:

(1)知识宣教:采取一对一、集体知识讲座等形式对患者家属进行知识宣教,时间60 min,授课内容包括血液透析患者的家庭支持护理概念、家庭支持护理的优势及实施方式、血液透析患者临床表现、治疗及护理相关注意事项、预后状况、血液透析患者营养、心理、用药、运动等日常生活相关注意事项。

(2)饮食指导:为患者及家属发放相关宣传资料及手册,向患者发放针对性食谱,耐心向患者及家属介绍血液透析过程中营养不良的危害,介绍饮食调理的方法,告知患者及家属日常饮食生活中需保证营养充足,保证摄取足够热量、蛋白质、维生素,多食富含优质蛋白食物,调控饮食热量,补充维生素,控制钾、磷、钠、水的摄取,预防高血钾、高血磷、高血压等相关并发症;可参照常见食物营养成分表,并根据患者自身喜好进行食物种类选择;对于存在不良饮食习惯的患者,需积极指导患者家属辅助患者改变不良饮食习惯,每天记录患者饮食状况,指导家属根据患者体重计算每日摄取热量及蛋白质含量,保持优质蛋白占总蛋白质的60%～70%,并根据计算结果参照食物营养成分表及患者喜好进行三餐食物挑选;在食物烹调过程中,可向患者家属介绍相关烹调方法。

(3)家庭支持护理相关技能培训:组织患者家属进行血液透析家庭康复相关护理内容的学习及训练,先通过播放视频向患者及家属展示相关护理操作,并为其进行讲解,使患者及家属了解血液透析相关家庭护理操作;随后采取一对一模式指导患者及家属进行相关护理操作训练,及时纠正错误操作,训练内容包括血压测量、体重测量、腹围测量等,指导患者家属在测定相关指标后及时做好数据记录;向患者及家属展示血管通路护理的相关技术,引导患者及家属学会血管通路保护方法。

(4)随访干预:随访过程中通过电话、微信、家庭随访等方式进行干预,每天通过微信知识推送方式向患者及家属展示血液透析相关护理知识,并为其答疑解惑,通过1次/2周电话随访、1次/月家庭随访方式了解患者日常生活行为状况及营养状况,根据患者实际状况进行针对性指导,指导患者家属监督患者用药、饮食调理,鼓励患者进行适量运动,并对存在负面情绪患者实施针对性心理疏导,引导患者配合治疗,提升生存信心。通过指导家属,以获得家庭的支持,帮助患者克服心理障碍。

六、皮肤护理

尿毒症患者肾功能降低,体内毒素无法通过正常代谢排出,长期积累沉淀体内会引起皮肤瘙痒反应。皮肤瘙痒是慢性肾功能衰竭患者常见的并发症之一,其发生率约为 $60\%\sim90\%$。长期患皮肤瘙痒,导致睡眠质量严重下降,容易出现焦虑、急躁、精神紧张等不良情绪。

(一)发生皮肤瘙痒的原因

1.电解质代谢障碍

慢性肾功能衰竭患者在发病以及临床治疗的过程中,其排磷必然会减少,且血离子钙水平也会相应降低,此时患者的血磷水平则会不断提升,对患者的甲状旁腺激素分泌有着刺激的作用,从而引发患者发生继发性甲状旁腺功能亢进,导致患者皮肤瘙痒。

2.氮质代谢产物刺激

患者氮质代谢产物会对其皮肤造成刺激,使得患者的皮脂腺以及汗腺出现萎缩情况,进一步造成患者皮肤发生干燥、脱屑,使得患者出现皮肤瘙痒症状。

3.过敏反应

患者在进行血液透析治疗的过程中,必然会对其肥大细胞增殖产生刺激,使得患者组织胺浓度提升,导致患者出现皮肤瘙痒症状。

(二)皮肤瘙痒的护理措施

尿毒症皮肤瘙痒目前尚未有明确治疗措施,对于这种情况,在血液透析治疗期间,需要对慢性肾功能衰竭患者进行皮肤瘙痒的综合护理干预,以减轻患者的心理负面情绪和改善生活质量。

1.健康教育

让慢性肾衰血透者了解疾病和相关的治疗方法,消除其不确定感,可以有效缓解慢性肾衰血透者的焦虑和抑郁等负面情绪,加强沟通,及时给予疏导,促使慢性肾衰血透者处于良好状态;讲解血液灌流、血液透析滤过等高效率血液净化模式的作用,让患者在单纯血液透析的基础上定期选择血液灌流及血液透析滤过,有效改善皮肤瘙痒症状。

2.护理方法

患者出现皮肤瘙痒症状后,护理人员需要指导患者采用科学的抓痒方式,降低对皮肤造成的损伤,如轻拍等,定期对双手指甲进行修剪,避免抓痒时伤到皮肤,引起感染;同时指导患者穿柔软、宽松的纯棉衣服,不能穿尼龙、化纤等衣服以免导致皮肤瘙痒更严重;指导患者用一次性棉签轻划瘙痒皮肤,并采用正确的淋雨方法,遵医嘱使用外涂药减轻临床症状。需要嘱咐其避免搔抓,可用冷水拍打,适当涂抹凡士林、润肤露等保持皮肤湿润,要求患者日常做好个人的清洁卫生。可以指导患者选择冰毛巾、冰水等对有瘙痒症状的皮肤进行冷敷,降低患者瘙痒感,另外,瘙痒的根本在于水电解质等代谢紊乱失衡,需要通过合理调节治疗参数和改善水电解质代谢,减轻瘙痒。指导慢性肾衰血透患者合理进食,注意营养搭配,避免进食辛辣刺激食物。控制患者磷摄入量,要求患者严禁摄入豆制品以及动物内脏,同时在进行磷结合服用时,需要与餐食结合服用,以此减少患者磷吸收。

3.透析时注意事项

减少低通量透析器的使用次数,观察透析器的使用情况,尽可能对患者使用中通量的透析器,透析治疗过程中严格遵守无菌操作理念。在透析治疗前,需要对透析器以及管道进行生理盐水预冲,并在上机时检测参与消毒液,提升透析治疗安全性。

七、糖尿病肾病(DN)患者血液透析中低血糖预防的护理

DN 是糖尿病患者临床常见的慢性并发症,也是患者死亡的主要原因之一。近年来,DN 的发病率不断上升,对患者的生命安全构成威胁。对于进展到终末期的 DN 患者,通常选择血液透析治疗,有利于延长患者的生命,进一步提高患者的生存质量。然而,患者在治疗过程中容易出现一系列并发症,如肾功能衰竭导致胰岛素灭活降低,以及患者既有的各种临床症状(包括恶心呕吐)和血液透析治疗均可导致食欲不振,因此,这类患者低血糖的发生率较高,患者轻则出现恶心、呕吐、出汗、虚弱等症状,严重者可出现昏迷、抽搐、死亡。有效预防低血糖,有利于避免对神经系统造成进一步的损害,并能挽救患者生命。因此,如何有效预防低血糖,已经成为 DN 患者血液透析必须注意的问题之一。

(一)饮食指导

合理的饮食安排对 DN 患者至关重要,指导患者通过饮食干预平稳控制血糖,通常应控制食物成分、数量及热量摄入,适当限制摄入单糖和饱和脂肪酸,多吃富含膳食纤维的饮食,指导患者摄入优质蛋白质、低胆固醇食物。结合患者血液透析时间,制定合理的饮食表单,嘱患者随身携带含糖食物来预防可能出现的低血糖。嘱患者在透析之前必须先进食,应详细了解透析日的进食量,对于食物摄入量少的患者,在透析过程中更要密切监测血糖,注意患者的主诉,并根据情况在必要时使用高糖静脉滴注。

(二)用药护理

患者如果通常使用胰岛素控制血糖,则透析日应暂停注射胰岛素,降糖药减量或停服。并对患者进行日常规范用药的指导,使其了解各种病况下药物的使用事项,预防产生低血糖反应。

(三)心理干预

糖尿病是一种病程很长的疾病,DN 可引起肾功能的持续损害,受疾病影响患者可能有很强的应激反应;长期的血透治疗和血糖控制可能导致 DN 患者负面情绪的产生。患者在药物治疗和血透治疗后的不良反应,以及由疾病引起的身体不适,均可导致患者对疾病产生恐惧,以及一些负面情绪的积压,导致患者出现心理崩溃倾向,造成血糖波动,增加低血糖的发生率。因此,护理人员应主动关心照顾患者,在治疗过程中积极与患者沟通,耐心倾听患者的抱怨、诉说,给予鼓励和支持,达到消除外界干扰因素的目的。此外,告知患者保持稳定的心态有助于降低血糖波动。

附录 A ×××医院肾内科 CKD 患者随访资料

纳入日期： 随访号： 患者来源： 住院□门诊□社区□

Ⅰ.基本信息

姓名： 性别：□男□女 身份证号：

随访号： 民族： 社保编号：

门诊号： 婚姻：未婚 离异 丧偶 居住地址：

住院号： 教育：无 小 初 高 大 本 电话号码：

Ⅱ.病史记录

发现史至今 年 月 日

症状体征：

浮肿	失眠	血压升高	尿频	恶心
腰痛	脱发	口腔溃疡	尿急	呕吐
心衰	头晕	咳嗽	尿痛	纳差
心累气促	头痛	咳血	夜尿	耳鸣
皮疹	乏力	咳痰	尿量增多	光敏
皮肤瘙痒	胸闷	呼吸困难	尿量减少	疲倦
关节疼痛	发热	全身不适	泡沫尿	血尿

既往：

既往疾病史 传染病史

用药史 手术外伤史

过敏史 家族史

吸烟史 饮酒史

其他：

Ⅲ.诊断

首诊时间 年 月 日 首诊医院

本院 CKD 开始诊治日期 年 月 日

原发病：

慢性肾炎	狼疮肾病	肾病综合征	IGA 肾病
肾盂肾炎	紫癜肾病	糖尿病肾病	AKI
间质性肾炎	痛风肾病	高血压肾病	MM
马兜铃肾病	多囊肾	乙肝肾	其他

并发症：

肾性高血压	肾性糖尿病	肾性贫血	脑血管病	慢性肝病/肝硬化
恶性肿瘤	高脂血症	视网膜病变	神经病变	贫血 自身免疫疾病
甲亢	甲减	深静脉血栓	COPD	

其他

CKD 分期：　□1　　□2　　□3　　□4　　□5

Ⅳ.体格检查

体温	皮褶厚度	身高	四肢水肿	
心率	腰围	体重	肾区叩痛	
血压	臀围	BSA	皮疹	BMI

1.患者肾脏疾病病史(可多选)

(A)过去病史

(1)如何发现自己有肾脏病?

因出现不同症状就医检查发现	是□	否□	不知道□
因怀疑自己有肾脏病求医检查发现	是□	否□	不知道□
因服用若干药物怀疑会影响肾脏求医	是□	否□	不知道□
因其他疾病检查时偶然发现是肾脏病	是□	否□	不知道□
因体检或健康检查偶然发现	是□	否□	不知道□

(2)发现肾脏疾病症状前是否有下列症状?

A.没有症状　　　　　　　　　　　　　　　　是□　　否□(请续答)

B.有症状如下,可多选

类似感冒症状,一直未愈	是□	否□	不知道□
蛋白尿或血尿	是□	否□	不知道□
眼睑浮肿或手脚水肿	是□	否□	不知道□
背部肋骨下缘疼痛	是□	否□	不知道□
时常觉得倦怠无力	是□	否□	不知道□
夜里无法入睡	是□	否□	不知道□
血压高,全身不适	是□	否□	不知道□
夜里频尿,无法入睡	是□	否□	不知道□
尿量减少	是□	否□	不知道□
胃口不好	是□	否□	不知道□
常有恶心、呕吐之情形	是□	否□	不知道□
爬楼梯时,容易有呼吸喘之情形	是□	否□	不知道□
有头晕、眼花之情形或贫血	是□	否□	不知道□
夜里需采用坐姿,才能入睡	是□	否□	不知道□

(3)使用药物病史

时常服用中草药或偏方	是□	否□	不知道□
时常因疼痛服用止痛剂	是□	否□	不知道□
时常找其他方式打针,如(消炎、止痛)	是□	否□	不知道□
使用不明药物	是□	否□	不知道□
其他	是□	否□	不知道□

(4)就诊方式

自行就诊(不选择)	是□	否□	不知道□

	是	否	不知道
自行选择	□	□	□
经亲朋介绍	□	□	□
经报纸媒体介绍	□	□	□

(B)伴随系统性疾病

	是	否	不知道
高血压	□	□	□
糖尿病	□	□	□
郁血性心脏病	□	□	□
缺血性心脏病	□	□	□
脑血管病变	□	□	□
慢性肝病/肝硬化	□	□	□
恶性肿瘤	□	□	□
结核病	□	□	□
高脂血症	□	□	□
视网膜病变	□	□	□
神经病变	□	□	□
贫血	□	□	□
自体免疫疾病	□	□	□
其他	□	□	□

(C)过去治疗病史

	是	否
未治疗	□	□
很正规治疗	□	□
注射红细胞生成素(EPO)	□	□
曾输血	□	□
服用中草药	□	□
服用 NSAID 止痛剂	□	□
服用健康食品	□	□

(D)自我照顾状况

	是	否
完全独立	□	□
需旁人协助	□	□
完全由旁人照顾	□	□
抽烟(　根/日,持续　年,戒烟　年)	□	□
喝酒(频率:　量:　种类:　)	□	□
运动(频率:　项目:　)	□	□

2.其他疾病家族史

	是	否	不知道
A.糖尿病	□	□	□
B.高血压	□	□	□
C.心脏病	□	□	□
D.脑血管病变(中风)	□	□	□
E.高脂血症	□	□	□

F. 肾脏病　　　　　　　　　　　　　　　　是□　否□　不知道□

G. 恶性肿瘤　　　　　　　　　　　　　　　是□　否□　不知道□

H. 痛风　　　　　　　　　　　　　　　　　是□　否□　不知道□

I. 遗传性肾脏疾病　　　　　　　　　　　　是□　否□　不知道□

J. 自体免疫疾病　　　　　　　　　　　　　是□　否□　不知道□

3. 收案前后使用药物

使用降压药　　　　　　　　　　　　　　　是□　否□　不知道□

ACEI ARB 类药物　其他

注射胰岛素　　　　　　　　　　　　　　　是□　否□　不知道□

使用降血糖药　　　　　　　　　　　　　　是□　否□　不知道□

使用降血脂药　　　　　　　　　　　　　　是□　否□　不知道□

注射红细胞生成素（EPO）　　　　　　　　是□　否□　不知道□

4. 住出院记录（收案日起往前回溯一年内）　是□　否□　不知道□

住院日期：　　年　月　日至　　年　月　日

原因：

5. 自我照顾评估与健康行为

（1）您每天有规则服药？　　　　　　　　　是□　否□　不知道□

（2）您有依照医师指示定期到医院回诊，检查？　是□　否□　不知道□

（3）您定期（至少 3 次/周）保持运动吗？　是□　否□　不知道□

（4）您有饮食控制？　　　　　　　　　　　是□　否□　不知道□

（5）您的最近血糖是否控制在饭前 6.2 mmol/L 以下？　是□　否□　不知道□

（6）您的血压是否控制在 130/80 mmHg 以下？　是□　否□　不知道□

（7）您的体重是否控制在建议范围？　　　　是□　否□　不知道□

（8）您有定期自我检查皮肤并涂抹乳液？　　是□　否□　不知道□

（9）您有每星期至少一次定期测血压？　　　是□　否□　不知道□

（10）您有规则记录血压值？　　　　　　　 是□　否□　不知道□

（11）您有定期追踪血液检查？　　　　　　 是□　否□　不知道□

附录 B　患者宣教课程及评估记录表

×××医院肾内科 CKD 管理			
患者宣教课程及评估记录表			
CKD 随访号：_____　姓名：_____　门诊/住院号：_____			
Stage：　GFR：　mL/min/1.73 m² 　BP：　mmHg/BW：　kg/BUN：　/Cr：			
第　次卫教/卫教指导项目：			
Stage Ⅰ:GFR:≥90 mL/min/1.73 m²			
CKD 分期	项目编号及内容	患教日期	患教日期	患教日期

CKD 分期	项目编号及内容	患教日期	患教日期	患教日期
1 期	□1-1 肾脏的基本结构与功能认识			
	□1-2 肾脏病常见症状体征简介			
	□1-3 肾脏病的常见检查介绍			
	□1-4 肾脏病重要指标的参考值介绍			
	□1-5 肾穿刺活检技术介绍			
	□1-6 激素类药物的护理指导			
	□1-7 肾脏病日常生活保健和预防			
	□1-8 定期随访的意义和必要性			
	□1-9 慢性肾脏病能医好吗?			
Stage Ⅱ:GFR:60～89 mL/min/1.73 m²				
2 期	□2-1 CKD 的定义和分期介绍及注意事项			
	□2-2 CKD 的自然病程简介			
	□2-3 CKD 的重要指标的监测及处理			
	□2-4 CKD 致病危险因素介绍			
	□2-5 高血压及其并发症危害简介			
	□2-6 高血脂及其并发症危害简介			
	□2-7 高血糖及其并发症危害简介			
	□2-8 高尿酸血症及其并发症危害简介			
Stage Ⅲ:GFR:30～59 mL/min/1.73 m²				

续表

3 期	□3-1 慢性肾衰竭简介			
	□3-2 慢性肾衰竭的常见症状体征			
	□3-3 加速肾功能恶化的危险因素			
	□3-4 如何定期监测病情变化			
	□3-5 肾衰常用药物介绍			
	□3-6 CKD患者能结婚吗?			
Stage Ⅳ:GFR: 15～29 mL/min/1.73 m²				
4 期	□4-1 感染对肾衰竭的影响			
	□4-2 肾性贫血的表现和防治			
	□4-3 肾性骨病的表现和防治			
	□4-4 肾性高血压的治疗和监测			
	□4-5 慢性肾功能衰竭的其他并发症及预防			
	□4-6 透析时机的选择			
	□4-7 肾脏替代治疗方式的选择			
	□4-8 血液、腹膜透析治疗介绍			
Stage Ⅴ:GFR: <15 mL/min/1.73 m²				
5 期	□5-1 紧急就医时机的把握			
	□5-2 慢性肾功能衰竭的并发症及预防			
	□5-3 透析通路介绍(AVF、Cuff、PD)			
	□5-4 血管通路的照护、腹膜透析导管的照护			
	□5-5 透析的相关并发症			
	□5-6 肾移植准备事项及流程			
	患者(家属)签名:			
	医师/护士/营养师:＿＿＿＿＿＿	评估日期:＿＿＿年＿＿月＿＿日		

第九章　医院感染领域

第一节　医院感染相关知识

一、医院感染概念

医院感染是指住院患者在医院内获得的感染,包括在住院期间发生的感染和在医院内获得出院后发生的感染,但不包括入院前已开始或者入院时已处于潜伏期的感染。医院工作人员在医院内获得的感染也属医院感染。医院感染的对象主要是住院患者和医院工作人员。

二、医院感染分类

(一)按病原体分类

医院感染按病原体分类可分为细菌感染、病毒感染、真菌感染、支原体感染、衣原体感染及原虫感染等,其中细菌感染最常见,又可根据病原体的具体名称分类,如卡萨奇病毒感染、铜绿假单胞菌感染、金黄色葡萄球菌感染等。

(二)按感染部位分类

全身各器官、各部位都可能发生医院感染,可分为呼吸系统医院感染、手术部位医院感染、泌尿系统医院感染、皮肤软组织医院感染等。

(三)按病原体来源分类

1.内源性感染

内源性感染又称自身感染,是指各种原因引起的患者在医院内遭受自身固有病原体侵袭而发生的医院感染。病原体通常为寄居在患者体内的正常菌群,通常是不致病的,但当个体的免疫功能受损、健康状况不佳或抵抗力下降时则会成为条件致病菌发生感染。

2.外源性感染

外源性感染又称交叉感染,是指各种原因引起的患者在医院内遭受非自身固有的病原体侵袭而发生的感染。病原体来自患者身体以外的个体、环境等。外源性感染包括从个体到个体的直接传播和通过物品、环境而引起的间接感染。

三、医院感染原因

(1)个体抵抗力下降,免疫功能受损。

(2)侵入性诊疗机会增加。

(3)抗生素滥用。

(4)医院管理机制不完善。

四、医院感染发生条件

(一)感染源

感染源是指病原微生物自然生存、繁殖并排出的宿主(人或动物)或场所。

(1)已感染的患者。

(2)携带者或自身感染者。

(3)环境贮菌源。

(4)动物感染源。

(二)传播途径

传播途径是指病原体从感染源排出后侵入易感宿主的途径和方式。

(1)接触传播:直接、间接接触。

(2)空气传播:飞沫、飞沫核、菌尘。

(3)消化道传播:水和食物。

(4)医源性传播:注射、输液、输血、医疗器械。

(5)生物媒介传播。

(三)易感宿主

易感宿主指对感染性疾病缺乏免疫力而易感染的人。病原体传播到宿主后是否引起感染主要取决于病原体的毒力和宿主的易患性。医院感染常见的易感人群主要有:

(1)机体免疫功能受损者。

(2)婴幼儿及老年人。

(3)营养不良者。

(4)接受免疫抑制剂治疗者。

(5)长期使用广谱抗菌药物者。

(6)住院时间长者。

(7)手术时间长者。

(8)接受各种介入性操作的患者。

五、医院感染预防与控制

(1)加强医院感染的管理。

(2)健全各项规章制度。

(3)落实感染措施,阻断感染链。

(4)加强院感知识学习。

六、七步洗手法

七步洗手法概括为内、外、夹、弓、大、立、腕。

(1)掌心对掌心互相揉搓。

(2)掌心相对,双手交叉沿指缝相互摩擦。

(3)掌心对指背,五指分开相互摩擦,交换进行。

(4)两手互握,互搓指背。

(5)一手握另一手大拇指旋转搓擦,交换进行。

(6)弯曲各手指关节,在另一手掌心旋转搓擦,交换进行。

(7)搓洗手腕,交换进行。

七、洗手注意事项

(1)洗手前需先剪指甲、去甲垢。

(2)每步至少搓揉 5 次,充分搓洗 15 s 以上。

(3)流动水下彻底冲洗,然后用消毒纸巾/毛巾彻底擦干,或者用干手机干燥双手。

(4)如水龙头为手拧式开关,则应采用防止手部再污染的方法关闭水龙头。

八、洗手指征(两前三后)

(1)直接接触患者前后,接触不同患者之间,从同一患者身体的污染部位移动到清洁部位时,接触特殊易感患者前后。

(2)接触患者黏膜、破损皮肤或伤口前后,接触患者的血液、体液、分泌物、排泄物、伤口敷料之后。

(3)穿脱隔离衣前后,摘手套后。

(4)进行无菌操作前后,处理清洁、无菌物品之前,处理污染物品之后。

(5)当医务人员的手有可见的污染物或者被患者的血液、体液污染后。

九、病毒性肝炎在血透室传播原因

(1)慢性乙肝、丙肝患者是重要的传染源。

(2)乙肝、丙肝传播途径:通过皮肤(穿刺)和黏膜接触传染性的血液或体液。

(3)乙肝病毒在体外相对稳定,室温下可存活 7 d,可存在于透析室止血钳、剪刀、透析器固定器等物体表面。

(4)丙肝病毒常温下能存活 16 h,有人曾在透析护士手上检测到丙肝病毒。

(5)通过直/间接接触污染的仪器、设备、医疗物品表面和工作人员相互接触,导致病原体在患者和患者、患者和医护人员间传播。

(6)机器及其相关设备和工作人员的手是血源性传染性疾病或病原菌在患者之间传播的重要载体。

第二节　医疗废物

一、医疗废物分类

(一)感染性废物

感染性废物指的是携带病原微生物,具有引发感染性疾病传播危险的医疗废物。

(1)被患者血液、体液、排泄物污染的物品。包括:

①棉球、棉签、引流棉条、纱布及其他各种敷料。

②一次性使用卫生用品、一次性使用医疗用品及一次性医疗器械。

③废弃的被服。

④其他被患者血液、体液、排泄物污染的物品。

(2)医疗机构收治的隔离传染病患者或者疑似传染病患者产生的生活垃圾。

(3)病原体的培养基、标本和菌种、毒种保存液。

(4)各种废弃的医学标本。

(5)废弃的血液、血清。

(6)使用后的一次性使用医疗用品及一次性医疗器械。

(二)病理性废物

病理性废物指的是诊疗过程中产生的人体废物和医学实验动物尸体等。

(1)手术及其他诊疗过程中产生的废弃的人体组织、器官等。

(2)医学实验动物的组织、尸体。

(3)病理切片后废弃的人体组织、病理蜡块等。

(三)损伤性废物

损伤性废物指的是能够刺伤或者割伤人体的废弃的医用锐器。

(1)医用针头、缝合针。

(2)各类医用锐器,包括解剖刀、手术刀、备皮刀、手术锯等。

(3)载玻片、玻璃试管、玻璃安瓿等。

(四)药物性废物

药物性废物指的是过期、淘汰、变质或者被污染的废弃的药品。

(1)废弃的一般性药品,如抗生素、非处方类药品等。

(2)废弃的疫苗、血液制品等。

(3)废弃的细胞毒性药物和遗传毒性药。

(4)致癌性药物,如硫唑嘌呤、苯丁酸氮芥、萘氮芥、环孢霉素、环磷酰胺、苯丙胺酸氮芥、司莫司汀、三苯氧氨、硫替派等。

(五)化学性废物

化学性废物指的是具有毒性、腐蚀性、易燃性、易爆性的废弃的化学药品。

(1)医学影像室、实验室废弃的化学试剂。

(2)废弃的过氧乙酸、戊二醛等化学消毒剂。

(3)废弃的汞血压计、汞温度计。

(4)可疑致癌性药物,如顺铂、丝裂霉素、阿霉素、苯巴比妥等免疫抑制剂。

二、医疗废物相关疑点问答

(一)日常收集医疗废物时,盛装的包装物或容器的管理要求

(1)盛装废物前,应当对医疗废物包装物或容器进行认真检查,确保无破损、渗漏和其他缺陷。

(2)包装物或容器的外表面被感染性废物污染时,应当对被污染处进行消毒处理或者增加一层包装。

（3）盛装的医疗废物达到包装物或容器的 3/4 时，应当使用有效的封口方式，使包装物或者容器的封口紧实、严密。

（二）传染病患者产生的医疗废物的处置要求

（1）收治的传染病患者或者疑似传染病患者产生的生活垃圾，按照医疗废物进行管理和处置。

（2）隔离的传染病患者或者疑似传染病患者产生的具有传染性的排泄物，应当按照国家规定严格消毒，达到国家规定的排放标准后方可排入污入水处理系统。

（3）隔离的传染病患者或者疑似传染病患者产生的医疗废物应当使用双层包装物，并及时密封。

（三）医疗废物管理中的禁止行为

（1）禁止任何单位和个人转让、买卖医疗废物，禁止在运送过程中丢弃医疗废物。

（2）禁止在非贮存地点倾倒、堆放医疗废物或者将医疗废物混入其他废物和生活垃圾。

（四）医疗废物包装运送人员的职业防护要求

（1）医疗废物包装运送人员应配备的防护用品包括工作衣、防渗透隔离衣/围裙、胶鞋、口罩、乳胶/橡胶手套等。

（2）应当采取有效的职业卫生防护措施，定期进行健康检查；必要时，对有关人员进行免疫接种，防止其受到健康损害。

（五）对医疗废物进行收集包装时应注意的问题

（1）医疗废物包装物或容器应符合《医疗废物专用包装物、容器标准和警示标识规定》的要求。

（2）医疗废物产生地应当有医疗废物收集方法的示意图或者文字说明。

（3）盛装的医疗废物达到包装物或者容器的 3/4 时，应当对被污染处进行消毒处理或者增加一层包装。

（4）包装物或者容器的外表面被感染性废物污染时，应当对被污染处进行消毒处理或者增加一层包装。

（5）盛装医疗废物的每个包装物、容器外表面应当有警示标识，在每个包装物、容器上应有中文标签。

（6）医疗废物收集时应双方签字确认。

（六）使用后的玻璃（一次性塑料）输液瓶（袋）的处置

（1）判断使用后的玻璃（一次性塑料）输液瓶（袋）是否属于医疗废物，应评估其是否具有医疗废物的核心要素——"感染性、毒性及其他危害性"。

通常情况下，未被患者血液、体液、排泄物污染的玻璃（一次性塑料）输液瓶（袋），不属于医疗废物。这在原卫生部《关于明确医疗废物分类有关问题的通知》中已经明确，并提出这类废物回收利用时不能用于原用途，用于其他用途时应符合不危害人体健康的原则。

（2）医疗机构应建立并健全此类废物回收责任制度，指定专门部门、专人负责，将使用后未被患者血液、体液、排泄物等污染的玻璃（一次性塑料）输液瓶（袋）严格分类收集，交由卫生行政部门或者环保部门指定的单位统一回收、无害化处置,并做好交接、登记和统计等工作,保证可追溯性。

(3)当无指定的回收机构时,可建议政府有关部门指定回收机构。在过渡期间,可暂交由取得营业执照等相关证件的废品回收企业处置,不得随意买卖,应与回收企业签订合同,保证不用于原用途,用于其他用途时应符合不危害人体健康的原则。而对于内含"毒性或其他危害性"药物的玻璃(一次性塑料)输液瓶(袋),仍需按照医疗废物管理。

(七)需要用双层黄色医疗垃圾袋的情况

(1)特殊感染(朊毒体、气性坏疽及不明原因感染)患者的医疗废物。

(2)有溢出可能的感染性废物(如未加盖血液标本、输血袋、引流袋等)。

(3)隔离传染病患者的医疗废物。

(4)包装物或容器外表被感染性废物污染时,应当对被污染处进行消毒处理和增加一层包装。

(5)其他实验室的血液、血清、分泌物等标本;传染病患者或者疑似传染病患者产生的生活垃圾作为感染性废物放入双层黄色垃圾袋。

(八)死婴、死胎的管理

(1)依据《医疗机构新生儿安全管理制度(试行)》(国卫办医发〔2014〕21号)的规定,对于死胎和死婴,医疗机构应当与产妇或其他监护人沟通确认,并加强管理;严禁按医疗废物处理死胎、死婴。

(2)对于有传染性疾病的死胎、死婴,医疗机构应当按照《传染病防治法》《殡葬管理条例》等妥善处理,不得交由产妇或其他监护人等自行处理。

目前,对于死婴不作为医疗废物处理没有争议。但死胎在法律上是未被规范的模糊概念,近年来,围绕着死胎的法律属性、所有权归属以及医疗机构在其中扮演角色的失当等问题,已经发生了多起法律上的纠纷。

(3)对于死胎的界定,我国《殡葬管理条例》和《医疗废物管理条例》均未涉及,《妇产科学》中定义为妊娠20周后的胎儿在子宫内死亡称死胎,胎儿在分娩过程中死亡,称为死产,是死胎的一种。

(4)国外多以胎龄、重量或有无生命体征界定死胎,胎龄在20~24周,体重在350~1000 g,无生命体征。中国台湾地区将胎龄16周以上者视为死胎,因为胎儿发育到第16周时已完全成形,可分辨性别,大脑发育趋于完善。

结合国外及中国台湾等地的法规经验,建议确定为16周以上、胎重＞500 g的死胎按照《殡葬管理条例》处理;16周以下、胎重＜500 g则按病理性废物处理。

第三节　医疗机构使用的消毒剂

一、手消毒剂

(一)手消毒剂概念

手消毒剂指的是以碘类、醇类、胍类、季铵盐类、酚类为原料,以水或乙醇为溶剂制成的用于手消毒的消毒剂。

（二）常用手消毒剂类型

(1)醇类和胍类(醋酸氯己定等)复配的手消毒液。

(2)有效碘含量为 5000 mg/L 的碘伏溶液。

(3)75％乙醇溶液或 70％异丙醇溶液。

(4)氧化电位水。

(5)卫生行政部门批准用于手消毒的其他消毒剂。

（三）开瓶后使用有效期

在使用有效期内消毒剂有效含量不低于成品标示有效含量的下限值；易挥发性的醇类产品开瓶后的使用期不超过 30 天；不易挥发的产品开瓶后的使用期不超过 60 天。

（四）使用方法

卫生手消毒：取适量的手消毒剂于手心，双手互搓使均匀涂布每个部位，作用 10 min。

外科手消毒：外科洗手后，取适量的手消毒剂均匀涂布与双手、前臂和上臂下 1/3 的皮肤，作用 3～5 min。

（五）洗手用的肥皂、洗手液、干手巾等的使用及保存

(1)肥皂、洗手液均可作为洗手的用品，但肥皂应保持清洁与干燥；盛放洗手液的容器宜为一次性使用，如果是重复使用的容器应每周清洁与消毒。洗手液有浑浊或变色时及时更换，并清洁、消毒容器。

(2)干手巾应每人一用，用后清洁，必要时消毒；盛装干手纸/巾的容器应保持清洁。

二、手卫生

（一）手部常见的病原体

手部常见病原体主要有常居菌(如表皮葡萄球菌)、暂居菌(如大肠埃希菌、葡萄球菌、肺炎克雷伯菌)。

（二）WHO 推荐的手卫生 5 个重要时刻

"二前三后"，即接触患者前，无菌操作前，接触患者后，接触患者周围环境后，接触患者的血液、体液、分泌物、排泄物等体液后。

（三）七步洗手法的具体方法

(1)掌心相对，手指并拢，相互揉搓。

(2)手心对手背沿指缝相互揉搓，交替进行。

(3)掌心相对，双手交叉沿指缝相互揉搓。

(4)弯曲手指使关节在另一手掌心旋转揉搓，交换进行。

(5)右手握左手大拇指旋转揉搓，交换进行。

(6)将五个手指尖并拢在另一手掌心揉搓，交换进行。

（四）洗手与卫生手消毒应遵循的原则

(1)当手部有血液或其他体液等肉眼可见的污染时，应用肥皂(皂液)和流动水洗手。

（2）手部没有肉眼可见污染时,宜使用速干手消毒剂消毒双手代替洗手。

（五）不得使用手套的情况

触摸门把手、电话、电脑键盘、电梯按钮、楼梯扶手、手推车手柄、办公用品、医疗仪器等设施时;取用治疗室内任何清洁物品时。

（六）外科手消毒不建议用毛刷刷手

传统的外科手消毒需用无菌刷子蘸取皂液刷手及手臂。使用刷子不仅不能增加抗菌效果,反而会导致皮肤损伤和细胞脱落,机械的刷洗破坏了皮肤的完整性,使其外层表皮受损,引起皮肤干燥、皲裂,并使皮肤对消毒剂的敏感性增高,导致过敏性皮炎或变态反应性皮炎发生率增加。因此,不建议使用毛刷进行外科手消毒准备。当手上有明显污垢时,可使用海绵或软毛刷子清洁手部。

（七）日常生活的洗手方法和医务人员洗手方法的区别

洗手是日常生活中执行的卫生措施,而医务人员除了洗手,还要根据不同情况执行"卫生手消毒""外科手消毒"等手卫生措施。但不管是日常洗手还是医务人员洗手,都应执行正确的洗手方法,包括打湿、取液、七步揉搓、冲洗、干手共 5 个步骤。七步揉搓洗手法是世界卫生组织（WHO）和《医务人员手卫生规范》（WS/T313—2009）都推荐的洗手方法,是经过循证证实为最有效的洗手方法,同时,洗手还要达到一定的时间,洗完手用烘干机或者干净的毛巾、纸巾擦干都是必不可少的。

第四节　职业暴露

一、职业暴露的定义

职业暴露是指医务人员以及有关工作人员在从事临床医疗及相关工作的过程中意外被艾滋病、乙型肝炎、丙型肝炎和梅毒等血源性传染病感染者或患者的血液、体液污染了皮肤或者黏膜,或者被含有病原体的血液、体液污染了的针头及其他锐器刺破皮肤,有可能被感染的情况,以及吸入具有感染性的气溶胶或直接接触了传染性物质而暴露于某种传染源的情况。

二、适用范围

职业暴露适用于医院工作人员发生的各类职业暴露事件（主要是感染性职业暴露）的应急处置。

三、工作原则

（1）坚持预防为主,常备不懈的原则。
（2）坚持以人为本,最低伤害的原则。
（3）坚持快速反应,措施到位的原则。

四、职业暴露的分级

（1）一级暴露是指暴露源为体液、血液或者含有体液、血液的医疗器械、物品;暴露类型为暴露源沾染了有损伤的皮肤或者黏膜,暴露量小且暴露时间较短。

(2)二级暴露是指暴露源为体液、血液或者含有体液、血液的医疗器械、物品;暴露类型为暴露源沾染了有损伤的皮肤或者黏膜,暴露量大且暴露时间较长;或者暴露类型为暴露源刺伤或者割伤皮肤,但损伤程度较轻,为表皮擦伤或者针刺伤。

(3)三级暴露是指暴露源为体液、血液或者含有体液、血液的医疗器械、物品;暴露类型为暴露源刺伤或者割伤皮肤,但损伤程度较重,为深部伤口或者割伤物有明显可见的血液。

五、职业暴露的分类

(1)感染性职业暴露,分为梅毒、乙肝、丙肝和艾滋病职业暴露。

(2)放射性职业暴露。

(3)化学性(如消毒剂、某些化学药品)职业暴露。

(4)其他职业暴露。

六、局部紧急处理

(一)现场处理

(1)在伤口旁从近心端向远心端轻轻挤压,尽可能挤出伤口污血,禁止伤口的局部挤压。

(2)用肥皂液在流动水下彻底冲洗伤口皮肤,被暴露的黏膜,应当反复用生理盐水冲洗干净。

(3)受伤部位的伤口冲洗后,应当用 75% 的酒精或 0.5% 碘伏进行消毒,必要时包扎伤口。

(二)报告

当事人及时报告科室负责人和职能部门(院感-预保科),并如实填写《职业暴露登记个案表》,完成后资料交院感-预保科,若发生艾滋病职业暴露,当事人要 1 小时内向院感-预保科报告,院感-预保科在暴露发生后 2 小时内向区疾控中心报告。

(三)评估

暴露者应根据职业暴露专家的评估意见,遵循自愿的原则进行检查和进一步处置。

(四)发生乙肝病毒职业暴露的特殊处理

(1)已知暴露者 HBsAg 阳性或抗 HBs 阳性,则可不予特殊处理;如抗 HBs 滴度低需注射乙肝免疫球蛋白(HBIG)200 U,并加强乙肝疫苗 1 次。

(2)已知暴露者 HBsAg 和抗 HBs 均阴性,尽快给暴露者注射乙肝免疫球蛋白(HBIG)200 U 和乙肝疫苗,乙肝疫苗接种间期按第 0-1-6 月执行;并分别在暴露后即刻、1 个月、6 个月检测乙肝两对半,必要时检测肝功,发现异常情况立即向院感-预保科报告。

(3)不明确暴露者 HBsAg 或抗 HBs 是否阳性,立即抽血检验 HBsAg 和抗 HBs,并尽快给暴露者注射乙肝免疫球蛋白(HBIG)200 U;并根据检验结果参照上述原则进行下一步处理。

(五)发生丙肝病毒职业暴露的特殊处理

(1)暴露者应分别在暴露后即刻、1 个月、3 个月、6 个月检测 HCV 抗体和 HCV-RNA。

(2)如果确定感染要尽快实施抗病毒治疗。

（六）发生梅毒职业暴露后的特殊处理

长效青霉素 240 万单位肌肉注射，每周 1 次，连续 3 周。暴露者分别在即刻、3 个月检测梅毒抗体。

（七）发生艾滋病职业暴露的特殊处理

（1）根据暴露级别和暴露源病毒载量水平对发生艾滋病病毒职业暴露的医务人员实施预防性用药方案。

（2）预防性用药方案分为基本用药程序和强化用药程序。基本用药程序为两种逆转录酶制剂，使用常规治疗剂量，连续使用 28 d。强化用药程序是在基本用药程序的基础上，同时增加一种蛋白酶抑制剂，使用常规治疗剂量，连续使用 28 d。暴露者在分别在第 4 周、第 8 周、第 12 周及 6 个月时对艾滋病病毒抗体进行检测，对服用药物的毒性进行监控和处理，观察和记录艾滋病病毒感染的早期症状等。

七、职业暴露的预防

（一）加强防护意识

（1）特别是加强医务人员的培训。

（2）确定医院内艾滋病职业暴露重点部门、重点环节、重点流程及危险因素，制定本院的艾滋病职业暴露防护制度。

（3）严格按照操作规程进行操作。

（二）医务人员接触病源物质时，应当采取以下防护措施

（1）医务人员进行有可能接触患者血液、体液的诊疗和护理操作时必须戴手套，操作完毕，脱去手套后立即洗手，必要时进行手消毒。

（2）医务人员手部皮肤发生破损，在进行有可能接触患者血液、体液的诊疗和护理操作时必须戴双层手套。

（3）在诊疗、护理操作过程中，有可能发生血液、体液飞溅到医务人员的面部时，医务人员应当戴手套、具有防渗透性能的口罩、防护眼镜；有可能发生血液、体液大面积飞溅或者有可能污染医务人员的身体时，还应当穿戴具有防渗透性能的隔离衣或者围裙。

（4）医务人员在进行侵袭性诊疗、护理操作过程中，要保证充足的光线和操作视野，并特别注意防止被针头、缝合针、刀片等锐器刺伤或者划伤。

（5）使用后的锐器应当直接放入耐刺、防渗漏的利器盒，或者利用针头处理设备进行安全处置，也可以使用具有安全性能的注射器、输液器等医用锐器，以防刺伤。禁止将使用后的一次性针头重新套上针头套。禁止用手直接接触使用后的针头、刀片等锐器。

（6）勿将锐利废弃物放在儿童可以接触到的地方。

第五节　导管相关性血流感染

一、导管相关性血流感染的定义

导管相关血流感染是指带有血管内导管或者拔除血管内导管 48 h 内的患者出现菌血症

或真菌血症,并伴有发热(>38 ℃)、寒战或低血压等感染表现,除血管导管外没有其他明确的感染源。实验室微生物学检查显示:外周静脉血培养细菌或真菌阳性;或者从导管段和外周血培养出相同种类、相同药敏结果的致病菌。

二、导管相关性血流感染的防治

(一)置管时预防措施

(1)严格掌握置管指征。

(2)严格执行无菌技术操作规程,置入中心静脉导管和经外周静脉穿刺中央静脉导管、全植入式血管通路、导丝引导下更换导管时,应遵守最大无菌屏障要求,戴工作圆帽和外科口罩,按 2019 版《医务人员手卫生规范》有关要求洗手并戴无菌手套、穿无菌手术衣或无菌隔离衣、铺大无菌单。置管过程中手套污染或破损时应立即更换。置管环境符合无菌操作要求。

(3)外周静脉置管、导管日常维护与使用导管时戴医用口罩。插入外周静脉导管时,若手接触消毒后皮肤,应戴无菌手套,否则可戴清洁手套。

(4)选择中央静脉置管部位时,成人宜首选锁骨下静脉或颈静脉,不宜选择股静脉;连续肾脏替代治疗时宜首选颈静脉,可选股静脉。

(5)穿刺部位皮肤消毒,应按 2019 版《医疗机构消毒技术规范》要求选择合规有效的皮肤消毒剂,年龄 2 个月以上患者中心静脉穿刺宜选择含 0.5% 以上氯己定的醇类消毒剂。

(6)消毒穿刺部位应以同心圆方式自穿刺点由内向外消毒,消毒范围应与穿刺种类一致。患者皮肤不洁时应先清洁皮肤,再消毒。应在皮肤消毒干后再进行置管等操作。

(7)置管时使用的医疗器械、器具和各种敷料等医疗用品应无菌。

(8)选择中心静脉导管时,应选择能够满足病情需要的最少端口(腔道)的导管。

(9)中心静脉导管置管后应记录置管日期、时间、部位,导管名称和型号、尖端位置等。

(10)患湿疹、疖肿等皮肤病或患者感冒、流感等呼吸道疾病时,以及已知携带或感染多重耐药菌的医务人员,在未治愈前不应进行置管操作。

(二)置管后预防措施

(1)宜选择无菌透明、透气性好的敷料覆盖穿刺点,对于高热、出汗、穿刺点出血、渗血的患者应当用无菌纱布覆盖穿刺部位。

(2)应定期更换穿刺点敷料,敷料更换时间间隔见附录 B。当发现敷料松动、污染、潮湿、完整性破坏等时应立即更换。使用透明敷料加纱布固定导管时,按纱布类敷料处理。在透明敷料的标签纸上应标注导管穿刺时间、更换敷料时间并签名。

(3)医务人员接触置管穿刺点或更换敷料前,应按 2019 版《医务人员手卫生规范》进行洗手。

(4)保持导管连接端口的清洁,每次连接及注射药物前,应用合法有效的消毒剂规范消毒连接端口,干后方可连接或注射药物。如有血迹污染时及时更换。

(5)应每天观察导管穿刺点有无感染征象及全身感染征象。应按 WS/T 312 的要求进行血管导管相关血液感染及流行趋势的目标性监测,可同时开展导管穿刺点局部感染的监测。

(6)静脉治疗护士宜参与血管导管相关感染预防控制项目。

(7)紧急情况下置管难以保证无菌操作时,应在 48 h 内尽早拔管,病情需要时先更换穿刺部位重新置管。

(8)告知置管患者在沐浴或擦身时,注意保护导管,不要把导管淋湿或置于水中。

(9)在输血、输入血制品、脂肪乳剂后的24 h内或者停止输液后,应当及时更换输液管路。外周及中心静脉置管后,应当用生理盐水或肝素盐水进行常规冲管,预防导管内血栓形成。

(10)严格保证输注液体无菌。

(11)怀疑患者发生导管相关感染,或者患者出现静脉炎、导管故障时,宜由医师决定是否拔管。拔管时可做导管尖端培养、导管血培养及血培养。

(12)医务人员应每天评估保留导管的必要性,不需要时应尽快拔除导管。

(13)不宜常规更换导管,也不应为预防感染而定期更换中心静脉导管和动脉导管。

(三)针对各类导管相关感染的预防措施。

针对各类导管相关感染的预防措施见附录C。

三、血液透析期间静脉留置双腔导管的安全防护

当患者首次进行血液透析时,或因多种原因而无内瘘时,医生会根据患者的情况在颈部或大腿根部穿刺一条静脉留置管,以方便进行血液透析治疗。这条管道的安全保护很重要。每次血透前后工作人员会严格按要求认真地帮患者对穿刺的局部皮肤进行清洁和消毒、包扎并妥善固定管道,但在非透析时需要患者自己做好防护工作,应该告知下列注意事项。

(1)养成良好的卫生习惯,保持局部干洁,尽量避免淋浴,以免淋湿后感染。穿脱衣服时要特别注意,以免把导管拉出。不要自己拆开包扎的纱布,以免引起穿刺局部感染。如局部一旦出现红、肿、热、痛或出现发热、寒战等不适时,说明可能已经出现感染了,应及时到医院就诊。

(2)除股静脉留置导管不宜过多活动外,其余活动均不受限制,但也不宜剧烈活动,以防留置导管滑脱,一旦滑脱,应压迫止血,请立即用干净的纱布或毛巾按压穿刺口止血,并立即到医院就诊。

(3)选择股静脉穿刺的患者要尽量减少步行、长时间的坐位、频繁蹲坐厕,避免平卧时穿刺侧肢体长时间屈膝,以免留置导管弯曲或堵塞。

(4)患者在睡觉时要注意不要因穿刺处有局部瘙痒而不经意拔除留置管,造成流血、失血事件的发生。

(5)血透患者的颈内(或股)静脉留置导管一般不宜另作他用,如抽血、输液等,如果一定要用(如患者需大量补液或无其他输液通路等),使用后必须按血透后导管的处理要求封管,以防堵塞。

(6)避免管路受压扭曲,否则易引起血栓形成,导致导管堵塞而无法使用,并确保留置导管的开关夹子处于关闭状态以及管端的肝素帽是拧紧的,以免造成出血情况的发生。

(7)临时性中心静脉置管因保留时间较长,缝线易断裂,或者人体皮肤对异物(缝线)的排斥作用,使缝线脱离皮肤,导致导管滑脱,导管脱出可引起出血,特别是股静脉留置导管。如果出现缝线断裂情况,应及时到医院就诊。

(8)留置管腔内有一定浓度的肝素是为了防止管腔堵塞的,如果患者的透析间期在4天以上,建议应中途到所透析医院进行换药和重新用肝素封管。

四、血液透析中心(室)医院感染管理要求

(1)建立健全岗位职责、操作规程、消毒隔离、质量管理、监测、设备管理及职业安全防护等管理制度和突发事件应急预案。

(2)医务人员应在医院感染预防控制工作中遵循标准预防原则,重点是经血传播疾病的预防不控制。

(3)医务人员应接受业务技术培训,掌握以下知识和技能。

①水处理设备、血液透析机、复用透析器及相关物品的消毒知识和技能。

②相关消毒设备的操作规程。

③职业安全防护原则和方法。

④其他与医院感染预防和控制有关的知识。

⑤医疗机构应建立医务人员的继续教育制度。定期对血液透析中心(室)医院感染管理工作进行检查和质量持续改进。

五、血液透析中心(室)医院感染预防及控制

(1)医务人员在诊疗工作中应遵循标准预防的原则,手卫生应遵循 WS/T313 的要求。

(2)经血传播疾病(乙肝、丙肝、梅毒及艾滋病)患者,应使用一次性透析器,并在隔离透析区进行透析;乙肝患者应专机透析,并加强透析机表面及内置管路的消毒。

(3)患有呼吸道感染和/或发热患者,透析时应戴外科口罩;其他感染患者按 WS/T311 的要求进行透析,达不到相关条件的,应将患者转诊到有条件的医疗机构进行透析。隔离透析治疗区的透析机不能用于非隔离透析治疗区患者的透析。

(4)隔离透析治疗区患者使用的设备和物品(如血压计、听诊器、治疗车、透析机等)应专区使用并有标识。

(5)医疗机构应建立患者档案,在排班表、病历及相关文件对感染患者应做明确标识。

(6)隔离透析治疗区护理人员宜相对固定,隔离透析治疗区患者的护理人员不宜同时护理非隔离透析区的患者。

六、血液透析机的维护保养

(一)需要维护的情况

(1)每次透析结束后,临床使用人员应运行血液透析机消毒、冲洗程序。消毒、冲洗程序操作方法参照血液透析机使用说明书进行。

(2)每日透析结束后,临床使用人员应对血液透析机表面擦拭消毒,对透析单元地面进行清洁。地面有血液、体液及分泌物污染时,应使用消毒液擦拭,然后再进行清洁。

(3)医疗器械管理部门工程人员应定期对血液透析机外部水电路状态进行检查,对设备内部水电路连接情况进行安全确认,并对传感器、泵体阀门等易损部件进行检查和保养。

(4)如有需求,可由医疗器械管理部门工程人员或厂家工程师定期运行血液透析机内部校正程序,确保设备监测参数准确。

(5)根据使用情况,医疗器械管理部门工程人员应定期对水处理系统进行冲洗消毒,并定期进行水质检测。

七、透析机与水处理消毒

透析机与水处理的消毒关系到透析液体的微生物指标,关系到透析患者的治疗安全、透析质量和生活质量,常用消毒液如下。

(1)次氯酸钠:分子式 NaClO,NaClO$+H_2O=$NaOH$+$HClO,次氯酸杀菌能力强,氢氧化钠去脂能力强,但无脱钙作用。

(2)含氯消毒剂:主要成分是 NaClO 和 NaCl,二者含量为 1:1,加入氯化钠为增加稳定性,NaClO$+H_2O=$NaOH$+$HClO,次氯酸杀菌能力强、氢氧根少,去脂能力弱。使用时必须提高吸液量。

(3)柠檬酸:常态下脱钙能力强,有除铁的作用,无消毒作用。在加热状态下,脱钙及消毒能力强,除铁作用强,脱脂作用较弱,有腐蚀性。

(4)复合型柠檬酸:柠檬酸$+$果酸$+$乳酸,脱钙及消毒能力强,乳酸去脂作用强,果酸抑菌剂,缓蚀。

(5)过氧乙酸:分子式为 $C_2H_4O_3$,杀菌能力强,脱钙能力弱,无脱脂作用。

(6)复合型过氧乙酸:主要成分 $C_2H_4O_3+H_2O_2+C_2H_4O_2$,有效成分为 $C_2H_4O_3$ 中的羟基(—OH),杀菌能力强,脱钙脱脂能力弱,分解生物膜能力强,适用于水处理系统消毒、透析器复用。

(7)热水消毒:反渗水供水管道建议每周至少进行一次反渗水供水管道热水消毒。没有热消功能的直供式水处理系统可用设定夜间模式的方法抑制生物膜的形成,设置夜间启动周期要在 2 h 以内。当然,为了防止生物膜的产生,经过改良的 U 形管小循环也是非常有效的。

热水消毒是通过强穿透力的热水潜能使蛋白质变性或者凝固来实现消毒目的的;化学消毒是通过氧化菌体的蛋白质来实现消毒目的的。只有选择可靠的消毒液并且选择合适的消毒程序方可确保消毒效果。

附录 A(资料性附录)

表 A.1　血管内导管分类、穿刺部位、长度

导管名称	穿刺部位
外周静脉导管(留置针) (Peripheral Venous Catheters,Short)	前臂静脉,下肢静脉
外周动脉导管 (Peripheral Arterial Catheters)	通常经桡动脉插入穿刺,也可经股、腋、肱、胫后 动脉插入
非隧道式中心静脉导管 (Nontunneled Central Venous Catheters)	经皮插入锁骨下、颈内、股静脉进入中心静脉
隧道式中心静脉导管 (Tunneled Central Venous Catheters)	经隧道置入锁骨下、颈内、股静脉
肺动脉导管 (Pulmonary Arterial Catheters)	导丝引导下经中心静脉(锁骨下、颈内、股静脉)插入
经外周静脉插入中心静脉导管(PICC)	经贵要静脉、头静脉、肱静脉插入,导管进入上腔静脉
全植入式导管 (Totally Implantable Catheter)	皮下埋植,使用时用针穿刺,插入锁骨下、颈内静脉
脐带血管导管 (Umbilical Catheters)	插入脐动脉或者脐静脉

附录 B(规范性附录)

表 B.1　导管及敷料更换的时间间隔

导管类型	更换或者重新留置	穿刺点敷料的更换
外周静脉导管	成人:间隔72～96 h以上更换 小儿:除非临床需要,不必更换	纱布敷料应每2 d更换一次,透明的半透膜敷料应每7 d更换一次。拔除或更换导管、敷料潮湿、松动或污染、完整性被破坏时应更换。影响对穿刺点的触诊和观察时,应每天更换,同时检查穿刺点
外周动脉导管	成人:不应为预防感染而更换导管。小儿更换导管的间隔尚未确定。压力转换器应每96 h更换一次,同时应更换系统内其他组件(包括管路系统,持续冲洗装置和冲洗溶液)	要求同上
中心静脉导管	不应为预防感染定期更换导管	要求同上
肺动脉导管	不应为预防感染定期更换导管	要求同上
脐带血管导管	不应为预防感染定期更换导管	要求同上

附录 C(规范性附录)　针对各类导管相关感染的预防措施

C.1　中心静脉导管、PICC、血液透析导管及肺动脉导管

C.1.1　不应常更换中心静脉导管、PICC、血液透析导管或肺动脉导管以预防导管相关感染。

C.1.2　非隧道式导管无明显感染证据时,可通过导丝引导更换。

C.1.3　非隧道式导管可疑感染时不应通过导丝更换导管。

C.1.4　中心静脉导管或 PICC 患者出现发热,应根据临床综合评估结果决定是否拔管。

C.2　外周动脉导管及压力监测装置

C.2.1　成人宜选择桡动脉、肱动脉、足背动脉。儿童宜选择桡动脉、足背部动脉及胫骨后动脉。

C.2.2　压力传感器使用时间应遵循产品说明书或超过 96 h 应更换。

C.2.3　重复使用的压力传感器应根据生产厂家的使用说明进行清洗和灭菌。

C.2.4　宜使用入口处为隔膜的压力监测装置,在使用前应用消毒剂擦拭消毒隔膜。

C.2.5　应保持使用中压力监测系统包括校准装置和冲洗装置无菌。

C.2.6　应减少对压力监测系统的操作。

C.2.7　不宜通过压力监测管路给予含葡萄糖溶液或肠外营养液。

C.2.8　宜使用密闭式的连续冲洗系统。

C.3　脐血管导管

C.3.1　脐动脉导管放置时间不宜超过 5 d,脐静脉导管放置时间不宜超过 14 d。

C.3.3.2　插管之前,应清洁脐部。

C.3.3.3　不宜在脐血管导管局部使用抗菌软膏或乳剂。

C.3.4　在发生导管相关血流感染、血管关闭不全、血栓时,应拔除脐动脉导管,不应更换导管;只有在导管发生故障时才更换脐静脉导管。

C.3.5　应使用低剂量肝素(0.25～1.0 U/mL)注入脐动脉导管封管以维持其通畅。

C.4　完全植入式导管

C.4.1　完全植入式导管使用的无损伤针头应至少每 7 d 更换一次。

C.4.2　植入式血管通路在治疗间隙期应至少每 4 周维护一次。

C.4.3　多次发生血管导管相关血流感染者,可预防性用抗菌药物溶液封管。

C.5　血液透析导管

C.5.1　宜采用颈静脉置管。

C.5.2　维持性血液透析患者宜采用动静脉内瘘。

附录一　血液透析过程中常见问题解答

一、动静脉内瘘

(一)动静脉内瘘术后手怎么会肿胀?

一些患者在动静脉内瘘手术后出现手术侧手肿胀,原因是为了防止动脉血液流向手掌,术中医生会结扎通向手掌的静脉,故在手术后早期会出现手掌肿胀。可以抬高术侧肢体、握拳增加回流,水肿会慢慢好转。但如果较长时间严重肿胀,就不得不结扎内瘘,更换部位重新行内瘘术。

(二)何谓"窃血综合征"?

所谓"窃血综合征"是指内瘘成形术后,动脉血通过吻合口流向静脉,使原本该动脉供血的组织发生缺血,出现内瘘侧肢体远端疼痛、无力、皮肤颜色苍白、皮肤溃疡,严重时出现缺血坏死,不得不手术关闭动静脉内瘘。

(三)什么原因易于引起动静脉内瘘闭塞?

动静脉内瘘闭塞是最常见的并发症,引起内瘘闭塞原因诸多,主要包括以下原因。

1. 动脉血流量不足

透析中过多脱水、低血压,使内瘘局部血流量减少,血流缓慢,易于发生凝血,形成血栓,使内瘘闭塞。

2. 压迫止血时间过长,压力过大

透析后压迫穿刺点止血,如果时间过长、压力过大,也会使动静脉内瘘血流不畅造成内瘘内凝血,形成血栓。

3. 感染、反复穿刺损伤血管

感染、反复穿刺造成血管损伤,血管内皮增生形成狭窄,使血流缓慢形成闭塞等。

4. 体位问题

如果睡觉时内瘘侧肢体受压时间过长,或做事时内瘘侧肢体上举或屈曲时间过长等,会使内瘘闭塞。

5. 尿毒症性小动脉硬化

糖尿病患者易于发生血管硬化,尿毒症患者也易于发生小动脉硬化,这些都易于使内瘘血管狭窄闭塞。

6. 抗凝治疗不充分

如果存在高凝状态,如果抗凝剂量不够,也易于发生血栓,导致内瘘闭塞。

(四)动静脉内瘘闭塞怎么办?

如内瘘杂音突然消失,内瘘局部摸不到血流震颤,提示内瘘可能闭塞。一旦出现内瘘闭塞,一定要在第一时间赶到医院,争取通过注射抗凝剂或进行手术,使内瘘血管再通。

（五）什么原因会引起动静脉内瘘感染？

动静脉内瘘感染的常见表现为局部出现红、肿、热、痛，严重时可出现寒战、发热。发生感染的原因主要在于尿毒症患者皮肤创口愈合时间延迟，如果反复穿刺同一个部位，就易于细菌入侵；如果皮肤穿刺点形成痂皮，就更容易把痂皮下隐藏的细菌引入体内。另外诸如在已经发生感染的皮肤处穿刺，局部皮下淤血，敷料脱落污染等都易于造成感染。若内瘘血管部位皮肤出现发红、肿胀、疼痛、发热，是内瘘部出现感染的征象，应尽快到医院就诊。感染部位应避免穿刺。

（六）动静脉内瘘大出血怎么办？

若内瘘血管出现大出血，应立即压迫止血，并尽快到医院就诊。

二、饮食记录

（一）饮食记录的意义

饮食记录对于肾患者而言是个非常好的习惯，医护人员可以通过患者每餐记录的食物来评估能量及蛋白质的摄入，再与病情相结合，反馈后及时调整饮食，有助于改善病情，同时进行饮食指导后食物可以多样化，改善生活质量。饮食记录一般采用 24 小时膳食回顾法，患者尽可能准确地回顾调查前一段时间，如询问调查前一天的食物消耗情况，在实际工作中，一般选用 3 天连续调查方法（最好包括一个周末）。当然，不少患者在记录日常饮食时会有很多问题，比如量的把控、名称的选择、一个人和全家人又如何记录、零食要不要记录、怎么记录，等等。针对最常见的问题，我们来一一分析如何做好饮食记录。

（二）全部食物记生重

比如我们日常说每餐吃 2 两饭，指的是 2 两的生米煮出来的米饭，也就是说 2 两是米重而不是饭重。这个一旦记录错误的话，能量和蛋白质会相差很多。

准确记录每餐各种食物及调味品名称。在记录每一种食物时，最好记录清楚名称，不要让医护人员去猜测你吃的到底是哪种，比如中午吃了 2 两豆腐，最好记录是南豆腐（嫩豆腐）还是北豆腐，或者是内酯豆腐，因为不同种类的豆腐蛋白质含量不一。

（三）食物记录的是可食部分

从市场采购的样品称为市品，市品去掉不可食部分之后所剩余物称为可食部分，而大家需要记录的是食物的可食部分。

（四）混合食物需分开记录

饺子、包子等记录成：韭菜 50 克、瘦肉 10 克、面粉 40 克（举例）。

小瓜木耳炒鸡丝记录成：小瓜 100 克，木耳（干）10 克，鸡肉 75 克（举例）。

（五）零食千万别遗漏

零食是指除正餐以外所吃的任何食物包括饮料、水果、点心、膨化食品、瓜子，等等。零食在填写时要仔细检查食品的外包装上的克数，计算食用量。

（六）个人分量与全家人分量需区分清

有条件的最好把自己每餐食用的食物称量单独制作，如果是全家一起烹调的菜，则尽量根据总量及自己食用的量来记录。

（七）能量摄入小技巧

慢性肾脏病的患者需要限制蛋白质摄入，但同时又要求摄入足够的能量。当慢性肾脏患者日常能量摄入达不到医生要求时，应借助淀粉类食物、少量植物油或能量补充剂来补充所需能量。

（八）其他注意事项

在调查表中按要求记录三天的所有食物，为避免遗忘，最好在每顿饭后及时记录吃的各种食物，并在晚上检查是否记录完整。

若是外出就餐时，最好在备注中注明，方便医护人员参考，酌情评估。

三、外出旅游

（一）血液透析患者外出旅游时的注意事项

旅游是调节人体精神状态的良好休闲活动，尤其是对患者而言，借由在大自然中游山玩水，或是尽情欣赏人文景观，使人忘却疾病带来的烦恼，树立热爱生活的信心，对于病况引起的不良情绪能发挥极佳的调整作用，有助于改善病情。

肾脏患者只要病情稳定，并且避免疲劳，一样可以外出旅游，特别是情绪低落的患者，旅游更是大有好处。但是，肾脏患者处于急性期、病情不稳定，或具有严重并发症时，就不适合旅游。

（二）充分准备随身用药

出门旅游前，必须告知医生相关行程和行期，了解旅游期间的用药须知，并备齐需要用的药物。如果中药煎剂的药材不便携带，可暂时换用功效相近的中成药。

（三）选择适当的时间和地点

不同类型的肾脏病各有其病理特性，患者必须据此来慎选旅游的时间和地点，才不会反致病情恶化。例如肾脏病并发高血压的患者，不应去寒冷险要的地方旅游，以免血压升高。与花粉有关的过敏性紫斑肾炎患者，不适合在春天时去花草茂盛的地区游玩，避免引起过敏反应。至于狼疮性肾炎患者，不要在夏天选择去海边旅游，因为烈日的刺激会加重病情。

（四）合理安排行程

旅游行程安排要合理，时间要宽松。最好事先清楚了解旅游景点的规模和往来路线，及早联系住宿地点和交通工具，妥善安排旅游时间，并规划意外状况发生的临时替代方案。而且游览每处景点的途中，都应有充分的休息时间，以免疲劳。此外，别忘了准备几件保暖的衣物，以防受凉。

（五）节制饮食

几乎每个旅游景点都有地方风味小吃和特产，容易诱使人暴饮暴食。因此，肾脏患者在旅游时应注意适度节制饮食，并注意饮食卫生，以免伤了脾、胃，更对肾脏造成不良影响。

（六）按时服药

旅游时许多人玩兴高昂，因此忘了疾病，也忘了吃药。所以陪同旅游的家人应注意，要提醒患者按时服药。

(七)透析患者的医疗联系

接受血液透析的患者也能外出旅游,只要事先联系好沿途有透析设备的医院,并将自己的病情、透析方法、透析时间等预先告知对方,使对方能有所准备,就能确保透析治疗的连续性。

四、生化检查

(一)生化检查对血液透析患者的意义

俗话说"久病成医",虽说有点夸张,但也不无道理,大多数维持性血液透析患者治疗周期长,从确诊时的焦虑、恐惧走出,到慢慢了解疾病的治疗过程和发展过程,很多患者因为贫血最烦的就是做各种检查。早期因出现浮肿、恶心、呕吐、贫血等症状,患者需要做尿常规、血常规、血生化、肾穿刺活检等一系列的检查。随着对疾病的认识,患者能慢慢了解到这些检查项目的意义。如尿常规可以测量尿比重、尿蛋白,判断患者是否有肾实质受损;血常规检查可以了解红细胞、血红蛋白、白细胞、血小板等,判断是否存在贫血或感染等;血生化检查可以了解尿素氮、肌酐、尿酸、二氧化碳结合力、电解质测定等,了解是否存在肾脏功能损害,鉴别慢性肾脏病达到几期等;肾穿刺活检有助于病因的诊断及对今后的劳动力鉴定。这些检查,都是医生判断病情的依据。

(二)需要注意的检查项目

(1)血常规、血生化(肾功能和电解质)都应每月检查 1 次。血液化验单中每个项目右侧都有对应的正常值可以参考。血常规检查中的血红蛋白量(血色素),稳定在 $100\sim120$ g/L 之间是比较理想的,如果短时间下降明显就要找找原因,看有没有充分透析,营养状况如何,有没有潜在出血或失血,促红素剂量是否需要调整等。

(2)血生化检查中肌酐、尿素氮、二氧化碳结合率、钾、磷等都需要留意。

①肌酐是一个比较稳定的指标,是身体肌肉的代谢产物,受饮食影响较小。因此,透析前的指标和以往比较,稳定就好,如果上升明显,说明透析效果不佳,如果下降明显,说明身体肌肉量减少,就要询问医生意见了。

②尿素氮是经尿排泄的主要新陈代谢的废物,主要是经人体消化吸收利用蛋白质后产生的,嘴里常有的氨味就是它产生的。尿素氮受饮食影响较大,摄入的蛋白质越多产生的尿素氮就越高。摄入蛋白质的质量对尿素氮影响也很大,肉类、鸡蛋、奶类蛋白质属于优质蛋白,人体吸收利用比较完全,产生的废氮较少,豆制品、粮食的蛋白质属于劣质蛋白,产生的废氮较多,会使尿素氮增高。合理饮食搭配蛋白质利用率高,产生废氮较少。

③血二氧化碳结合率是反映体内酸碱平衡的一个指标。如果透析前低,口服的碳酸氢钠就要调整剂量;透析过程会很好纠正酸碱失衡,透析后低,说明透析过程中透析液的酸碱应该调整。

④血钾的正常范围是 $3.5\sim5.5$ mmol/L,严重高血钾可使心脏骤停,低血钾可引发心动过速。透析阶段发生高血钾应警惕是否存在透析充分性以及患者饮食不当,摄入过多的含钾高的食物,如花生、马铃薯、红枣、芹菜、葡萄等。

⑤高磷的危害是长期的,研究证实它与皮肤瘙痒、心血管意外、肾性骨病等多种并发症有关。控制血磷,要做到控制饮食、规律透析、药物治疗等三方面有效结合。高磷食物有奶制品、

鱼、虾、肉、蛋黄、谷物、豆类、饮料等,应严格控制摄入量,每天磷的摄入量不超过 800～1000 mg。根据国际肾脏病学会要求,终末期肾患者每周透析 3 次,每次 4 小时,可以选择膜面积大、高通量、磷清除率高的透析器。药物治疗方面主要遵医嘱服用磷结合剂。

(3)一旦发现血清铁蛋白低于 200 ng/mL 或转铁蛋白饱和度低于 20%,需补铁治疗;如血红蛋白(Hb)低于 100 g/L,则应调整促红细胞生成素用量,以维持 Hb 于 100～120 g/L。

(4)要求血清校正钙水平维持在正常低限,为 2.10～2.37 mmol/L(8.4～9.5 mg/dL);血磷水平维持在 1.13～1.78 mmol/L(3.5～5.5 mg/dL);血钙磷乘积维持在 55 mg^2/dL^2 及以下;血 iPTH 维持在 150～300 pg/mL。

(5)定期监测传染病学指标,这个是必须要注意的。据 2016 年 2 月份新闻报道,陕西商洛市镇安县医院血液透析室发生血透感染事件,导致多位血透患者感染丙肝。因此,院内感染的控制尤为重要,不仅医护人员需要注意,患者自身也要增强这方面的预防意识。传染病学指标检查包括肝炎病毒标记、HIV 和梅毒血清学指标。要求开始透析不满 6 个月患者,应每 1～3 个月检测 1 次;维持性透析 6 个月以上患者,应每 3～6 个月检测 1 次。

五、皮肤瘙痒

(一)皮肤瘙痒的发生率

皮肤瘙痒是一种常见和难以耐受的症状,在维持性血液透析患者中发病率为 60%～90%,随着透析时间延长,症状逐渐加重,严重影响生活质量。如果护理不当,还会导致患者皮肤感染而增加医疗费用,甚至威胁患者的生命。

(二)皮肤瘙痒的原因

1.电解质代谢障碍

慢性肾功能衰竭患者由于排磷减少,血磷水平反复升高,从而刺激 PTH(甲状旁腺激素)分泌而导致继发性甲状旁腺功能亢进。研究表明,继发性甲状旁腺功能亢进可致皮肤瘙痒,其增高可引起高钙血症、皮肤钙化和刺激皮肤肥大细胞释放组胺,因而 PTH 增高被认为是皮肤瘙痒的重要致病原因。即使患者进行规范化透析治疗,一些与慢性肾功能衰竭相关的并发症也是影响患者存活的危险因素,尤其 PTH 水平越来越高,导致症状逐渐加重。

2.含氮废物潴留

含氮废物潴留对皮肤的刺激会让皮脂腺及汗腺萎缩,皮肤会出现不同程度的干燥、脱屑而引起瘙痒。患者皮肤外观像鱼鳞癣样,皮肤瘙痒难忍,经常搔抓,甚至抓破皮肤而不能得到缓解。含氮废物增多与透析不充分有关,因此,为了减少含氮废物对皮肤的刺激,需要保证透析的充分性。用冷水、冰毛巾湿敷可减轻瘙痒,皮肤干燥时可外涂皮肤润滑剂和使用乳酪肥皂。

(三)皮肤瘙痒的治疗

(1)必须限制饮食中磷的摄入,建议磷的摄入量少于 800 mg/d。零食、加工食品和软饮料中含有的食品添加剂含磷量很高且十分容易吸收,应尽量避免食用。

(2)应用活性维生素 D 来降低 PTH 水平。

(3)调整透析液至适当的钙浓度,防止高钙血症。

(4)服用磷结合剂,减少肠道对磷的吸收。

(5)定期选做血液灌流(HP)联合血液透析(HD)或血液透析滤过(HDF)治疗。

（6）改变抓痒的方式，可用手轻拍打，勤剪指甲。叮嘱患者特别注意保持动静脉内瘘侧手臂皮肤的完整性，以免造成内瘘感染。若局部感染者，穿刺时应避开，并遵医嘱使用莫匹罗星（百多邦）抗生素软膏。

（四）健康指导

（1）由于皮肤瘙痒搔抓导致自我形象的缺陷，使患者十分焦虑。随着症状的逐渐加重，会影响夜间的睡眠质量，可在医生指导下服用镇静剂，以免情绪过于焦虑。增加血液灌流或血液滤过的治疗增加透析充分性。

（2）日常生活中要穿棉质、宽松的内衣裤。洗澡水不宜太热，一般用 40 ℃ 温水洗澡为宜。避免使用碱性香皂及沐浴液。

（3）为了避免皮肤干燥引起瘙痒，局部可涂保湿润滑剂，同时做好个人卫生，勤洗澡、勤更衣。不宜饮酒，少吃刺激性的食物。

（4）正确指导患者服用磷结合剂，定期抽血检查各项指标，加强低磷饮食的宣教，提高患者治疗依从性，延缓远期并发症的发生。

六、血液透析患者的居家照护小贴士

（一）居家用药

血液透析患者除了要进行常规透析，还需要配合一些药物治疗，正确按医嘱用药才能更安全、更好地发挥疗效。

1. 服用时间和方式

各种药物服用时间和方式不一样，饭前、饭后或与饭菜一起服用，应遵照医师指示，以免影响药效。

2. 切忌擅自停药

不可随意停服药物，尤其是降血压药，须由医师调整剂量或改药；但透析当天，如果血压低或在透析过程中容易低血压的患者，则暂停服用降血压药物，以避免透析过程中，血压下降太多，造成不舒服症状及影响透析效果。

3. 注意食物含磷量

应避免食用含磷高的食物，且需要正确服用磷结合剂，以减低肠道对磷的吸收。

4. 定时透析，控制水分摄入

定时接受透析治疗，才能达到足够的尿毒素及水分清除率。水分及体重的控制：两次透析间，体重勿超过干体重的 5%。

5. 测量血压

每日按时量血压并记录，控制血压稳定，避免因视力模糊、头晕而跌倒。

6. 注意卫生

养成良好的个人清洁卫生生活习惯。

7. 排便习惯

养成按时排便的习惯，避免便秘，必要时可服软便剂。因为便秘会造成血钾过高，引起心律不齐；有心血管疾病者，太用力解便，容易引发心律不齐，甚至心跳停止。

8. 出血情况

自我观察有无内、外出血情形，包括：大小便颜色、皮肤上有无出血点、瘀斑、眼睛或牙龈是否出血等。若小便出现红色、大便呈黑色、痔疮出血、女性月经期间出血过多、眼睛或牙龈出血,都应告知医护人员,尽量不使用抗凝血剂。

9.内痿保护

透析后在穿刺位置正确的加压止血,平时做好动静脉血管保健运动,以预防血管通路阻塞。

10.保持身心愉悦

疏解情绪压力,保持身心愉快,透析之外的时间,若身体状况许可,可规划适当的休闲娱乐活动,有助于减轻紧张焦虑、消除忧郁、提升自信心、重建人际关系,多参加联谊活动可开阔心胸,吸收信息并扩展自己的生活圈。

11.有氧运动

最适合的运动是对肌肉、骨骼负荷较少的等张运动,如伸展操、散步、游泳、骑脚踏车等,另外气功、瑜伽也不错。

12.及时就医

居家生活中若有任何紧急情况及不舒服的情况发生,如呼吸喘、胸闷、胸痛、呕吐、腹泻、血管流速减弱或脉动消失等,应立即就医。

七、智慧透析

智慧透析是每个透析者要追求的目标。

(一)学习透析知识

(1)透析的目的是排出毒素、多余的水分和多余的钾、磷。

(2)透析过程中,一小时后可以做透析操以增加血液循环,两小时后可以补充一些食物和糖果以增加体力。

(3)透析要排出水、钾、磷,平时就要控水、控钾、控磷。

(4)透析患者常见并发症有肾性骨病、骨质疏松、贫血等。

(5)知道血钙、血磷及 PTH 三者是紧密相连的。血磷高会使 PTH 增高,PTH 高会造成肾性骨病,影响行走及其他结果,血磷高还会使全身皮肤瘙痒。血钙值也是影响 PTH 的因素之一。

(6)了解高钾会造成心脏骤停危及生命。

(7)控水是每次透析防止失衡的关键,也对心脏起到保护作用。

(二)看懂化验单

化验单中血红蛋白、钙、磷、钾及 PTH 值等必须会看并要牢记。

(三)多与医生沟通

(1)每次开完药咨询医生用法和用量。

(2)透析过程发生抽筋、低血压、高血压、头痛立即告知医生,不要强忍。不及时处理会发生危险。

(3)拿到化验单,发现化验单中异常的指标请教医生如何调整用药,问后坚决执行。

(4)要按时化验,不要怕花钱。几个月不化验存在很大风险。

（四）加强锻炼，提高身体素质

多数维持性血液透析患者肾脏已经失去功能，但剩余的内脏还需要维护。每天的锻炼就是加强它们的功能，从而为身体服务。锻炼一定要持之以恒，时间长了效果定会显现。

（五）为家人多做事，提高自身价值

得病了，家人无微不至照顾，自然给他们增添了很多负担和挂念。如果自己意识里一味地强化我是患者，我就需要照顾，天长日久会出现很多问题。反之，在不透析的日子里，为家庭做一些力所能及的家务，自己有存在感，家人也减轻了心理负担。

（六）管住嘴

透析者在饮食上最重要的是适量进食，一定不能多吃。低盐要牢记，喝水要小口，坚果三两个，水果吃小个，吃饭少喝汤，饭后百步走，提高控制力，保护好自己。

八、无肝素透析

（一）无肝素生理盐水冲管对心血管系统的影响

无肝素透析时血液在体外极容易凝血，为防止小的血凝块及纤维素堵塞中空纤维及黏附在透析膜表面，一般每30分钟用生理盐水200～300 mL冲洗透析器1次，需在短时间内将这些液体回输体内，由此造成：

（1）血容量突然增加、心脏负荷加重，可引起血压升高、心率增快等不适。

（2）即使是定时用生理盐水冲洗透析器，仍不能完全避免体外凝血，某些中空纤维的堵塞及大量纤维素附着于透析膜，将显著影响透析清除效果，透析器完全凝血的发生率在5%左右，尤其在患者血色素9 g以上、糖尿病、导管、肿瘤、血液存在高凝状态、病房中给予止血药物、血流量不足时更易发生凝血。

（二）无肝素透析，透析器容易凝血的原因

（1）血液在血管内流动一般不会形成血栓，但是血液流出体外，在体外循环过程中，血液和透析器、管路等材料表面接触，会引起血小板黏附内源性凝血途径激活引起血栓形成。

故透析过程中需要用肝素进行抗凝，且所用肝素量要根据患者体重、血色素、凝血状态使用，使其达到"充分的肝素化"，充分肝素化简单直观的评判就是：透析器、静脉壶、动脉壶均无"挂血"，透后患者也无出血。透析器、静脉壶、动脉壶出现"挂血"应考虑增加肝素。

（2）无肝素透析指征：

①有活动性出血的患者，包括心包炎、颅内出血、消化道出血、近期手术、大面积创伤或创伤性检查等。

②凝血系统有凝血功能障碍的患者。

③应用肝素有禁忌的患者。

（3）无肝素透析时间以2～3 h为宜，透析过程中应每30分钟左右用200～300 mL生理盐水冲洗透析器及管路一次，以减轻透析器凝血情况，但不能杜绝透析器管路凝血。

（4）患者用止血药后、糖尿病、肿瘤、血流量不足、导管、血液存在高凝状态、血色素9 g以上，无肝素透析时透析器和管路凝血概率将会大大增加。

附录二　肾脏疾病护理常规

一、一般疾病护理常规

(1)按内科疾病一般护理指南执行。

(2)加强对常见症状的观察,包括水肿、高血压、肾区疼痛、尿量、尿色、尿的性状、神态及营养状况。

(3)有高血压、水肿和心力衰竭者,应限制水分的摄入,每日记录液体出入量。

(4)水肿者应予每周测量体重2次,水肿明显或使用利尿剂者宜每日测量体重1次。

(5)有腹水者,根据病情定期测量腹围。

(6)根据病情所需,按医嘱测量血压并予以记录。

(7)加强饮食管理,对不同病情的患者应严格按医嘱给予不同的治疗饮食。

(8)按照检验项目要求,采用不同方式,正确留送各种尿检验标本,并将留尿方法和注意事项于前1日告诉患者。

(9)避免患者受凉、受湿、感冒和接触感染性疾病者。

二、危重疾病护理常规

(1)危重患者入院时,护士要了解患者病情,查看患者神志、皮肤、口腔、肢体等情况,备好抢救仪器和物品。

(2)正确安置患者,对躁动、意识不清的患者正确使用约束带并加用床挡。对于心衰不能平卧的患者给予半卧位。

(3)开放静脉通路两条,必要时使用一路套管针,保持静脉通路通畅。

(4)持续氧气吸入,保持气道通畅。

(5)遵医嘱给予患者多功能监护,48～72小时更换心电监护电极片一次,防止皮肤损伤。根据病情设置报警,监护参数界值。

(6)监测患者意识、面部、皮肤、末梢有无发绀,全身有无水肿,及时给予基础生活护理。

(7)根据病情及时留置导尿,观察引流物色、量、性质。

(8)护士严格执行各项操作规程,用药注意三查十对,杜绝差错发生。

(9)护士密切观察生命体征,病情变化,及时准确记录护理记录单。

(10)详细准确记录出入量,按要求8小时小结,24小结总结。

(11)及时准确采集各种血、尿、便、痰及引流物标本并及时送检。

(12)护士应给予心理护理,与患者交流沟通,使之配合治疗。

(13)危重患者病情及治疗要点,以书面、床头两种形式交接班。

三、肾病综合征护理常规

(一)概念

肾病综合征指肾小球弥漫性损害所引起的一组临床症状和体征,其主要临床特点为"三高一低",高度蛋白尿(3.5 g/d)、高度水肿、高脂血症及低血浆蛋白(小于 30 g/dL)。

(二)评估要点

(1)病情评估:

①生命体征。

②水肿的范围及程度,体重增加及尿量减少的情况。

③是否有高血压或低血压。

④营养状况。

(2)心理状况。

(3)自理能力。

(三)护理措施

(1)评估患者病情及患者对疾病了解程度和知识需求。

(2)保持环境温度、湿度适宜。

(3)给予高热量、高蛋白、高维生素、低脂、低盐饮食。

(4)对于严重水肿或伴胸腔积液、腹水者应卧床休息,并每日测量体重、腹围、脚围。水肿消退后可在室内活动,整个治疗过程应避免剧烈活动。

(5)遵医嘱限制入量,并严格记录出入量。

(6)对于严重水肿应经常改变体位;保持床单、皮肤清洁、干燥,被褥、衣裤应平整、柔软、清洁。注意皮肤护理,防止皮肤损伤或感染。

(7)遵医嘱给予利尿剂,注意观察用药效果及电解质水平。

(8)应用激素治疗期间,注意观察药物副作用的出现并给予患者有关指导。

(9)对于低蛋白血症的患者,遵医嘱输血浆或白蛋白,注意应缓慢滴注。

(10)给患者讲解有关疾病、药物、治疗知识并给予心理支持。

(四)健康指导

(1)保证良好的休息,劳逸结合,合理饮食。

(2)遵医嘱按时按量服药,定期复查。

(3)指导患者预防和及时治疗各种感染,如呼吸道、尿路及皮肤感染等,适当活动,避免劳累。

(4)出现少尿、水肿、尿液浑浊等症状时,应及时就医治疗。

四、急性肾功能衰竭护理常规

(一)概念

急性肾功能衰竭是指数小时至数周发生的肾功能急剧恶化,引起急性少尿或无尿,氮质代谢产物在体内潴留,从而产生水、电解质及酸碱平衡紊乱,并由之引发循环、呼吸、消化、内分泌、代谢等功能变化的临床综合征。

常见病因包括:出血、感染、中毒性休克、内源性及外源性肾毒性物质对肾脏的毒性作用、肾实质损害、尿路梗阻等,全病程分为少尿期、多尿期及恢复期。

(二)评估要点

(1)病情评估:

①生命体征。

②尿量的变化。

③有无并发症。

(2)心理状况。

(3)自理能力。

(三)护理措施

(1)急性肾衰竭是急危重病之一,故应做好心理疏导,给患者以必要的心理支持,疾病相关知识指导,以减轻患者的不安情绪和恐惧感。

(2)急性肾功能衰竭的诊断确立后,绝对卧床,以减轻肾脏负担。

(3)保持环境安静、温度、湿度适宜,做好病室的清洁。

(4)准确记录尿量,监测体重变化。

(5)急性肾功能衰竭少尿期应严格控制入水量,每日进水量应约为前1日排出量加500 mL。

(6)应给予患者高热量、高维生素、低盐、低蛋白、易消化的饮食。

(7)加强对疾病的观察:

①注意观察尿量、色、质,少尿期应每小时测量尿量,严格记录;尿失禁、昏迷者可插尿管、接尿袋,以利标本观察、收集、化验。

②监测血钾,血钾高于正常值时,应禁食含钾高的食物,如橘子、香蕉、蘑菇、山楂、枣等,并密切注意患者心律、心率的变化。

③监测生命体征,尤其注意血压变化,如出现高血压应及时采取措施。

④需透析治疗的患者,按血液透析或腹膜透析的护理常规。

(8)遵医嘱给予利尿剂、脱水剂。注意大剂量静脉注射利尿剂如呋塞米(速尿)时,可产生耳鸣、面红等副作用,应注意注射速度不宜过快,并注意观察用药效果。

(9)积极预防、控制感染。满足患者基本生活需要,做好晨间护理,积极预防皮肤、口腔黏膜感染。

(10)多尿期应防止出现电解质紊乱,注意营养物质的补充。

(11)禁用库存血,需大量输血时应使用新鲜血。

(四)健康指导

(1)注意适当锻炼身体,增加抵抗力,减少感染性疾病的发生。

(2)如原发病尚未痊愈,应继续进行治疗。

(3)避免使用对肾脏有损害的药物,用药过程中一旦出现少尿时,应及时就医,尽早采取治疗措施促进利尿,避免引发本病。

五、慢性肾功能衰竭护理常规

(一)概念

慢性肾功能衰竭是指各种终末期肾脏疾病,病程逐渐发展,肾单元大量损坏,引起体内氮质和其他代谢产物潴留,水、电解质和酸碱平衡失调以及某些内分泌活性物质生成和灭活障碍等出现一系列严重的临床综合征。在治疗上,早期病例采用保守疗法,及时解除可纠正因素,可能延缓病程进展,晚期则以透析疗法及肾移植为主。

(二)评估要点

(1)病情评估:

①生命体征及神志状态。

②贫血、水肿及尿量的情况。

③恶心、呕吐、腹泻、口腔黏膜出血、口腔有尿素臭味、高血压、心律失常、心力衰竭、皮肤干燥并出现抓痕等症状。

④有无酸中毒及电解质平衡紊乱等临床表现。

(2)心理状况。

(3)自理能力。

(三)护理措施

(1)嘱患者避免过于劳累,注意休息。

(2)饮食:慢性肾功能衰竭行透析治疗者原则上不必限制蛋白质的摄入。未行透析者应采用高热量低蛋白饮食,并以优质动物蛋白为主。含钾食物应根据体内血钾水平调节,高钾血症应避免,低钾血症应补充含钾高的食物如红枣、鲜蘑菇、榨菜、卷心菜、柑橘、柠檬、香蕉等,并避免含磷高的食物。对于无水肿和无少尿者应补充足够水分,保证每日尿量在 1500 mL 以上。无高血压和水肿者不必严格限制钠盐。此外,应补充足够的维生素。

(3)避免或及时停用对肾脏有损害的药物。

(4)遵医嘱使用利尿剂,并注意观察用药效果。

(5)肾功能衰竭患者常伴有贫血,抵抗力下降,应加强口腔护理,督促患者早晚漱口,进食易消化、无刺激食物,防止局部刺激诱发出血。

(6)加强皮肤护理,保持皮肤清洁、干燥、防止感染。皮肤瘙痒明显者,可用温水擦洗,必要时可涂止痒霜。

(7)督促患者按时服用降压药,并注意观察用药效果。在紧急情况下使用降压药时,应逐渐加量或加药,并每日监测血压 1~2 次,以免快速、明显降压引起肾血流量减少导致尿量减少和肾功能损害。

(8)心理护理:由于病程较长,肾功能逐渐恶化,患者易对治疗失去信心,并产生焦虑情绪,应耐心安慰患者,积极给患者讲解有关知识及日常生活注意事项,帮助患者尽快适应透析生活方式。

(9)透析患者按透析护理常规处理。

(10)如患者出现三系降低,及时给予保护性隔离和其他预防感染的措施,并注意患者行动时安全,以防跌倒而引起出血。

(四)健康指导

(1)避免各种感染、劳累和应用对肾脏有损害的药物,防止引发肾功能的急剧恶化。

(2)积极治疗原发病,延缓肾功能不全的进展。

(3)向患者及其家属介绍本病的有关知识及护理方法,使患者能在家属帮助下进行自我护理。

(4)遵医嘱进行治疗。

(5)进行适量的身体锻炼,提高机体免疫力。

六、急性肾小球肾炎护理常规

(一)概念

急性肾小球肾炎是一种肾小球的急性弥漫性炎症。它是肾脏的抗原-抗体的免疫反应所导致的肾小球毛细血管的炎症反应。急性起病,以血尿、蛋白尿、高血压、水肿、少尿及氮质血症为常见表现。本病主要以链球菌感染后急性肾炎最为常见。

(二)评估要点

(1)病情评估:

①生命体征。

②水肿的部位及程度,血尿情况及尿量。

③血压增高的程度,有无头痛、头晕、失眠等症状。

④有无咽炎、扁桃体炎、皮肤脓疱疮等感染灶存在。

(2)心理状况。

(3)自理能力。

(三)护理措施

(1)休息:急性期应卧床休息直至水肿消退、尿量增多、肉眼血尿或镜下血尿消失,血压恢复正常,可起床逐步增加活动。

(2)饮食和入量:急性期对蛋白和水分应予一定限制,对有水肿或高血压者应限制食盐的摄入,1～3 g/d为宜,水肿明显和尿量减少者还应限制水分摄入;肾功能减退由氮质血症者应限制蛋白质摄入,20 g/d为宜,应尽量多摄入优质动物蛋白质,补充各种维生素。

(3)控制感染:有感染病灶时遵医嘱给予抗生素,指导和协助患者注意保暖、预防感冒、注意个人卫生、保持口腔和皮肤清洁。

(4)高血压的治疗:轻度高血压一般经休息、低盐饮食和利尿等治疗常可使血压恢复正常,中、重度高血压应遵医嘱给予药物治疗。有高血压脑病者应迅速降压,凡用降压药物静脉滴注者应床旁密切观察血压变化。

(5)遵医嘱给予利尿剂,注意观察用药疗效。

(6)有心衰、肾衰者给予相关处理。

(7)准确记录出入量,每日测体重。每日评估水肿部位,协助患者控制入量。

(四)健康指导

(1)注意锻炼身体,增强体质,提高机体抗病能力。

(2)恢复期应避免受凉、受湿、过劳,勿用损害肾脏的药物,以防止病情反复。

(3)加强口腔卫生,注意保暖,保持皮肤的清洁,以预防上呼吸道及皮肤的感染。一旦发生感染时应及时就医治疗。如有慢性扁桃体炎,必要时应接受手术切除。

(4)出现血尿、尿液混浊、水肿、血压升高等症状时,应立即就诊,防止转变为慢性肾小球肾炎。

七、慢性肾小球肾炎护理常规

(一)概念

慢性肾小球肾炎是多种病因引起的两侧肾脏弥漫性或局限性炎症反应。基本发病机制是一种免疫反应。临床起病隐匿,程度轻重不一,病程长,病情多缓慢进展,可有不同程度的蛋白尿、血尿、水肿、高血压和肾功能减退,少数可在短期内病情迅速发展而进入尿毒症期。

(二)评估要点

(1)病情评估:

①生命体征。

②水肿的部位及程度、血压升高的程度、有无肉眼血尿。

③有无贫血面貌。

(2)心理状况。

(3)自理能力。

(三)护理措施

(1)评估患者情况,向患者介绍慢性肾衰的基本知识。

(2)若患者无明显水肿、高血压、血尿和蛋白尿不严重,要注意切忌劳累。有明显高血压、水肿者或短期内有肾功能减退的,应卧床休息,并限制食盐的摄入量 $2\sim3$ g/d。

(3)尿中丢失蛋白较多,肾功能较好者宜补充生物效价高的动物蛋白,如鸡蛋、牛奶、鱼类和瘦肉等;已有肾功能减退者,应适当限制蛋白质的摄入(30 g/d),必要时加服必需氨基酸。

(4)注意保暖,并保持房间空气新鲜,防止呼吸道感染。

(5)教会患者准确记录出入量。对水肿明显的患者,应用利尿剂后,除注意尿量及水肿消退情况外,还应注意血钾的变化情况,以防出现高血钾或低血钾。

(6)严格遵医嘱服用降压药,仔细记录血压变化,将血压控制在相对平稳的范围内。

(7)应用肾上腺皮质激素的患者也应严格遵医嘱服药,不得自行停药、减药以免引起反跳,并注意激素的副作用,如兴奋失眠、脱发、骨质疏松等,注意预防感染。

(8)应用免疫抑制剂的患者,注意有无恶心、呕吐、骨髓抑制、脱发、出血性膀胱炎、肝脏损害等副作用。

(9)禁用对肾脏有毒性的药物如四环素类、氨基糖甙类、多肽类、磺胺类及止痛剂等,以防加重对肾脏的损害。

(四)健康指导

(1)预防感染,避免劳累,有感染时(尤其是反复的呼吸道感染)应及时医治,防止加重病情。

(2)遵医嘱坚持长期用药,应避免使用对肾脏有损害的药物,也不能擅自用药,以免加重肾功的恶化。

(3)向患者讲述病情变化的要点,如出现水肿或水肿加重、尿液泡沫增多、血压增高时,应及时就医。

(4)无明显水肿或严重高血压者,可从事轻工作,但应避免剧烈体力活动。

八、肾盂肾炎护理常规

(一)概念

肾盂肾炎是由于各种病原微生物感染所引起的尿路急、慢性炎症,多见于育龄女性、老年人、免疫功能低下者。

(二)护理要点

(1)病情评估:

①生命体征。

②尿频、尿急、尿痛等尿路刺激征,以及腰部、下腹部疼痛等情况。

③有无寒战或畏寒、头痛、全身不适、乏力等症状。

④有无尿液混浊或肉眼血尿。

(2)心理状况。

(3)自理能力。

(三)护理措施

(1)按肾脏内科患者一般护理要点执行。

(2)按上述评估中所列各项进行病情观察。

(3)发热及泌尿系统症状明显者,应卧床休息,做好基础护理。

(4)高热者按高热患者护理指南执行。

(5)鼓励患者多饮水以增加尿量,促使细菌及炎症渗出物迅速排出,减轻尿路刺激症状。

(6)按医嘱正确留取尿标本送检:

①留取中段尿作细菌培养及药物敏感度试验者,应留取清晨第一次尿,采集标本前充分清洗会阴部、消毒尿道外口,在不间断排尿时用无菌操作方法留取尿标本。

②必要时,留取 24 小时尿标本送检蛋白定量测定。

(7)按医嘱给予有足够的热量和维生素且易消化的饮食。

(8)按医嘱给予抗菌药物治疗。

(9)深入了解不同病情的患者产生焦虑、紧张的原因,有针对性地进行心理疏导,使之情绪稳定配合治疗。

(四)健康指导

(1)保持会阴部清洁,尿道口附近有炎症时要及时诊治,避免细菌通过上行途径感染本病。

(2)告诉患者多饮水,有尿意时应及时排空膀胱内尿液,这是简便有效的预防本病的措施。

(3)凡有引起尿路流通不畅的疾病时,应及时医治,防止局部尿液淤积,致细菌生长繁殖,引起感染或使慢性肾盂肾炎急性发作。

(4)月经期应加强会阴部卫生。

(5)劳逸结合,加强体育锻炼,增强身体抵抗力。

九、系统性红斑狼疮护理常规

(一)概念

系统性红斑狼疮是一种特异性的自身免疫性疾病。它具有多种自身抗体,其中重要的是双链 DNA 抗体,通过免疫复合物等途径造成几乎周身每一个系统、每一个器官都受累。肾功能衰竭、感染、中枢神经系统损伤是死亡的主要原因。女性好发。

(二)评估要点

(1)病情评估:

①生命体征。

②发热、全身不适、乏力、食欲减退、体重减轻等症状。

③关节受累的部位、肿痛程度、僵硬表现。

④皮肤损害情况。

⑤是否有肾、中枢神经系统、肺、心、消化道等器官受损的症状。

(2)心理状况。

(3)自理能力。

(三)护理措施

1.日常护理

安排在避光阳光直射的房间,用窗帘遮挡。房间温度、湿度适宜,定期通风。饮食宜清淡、易消化、高蛋白、高热量的食物。合并肾脏损害时遵医嘱给予低盐或低蛋白饮食。合并 SLE 脑病的患者安排在单人房间,必要时加床挡,约束带加以约束,保证医疗护理安全。合并血液系统损害的患者安排在单间,采取保护性隔离。限制探视,减少感染因素。病情活动期应卧床休息,缓解期可适当活动,注意劳逸结合。

2.病情观察

(1)高热、关节痛、晨僵,雷诺现象。

(2)皮肤、黏膜方面:皮疹、溃疡、结节、红斑。

(3)肾脏方面:水肿情况、尿蛋白、血总蛋白、血白蛋白、肌酐、尿素氮、出入量、24 小时尿蛋白、尿沉渣、肾穿刺病理检查等。

(4)血液系统:白细胞、红细胞、血小板、血红蛋白、骨髓穿刺结果。

(5)神经系统:精神障碍、器质性脑病综合征、情感障碍、神经症反应、头痛、脑脊液压力、脑脊液生化、病理征、肢体活动情况。

(6)胃肠道:吸收不良、溃疡、肠麻痹、腹膜炎。

(7)心脏方面:多浆膜腔积液、心衰、心肌炎、心内膜炎。

(8)肺脏:肺动脉高压、间质纤维化。

3.症状护理

(1)高热:监测体温变化,遵医嘱给予物理或药物降温,嘱患者多饮水,必要时静脉补液,保证出入量平衡。满足患者生理需要,增加舒适感。

(2)皮肤、黏膜:

①保持口腔卫生,给予复方硼砂溶液(朵贝尔液)漱口,遵医嘱给予口腔涂药。严重口腔溃疡者,给予高压冲洗。合并出血的患者,及时清理血痂。饮食上给予流食或半流食,必要时给予静脉营养及鼻饲。疑真菌感染的患者给予碳酸氢钠漱口及制霉菌素涂口腔。

②保持会阴部清洁。

③合并皮疹及皮肤破溃的患者避免光照,不用化妆品,温水清洁皮肤,可用中性乳液润滑

皮肤。避免抓挠,遵医嘱给予药物外涂。加强伤口换药,预防感染。

④房间温度、湿度适宜,勤换内衣,保持皮肤清洁,避免感染。

(3)肾脏损害时,给予低盐及低蛋白饮食。了解水肿情况,每日监测体重及腹围,严格记录24 小时出入量。

(4)血象降低时,嘱患者注意个人卫生,必要时予保护性隔离。保证六洁,预防感染。当血小板低于 $20 \times 10^9 / L$ 时,嘱绝对卧床,避免外伤,注意观察有无出血倾向。

(5)注意观察患者有无性格的改变。精神异常,有无头痛、呕吐、四肢麻木等主诉。对脑患者应注意神志、瞳孔变化,对于颅压高的患者,遵医嘱给予脱水剂降颅压及镇静治疗。对于神志不清伴躁动、高热、抽搐等症状的患者,应注意护理安全,加床挡,必要时加约束带。

(6)肠道护理。首先观察患者有无腹部症状体征,如有顽固性腹泻患者应予坐浴,防止肛周的感染。

(7)观察激素及免疫抑制剂的副作用,并实施相应的护理。且告知患者用药注意事项。

4.心理护理

目前慢性功能衰竭的预后已大大改善,远景乐观。教育患者树立长期对待的思想准备。最重要的是定期复查,听从医生及护士的指导意见。活动期每月复查,稳定后 3~6 个月复查一次。

(四)健康指导

(1)注意关节的锻炼。

(2)皮肤护理时指甲不要剪得过短,防止损伤指甲周围皮肤。

(3)在感染的预防上要尽量少到公共场所去,预防感冒,一旦发现感染灶立即治疗。禁止各种预防接种。

(4)注意激素及免疫抑制剂的各种副作用,如有相应症状出现应及时随诊治疗。

(5)遵医嘱服药,不得擅自加量、减量或停药。

(6)饮食上注意高蛋白、高热量、高维生素,如肾脏受损则低盐饮食,注意补钙,以预防骨折发生。

(7)定期复查,了解自己的病情。

(8)女性要在医生指导下妊娠。

附录三 血液透析操作流程

一、血液透析患者接诊流程

（1）新入血液透析患者要进行乙型肝炎病毒、丙型肝炎病毒、梅毒及艾滋病感染的相关检查，根据检查结果分配透析单元，分区分机进行隔离透析，急诊透析应在急诊专用机透析，最晚在首次透析时采集血标本及时送检。保留原始记录、登记患者检查结果。

（2）告知患者血液透析可能带来血源性传染性疾病，要求患者遵守血液净化室有关传染病控制的相关规定如消毒隔离，定期监测等，并签署透析治疗知情同意书。

（3）建立患者档案，在排班表、病例及相关文件中对乙肝和丙肝等传染病患者做明确标识。

（4）常规透析由医生在接诊区为患者称体重、测血压和脉搏，确定患者本次透析的治疗方案及开具药品处方及化验单等。

（5）护士根据医嘱安排透析单元，遵医嘱进行治疗，了解患者基本信息及心理，进行健康宣教。

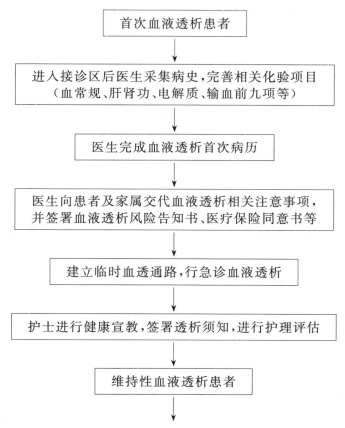

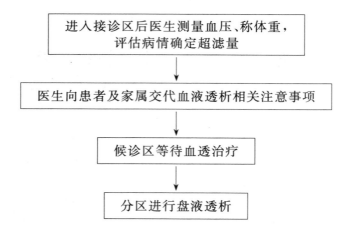

进入接诊区后医生测量血压、称体重，评估病情确定超滤量

↓

医生向患者及家属交代血液透析相关注意事项

↓

候诊区等待血透治疗

↓

分区进行盘液透析

二、护士工作流程

(1)进入血透室治疗区,更换工作服、戴口罩。

(2)开水机,自检肾机,冲洗透析器管路。

(3)准备病员上机操作。

(4)治疗过程中观察患者透析情况。

(5)治疗结束,下机回血。

(6)肾机消毒处理。

(7)床单元的消毒处理。

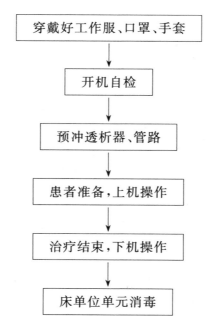

穿戴好工作服、口罩、手套

↓

开机自检

↓

预冲透析器、管路

↓

患者准备,上机操作

↓

治疗结束,下机操作

↓

床单位单元消毒

三、透析器材出入库登记制度及使用流程

(1)严格执行查对制度,对出入库透析器材的型号、数量、有效期进行核对。

(2)由负责库房管理的老师协助工人提取库房透析器材入治疗室,并按标识放置。

（3）遵医嘱统计本班所需透析器材的型号、数量，由当班护士查对后放置在机位上。

（4）提取透析器材时注意检查有无过效期、破损现象。

（5）发现异常现象如：透析器材超过有效期、外包装破损透析器破裂等及时向护士长汇报，并及时登记到透析器材不良反应记录本上。

（6）提取完后由两名护士共同核对并登记在透析器使用登记本上。

四、水处理机操作流程

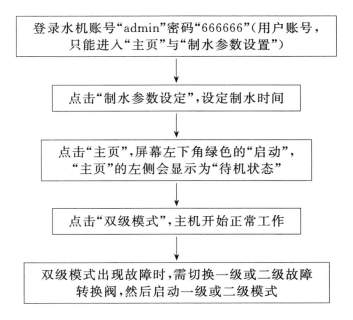

登录水机账号"admin"密码"666666"（用户账号，只能进入"主页"与"制水参数设置"）

↓

点击"制水参数设定"，设定制水时间

↓

点击"主页"，屏幕左下角绿色的"启动"，"主页"的左侧会显示为"待机状态"

↓

点击"双级模式"，主机开始正常工作

↓

双级模式出现故障时，需切换一级或二级故障转换阀，然后启动一级或二级模式

五、水处理机消毒流程

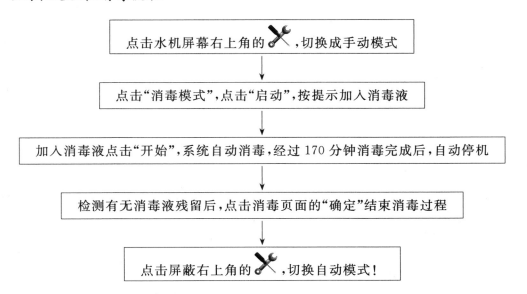

点击水机屏幕右上角的 ，切换成手动模式

↓

点击"消毒模式"，点击"启动"，按提示加入消毒液

↓

加入消毒液点击"开始"，系统自动消毒，经过170分钟消毒完成后，自动停机

↓

检测有无消毒液残留后，点击消毒页面的"确定"结束消毒过程

↓

点击屏蔽右上角的 ，切换自动模式！

六、配液机的操作流程

(一)浓缩 B 液配制

(1)用反渗水冲洗配液桶。

(2)放反渗水适量。

打开 B 液干粉(注意是否过期、观察外包装是否完整、干粉颜色有无异常)。

(3)将开启的 B 液干粉倒入配液桶(1 袋 B 粉用反渗水稀释至 10L)。

(4)搅拌。

(5)待全部溶解可以放储液桶备用。

(6)清洗配液桶。

(二)浓缩 A 液配制

浓缩 A 液配制流程同 B 液。

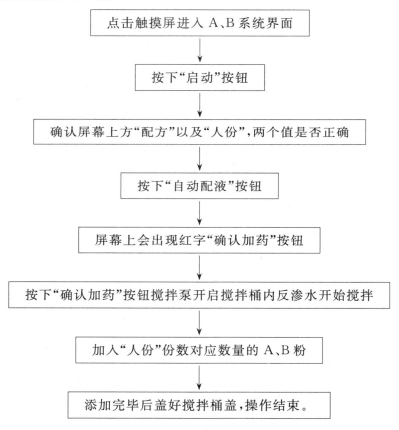

七、日机装 DBB-27C 透析机操作流程

(一)上机操作

(1)确认 DBB-27C 供水供电正常后,短按主电源"开"键,开机。

(2)连接 A、B 浓缩液。

（3）长按开机画面上的 $\boxed{液置换}$ 键，直至该键变为 $\boxed{液置换}$ ，机器将开始自检并准备透析液。机器会提示操作者确认"消毒液无残留"。

（4）在屏幕提示信息"血液系自我诊断完成"以后，就可以开始安装体外循环管路并进行预充。保证静脉血液回路妥当的嵌入空气探测器的沟槽内，并关闭空气探测器盖。

（5）液置换结束 90 秒后机器会自动进入透析准备状态， $\boxed{透析准备}$ 键会变为绿色。也可在液置换结束后长按 $\boxed{透析准备}$ 键手动进入透析准备。

（6）连接透析液旁路接头至透析器，长按 $\boxed{排气}$ 键直至排气键变为绿色 $\boxed{排气}$ 开始透析器的排气。排气进行数分钟后会自动结束并返回透析准备状态，同时键开始闪烁。（排气时保持红色快速接头在上，蓝色快速接头在下的位置）

（7）设置治疗时间、脱水量、脱水速度、肝素、透析液温度、浓度、透析液流量等治疗数据。

（8）长按 $\boxed{患者链接}$ 直至键变绿色， $\boxed{患者链接}$ 停止血泵。

（9）连接动脉管路，开启血泵，引血。当血液判别器探测到血液时，血泵会自动停止，连接静脉管路。重新开启血泵并调节血流量。

（10）按 $\boxed{运转}$ 键，开始治疗。

下机：

（1）按 $\boxed{停止}$ 键，停止治疗，长按 $\boxed{回血}$ 键，血泵自动停止并将血流量下降到预设的流量。

（2）将动脉管路与盐水相连，开启血泵，开始回血。

（3）当血液回路中充满盐水时，停止血泵（或当空气回到空气探测器处时，机器会空气报警并自动停止血泵），回血结束。

（4）回血结束后长按 $\boxed{排液}$ 键，直至排液键变绿，调整透析器的方向，将蓝色旁路接头朝上，并取下蓝色旁路接头，将透析器内的透析液排净。

（5）排液结束以后将红色旁路接头也从透析器上取下，将两个透析器接头都接在不锈钢旁路接头上，放回机器。

（6）将血液管路从机器上取下，将 A，B 原液吸管插回机器。

消毒、清洗：

选择相应的自动运转程序后，长按 $\boxed{自动运转开始}$ 直至变绿色 $\boxed{自动运转开始}$ 。自动运转结束后机器会自动进入预设状态并切断电源。

常见报警解决方法：

（1）浓度报警：

①检查吸液接头安装是否正确，原液桶内是否还有液体，确认吸液接头连接妥当且无漏气。

②检查 A、B 原液桶内原液混合是否均匀，有无沉淀，原液滤网是否阻塞，必要时更换 A、B 液。

③如确实为原液配置问题，可以对相应的原液进行浓度补偿。B 液浓度可以进行正负 0.1 ms/cm 的校正，透析液可以进行正负 0.5 ms/cm 的校正。方法为：透析液浓度—透析液目标—监视值输入需要补偿的浓度，按 SET 键确认；B 液浓度—B 液目标—监视值输入需要补偿的浓度，按 SET 键确认。

④如浓度补偿后仍报警或仍无法达到目标浓度的,考虑为原液的配置浓度超出机器补偿范围,需要更换或重新配置原液。

(2)透析液压报警。检查透析器软管及排液管、血液回路是否有弯折或堵塞、透析器有无堵塞。

(3)TMP 报警:

①检查透析器软管及排液管、血液回路是否有弯折或堵塞、透析器有无堵塞。检查透析液返回管路上的过滤网内是否沉积蛋白。做相应处理后按警报复位,运转,继续治疗。

②复位无效且确认配管自我诊断均正常时可触摸设定按键—透析液系统—TMP 初始补偿键 1.5 s 以上然后触摸运转键重新开始治疗。

(4)假漏血报警:

①确认透析器返回口的透析液中没有漏血时触摸运转键重新开始治疗。

②多次复位无效时可触摸设定按键—警报测试—读取漏血初始电压键 1.5 s 以上然后触摸运转键重新开始治疗。

八、日机装 DBB-07 透析机在线血滤操作流程

开机
DBB-07机器开始微机测试

↓

连接浓缩液桶（干粉桶）

↓

DM-测试开始,确认浓缩液配方与所用的原液是否正确,**注意屏幕上的提示信息!**

↓

按照图标依次安装:动脉管路、透析器、静脉管路、补液管路,
以及各压力测试口;**并确认**

↓

按照医嘱确认选择的治疗模式为OHDF模式,DM-测试结束后,检查相关夹子,开始在线管路填充（动脉填充;静脉填充;循环）,倘若手动填充管路,则在DM-测试的同时可以用生理盐水对血液管路和透析器开始手动填充

↓

按 LAP 键

进入调节界面后,对动脉壶、静脉壶等的液面进行适当调节
管路填充完成

↓

透析器快速接头和透析器进行连接
注意:填充时蓝色清洁接头在下,治疗时反转至朝上

↓

按 透析液填充 键

当透析器填充完成后，机器会自动跳转到BM-测试，耐心等待BM-测试结束

按 腹清洗 键　　　　　　按 透析数据 键

按照医嘱设定所有治疗参数、补液比率，**并确认。**

按 治疗 键

血泵1自动停止

连接患者——→引血；当血液判别器检测到血液时，血泵1自动停止

治疗开始

治疗进行中　　→　治疗完成，音乐响起按消音

治疗中断

按 透析结束 键

连接生理盐水，控制透析管路相关夹子

开启血泵1，开始回血当血液判别器检测到生理盐水时自动停止血泵

与患者断开

把静脉管路从四合一组件拿出

把透析器蓝色清洁接头接回旁路连接座

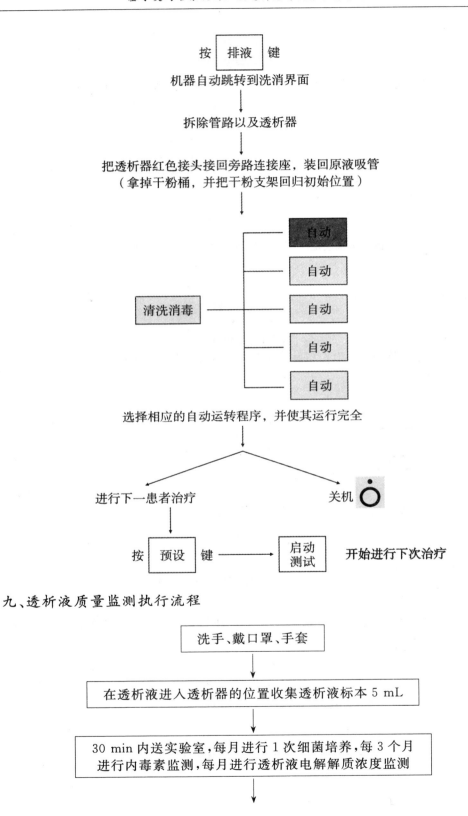

按 [排液] 键

机器自动跳转到洗消界面

拆除管路以及透析器

把透析器红色接头接回旁路连接座，装回原液吸管
（拿掉干粉桶，并把干粉支架回归初始位置）

清洗消毒

自动
自动
自动
自动
自动

选择相应的自动运转程序，并使其运行完全

进行下一患者治疗   关机

按 [预设] 键 —— [启动测试]   开始进行下次治疗

九、透析液质量监测执行流程

洗手、戴口罩、手套

在透析液进入透析器的位置收集透析液标本 5 mL

30 min 内送实验室，每月进行 1 次细菌培养，每 3 个月
进行内毒素监测，每月进行透析液电解解质浓度监测

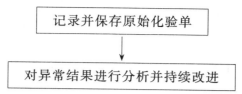

十、住院患者转入血透室交接流程

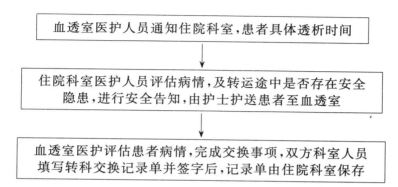

十一、住院患者透析结束后转回住院科室交接流程

十二、血液透析管路预冲操作流程

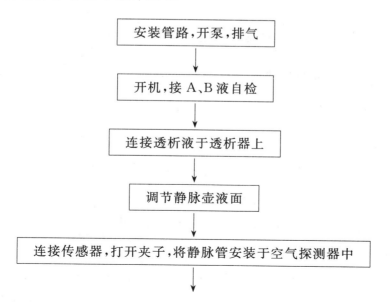

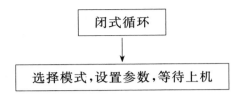

闭式循环

↓

选择模式,设置参数,等待上机

十三、血液透析滤过管路预冲操作流程

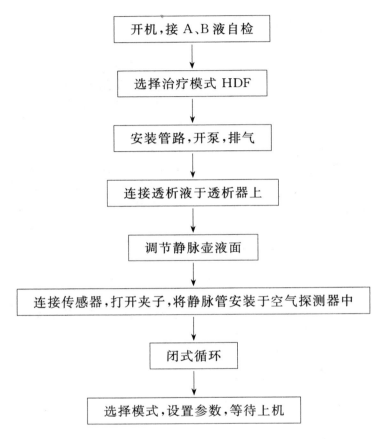

开机,接 A、B 液自检

↓

选择治疗模式 HDF

↓

安装管路,开泵,排气

↓

连接透析液于透析器上

↓

调节静脉壶液面

↓

连接传感器,打开夹子,将静脉管安装于空气探测器中

↓

闭式循环

↓

选择模式,设置参数,等待上机

十四、血液灌流管路预冲操作流程

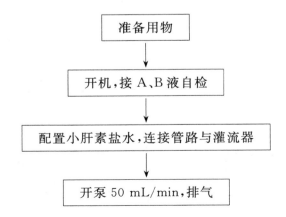

准备用物

↓

开机,接 A、B 液自检

↓

配置小肝素盐水,连接管路与灌流器

↓

开泵 50 mL/min,排气

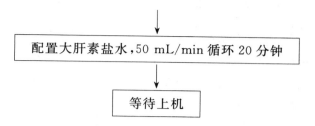

配置大肝素盐水，50 mL/min 循环 20 分钟

↓

等待上机

十五、血液透析串联血液灌流管路预冲操作流程

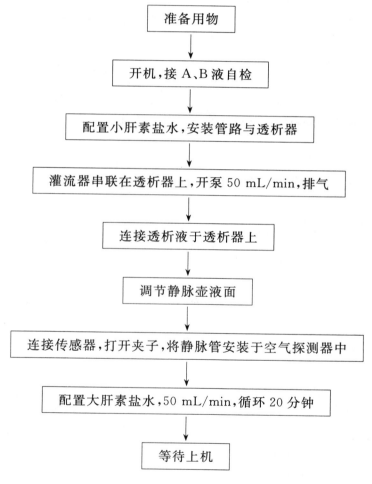

准备用物

↓

开机，接 A、B 液自检

↓

配置小肝素盐水，安装管路与透析器

↓

灌流器串联在透析器上，开泵 50 mL/min，排气

↓

连接透析液于透析器上

↓

调节静脉壶液面

↓

连接传感器，打开夹子，将静脉管安装于空气探测器中

↓

配置大肝素盐水，50 mL/min，循环 20 分钟

↓

等待上机

十六、深静脉置管患者血液透析上机操作流程

(1)协助患者取舒适体位、测量血压、记录体重。

(2)准备患者血管通路(临时性血管通路的准备)：

①去掉导管穿刺部位纱布，观察穿刺口皮肤有无感染。

②用碘伏棉签消毒穿刺部位皮肤后，换上无菌纱布。

③铺好无菌治疗巾。

④打开包裹导管端头的纱布,用安尔碘消毒帽缘后去掉肝素帽。

⑤用碘伏棉签消毒并擦拭导管口2遍。

⑥用5 mL空针抽出并弃去封管浓肝素。

⑦推注肝素首剂用量。

(3)管路弥散结束后,关闭生理盐水夹子和动脉端支管夹子。

(4)检查透析器和血管路各段连接是否正确。

(5)再次检查透析液旁路入口及废液管是否扭曲、打折,并使其处于正常通畅状态。

(6)再次核对透析器和血管路与患者治疗是否吻合。

(7)取下白色接头接口并夹住静脉血管路夹子。

(8)分离循环血管路,弃去白色接头,将血管路与患者血管通路连接导管及血管路静脉端夹子。

(9)开启血泵,遵医嘱逐渐调整血流量。

(10)遵医嘱推注低分子肝素。

(11)准确设置治疗时间、各项治疗指标、肝素用量及停用时间并按开始治疗。

(12)全面检查体外循环血管路各连接处是否接紧及血管路、透析液管路有无扭曲并作妥善固定。

(13)调整患者体位至舒适状态并酌情加盖被单。

(14)检查透析机运作情况是否正常和各项指标设置是否正确,整理病床单元、透析机和治疗车。

(15)按规定互相交叉查对。

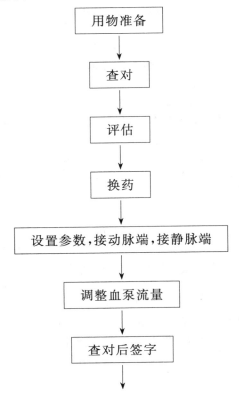

整理用物

十七、深静脉置管患者血液透析滤过上机操作流程

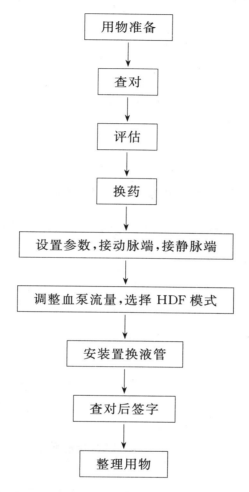

用物准备

↓

查对

↓

评估

↓

换药

↓

设置参数,接动脉端,接静脉端

↓

调整血泵流量,选择 HDF 模式

↓

安装置换液管

↓

查对后签字

↓

整理用物

十八、深静脉置管患者血液灌流上机操作流程

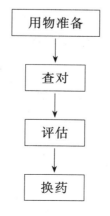

用物准备

↓

查对

↓

评估

↓

换药

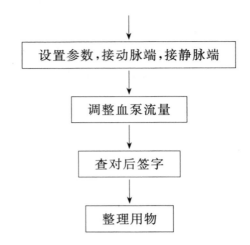

```
设置参数,接动脉端,接静脉端
        ↓
    调整血泵流量
        ↓
    查对后签字
        ↓
    整理用物
```

十九、动静脉内瘘患者血液透析滤过上机操作流程

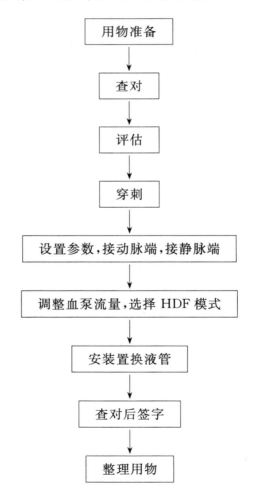

```
    用物准备
        ↓
      查对
        ↓
      评估
        ↓
      穿刺
        ↓
设置参数,接动脉端,接静脉端
        ↓
调整血泵流量,选择 HDF 模式
        ↓
    安装置换液管
        ↓
    查对后签字
        ↓
    整理用物
```

二十、动静脉内瘘患者上机操作流程

(1)协助患者取舒适体位、测量血压、记录体重。

(2)永久性血管通路的准备：

①铺好无菌治疗巾,准备6～7条胶布。

②准备好内瘘穿刺针置于治疗巾中。

③取消毒棉球和上机肝素置于治疗巾中。

④取压脉带扎于患者带瘘肢体上端(人造血管不扎压脉带)。

(3)管路弥散结束后,关闭生理盐水夹子和动脉端支管夹子。

(4)检查透析器和血管路各段连接是否正确。

(5)再次检查透析液旁路入口及废液管是否扭曲、打折,并使其处于正常通畅状态。

(6)再次核对透析器和血管路与患者治疗是否吻合。

(7)穿刺静脉端,遵医嘱推注低分子肝素,穿刺动脉端血管,取下血管路白色接头接口并夹住静脉血管路夹子。

(8)分离循环血管路,弃去白色接头,将血管路与患者血管通路连接并打开穿刺针夹或导管及血管路静脉端夹子。

(9)开启血泵,遵医嘱逐渐调整血流量。

(10)上维持肝素并调整至所需用量后打开夹子。

(11)准确设置治疗时间、各项治疗指标、肝素用量及停用时间并开始治疗。

(12)全面检查体外循环血管路各连接处是否接紧及血管路、透析液管路有无扭曲并作妥善固定。

(13)调整患者体位至舒适状态并酌情加盖被单。

(14)检查透析机运作情况是否正常和各项指标设置是否正确,整理病床单位、透析机。

(15)按规定互相交叉查对。

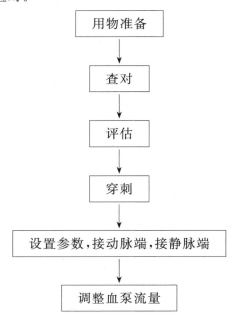

查对后签字

↓

整理用物

二十一、动静脉内瘘患者血液灌流上机操作流程

用物准备

↓

查对

↓

评估

↓

穿刺

↓

设置参数,接动脉端,接静脉端

↓

调整血泵流量,选择 HDF 模式

↓

安装置换液管

↓

查对后签字

↓

整理用物

二十二、动静脉内瘘患者下机操作流程

用物准备

↓

评估、查对、解释

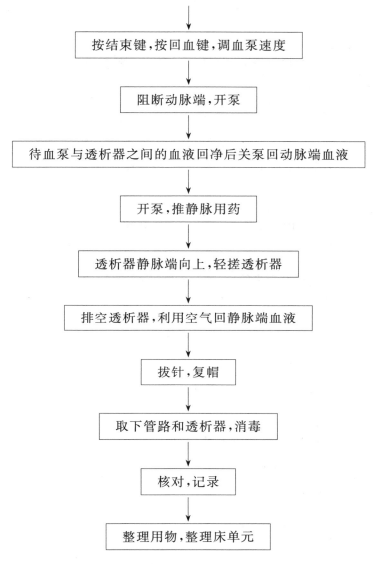

按结束键,按回血键,调血泵速度

↓

阻断动脉端,开泵

↓

待血泵与透析器之间的血液回净后关泵回动脉端血液

↓

开泵,推静脉用药

↓

透析器静脉端向上,轻搓透析器

↓

排空透析器,利用空气回静脉端血液

↓

拔针,复帽

↓

取下管路和透析器,消毒

↓

核对,记录

↓

整理用物,整理床单元

二十三、深静脉置管患者下机操作流程

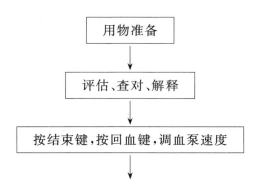

用物准备

↓

评估、查对、解释

↓

按结束键,按回血键,调血泵速度

↓

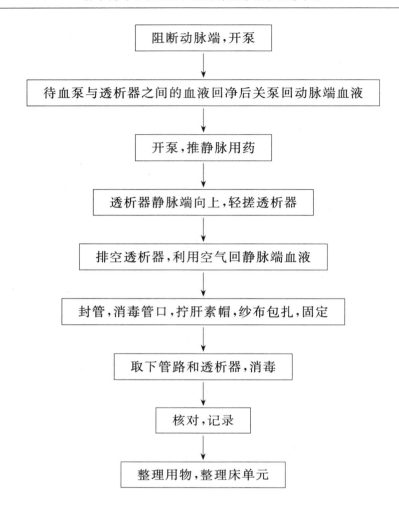

阻断动脉端,开泵

↓

待血泵与透析器之间的血液回净后关泵回动脉端血液

↓

开泵,推静脉用药

↓

透析器静脉端向上,轻搓透析器

↓

排空透析器,利用空气回静脉端血液

↓

封管,消毒管口,拧肝素帽,纱布包扎,固定

↓

取下管路和透析器,消毒

↓

核对,记录

↓

整理用物,整理床单元

附录四　血液透析应急预案

第一节　心电监护操作规程及应急预案

一、目的

发现和识别心律失常,观察起搏器功能,监测生命体征。

二、操作流程

正确连接监护仪线路→接通电源打开开关→正确安置电极→接血压袖带→测血压→接血氧饱和度探头→记录。

三、注意事项

(1)每日检查电极贴片处是否有皮肤过敏现象。

(2)除颤时应拔掉心电电缆,避免损坏监护仪。

(3)当患者带有起搏器监护时,应将"起搏器"(PACA)开关打开,没有带有起搏器监护时应将"起搏器"(PACA)开关关闭。

(4)注意保持环境清洁,切勿将药品或液体放置在仪器上面。

(5)清洁仪器时必须关闭电源并拔掉电源插头用医用酒精擦拭。

(6)对心电电缆线、血氧饱和度探头、有创血压探头要轻拿轻放防止折叠。

(7)测量无创血压时,袖带和患者手臂间应可容纳一指,最好4~6小时更换一次测压部位。

四、维护与保养

(一)维护检查

在使用监护仪之前,应进行如下检查工作。

(1)检查是否有任何机械损坏。

(2)检查全部外露导线,插入部分和附件。

(3)检查全部可能用于监护患者的仪器功能,并保证仪器处于良好的工作状态。

(二)监护仪的一般清洁

清洁监护仪或传感器之前必须关掉电源;不要让水或清洗液流入监护仪前端的连接器插座,以防损坏仪器;当清洁监护仪时,只擦拭连接器插座外周,而不要擦拭它的内部;如果有线路老化的表征,则应更换一新的电缆线。

(三)消毒

(1)监护仪及传感器表面:可用医用酒精擦拭,自然风干或用清洁、干爽的布清洁。

（2）电缆线：可用 75％ 的酒精擦洗消毒各线路应妥善固定，轻拿轻放。

（3）血压袖带的维护与清洁：不要挤压袖带上的橡皮管；重复使用的血压袖带可以通过常规的在热气烘箱内进行的高压灭菌或者是浸入含氯消毒液消毒，采用此法应取走橡胶带；袖带不能干洗，可机洗或手洗，手洗可延长使用寿命。

五、故障应急预案与处理程序

（1）值班护士应熟知监护仪操作规程及使用性能。

（2）监护仪本身带有蓄电池，平时应定期充电，使蓄电池始终处于饱和状态，以保证在突发情况时能够正常运行。科室配置备用监护仪，并专人定期检查其状况，确保设备运转良好，做好维修、维护登记。

（3）如遇监护仪意外停电、设备故障致监护仪不能正常工作时，护士应立即停止应用监护仪，启用备用监护仪，同时评估患者、通知医生。严密观察患者的生命体征及病情变化，对清醒患者做好心理护理。

（4）故障的监护仪应悬挂"仪器故障牌"，及时通知仪器维修部门。维修过程及维修结果应及时登记备案。

（5）护理人员将突发情况过程及患者生命体征准确记录于护理记录单中。

第二节　集中配液机的操作规程与应急预案

一、目的

利用集中供液机配置患者透析使用的透析液。

二、操作流程

点击触摸屏进 A、B 系统界面→按"启动"按钮→确认屏幕上方"配方"以及"人份"是否正确→按"自动配液"按钮，此时系统会根据配液的人分数自动进水至一定量后关闭→屏幕上出现红字"确认加药"按钮后，按"确认加药"按钮搅拌泵开启搅拌桶内反渗水开始搅拌→加入"人份"份数对应数量的 A、B 粉→添加完毕后盖好搅拌桶盖→配液操作结束记录。

三、注意事项

（1）按操作程序进行。
（2）检查透析干粉外包装是否完好。
（3）透析干粉与反渗水比例符合要求。

四、保养流程

每周用 0.3％～0.5％ 过氧乙酸消毒配液系统。

五、故障应急预案与处理流程

（1）值班护士应熟知本班使用的配液机运行情况。

（2）在使用配液机过程中，随时观察机器的动态变化。

（3）设备科应定期检查配液机状况，确保设备运转良好，做好维修、维护保养登记。

（4）配液机不能正常工作时，护士应判断机器故障的原因，并通知报告设备科维护。

（5）严密观察患者的生命体征及病情变化，做好患者沟通，结束透析处理。

（6）机器挂上"仪器故障"牌，做好交接班，及时通知设备科维修，维修过程及维修结果应及时登记备案。

第三节　集中供液机的操作规程与应急预案

一、目的

利用水处理机产生透析患者所需的透析用水。

二、操作流程

登录系统（用户账号，只能进入"主页"与"制水参数设置"）→点击"制水参数设定"，设定制水时间→"启动时间"为主机定时自动启动时间→"停止时间"为主机定时自动停止时间→点击"主页"，然后点击屏幕左下角绿色的"启动"选项，"主页"的左侧会显示系统运行状态为"待机状态"→点击"双级模式"，主机开始正常工作→双级模式出现故障时，需切换一级或二级故障转换阀，然后启动一级或二级模式→检查各压力表值→记录。

三、注意事项

（1）按操作程序进行。

（2）检查各压力表值均应在压力表标识红线范围外。

（3）检查产水电导度正常范围：小于 10 us/cm，纯水 pH 值正常范围：5～7。

（4）水处理系统的消毒按厂家说明书要求进行。

四、保养流程

每周保养冲洗沙滤灌、碳灌、树脂灌，定期用 0.3%～0.5% 的过氧乙酸消毒整个水处理系统。

五、水处理机故障应急预案与处理流程

（1）值班护士应熟知本班使用的水处理机运行情况。

（2）在使用水处理机过程中，随时观察机器的动态变化及各参数情况。

（3）设备科应定期检查水处理机状况，确保设备运转良好，做好维修、维护保养登记。

（4）水处理机不能正常工作时，护士应判断机器故障的原因，并通知报告设备科维护。

（5）严密观察患者的生命体征及病情变化，做好患者沟通，立即结束透析处理。

（6）机器挂上"仪器故障牌"，做好交接班，及时通知设备科维修，维修过程及维修结果及时登记备案。

第四节 血液透析机操作规程及应急预案

一、目的

利用血液透析机装置治疗急、慢性肾功能衰竭。

二、操作流程

打开电源→开机→连接 A、B 液自检→安装管路→开泵→排气→连接透析液于透析器上→调节静脉壶液面→连接传感器，打开夹子→将静脉管安装于空气探测器中→闭式循环→选择模式、设置参数、等待上机→上机治疗→结束治疗→内部消毒（50％的柠檬酸高温）→外部消毒（含氯制剂 500～1000 mg/L）→关机→记录。

三、注意事项

（1）各项操作程序按透析机提示进行。

（2）检查各管路连接是否正确。

（3）每次治疗操作结束内部消毒（50％的柠檬酸高温消毒），外部消毒（含氯制剂 500～1000 mg/L）。

四、保养流程

定期由专职工程师检查透析机性能并校对各参数值。

五、血液透析机故障应急预案与处理流程

（1）值班护士应熟知本病房、本班使用的透析机及使用患者的病情，严密观察患者生命体征。

（2）在使用透析机过程中，随时观察机器的动态变化及各参数情况。

（3）设备科应定期检查透析机状况，确保设备运转良好，做好维修、维护保养登记。

（4）透析机不能正常工作时，护士应判断机器故障的原因，并通知医生协助更换备用机同时记录报警参数，报告设备科。

（5）严密观察患者的生命体征及病情变化，做好患者沟通。

（6）故障的机器挂上"仪器故障牌"，做好交接班，及时通知设备科，维修过程及维修结果应及时登记备案。

第五节 除颤仪操作规程及应急预案

一、目的

纠正室性心律失常，终止室颤。

二、操作步骤

携用物至床旁→打开电源开关→涂导电膏→选择除颤焦耳数→充电(按压手柄上任意一个键)→找到除颤部位(右锁骨中线第二肋间、心尖区)→除颤(等待除颤仪 OK 灯亮后→双手同时按压手柄上的按钮)。

三、注意事项

(1)除颤时操作人不能接触患者及床。

(2)必须涂导电膏,没有时用生理盐水纱布覆盖在除颤部位。

(3)除颤时,要取下心电监护电极,避免损坏心电监护仪。

(4)除颤时手柄应与皮肤紧贴。

(5)除颤一般不超过 3 次,小儿 2 J/kg,双向波首次选择 200 J 由小到大,单向波首选 360 J。

四、保养流程

(一)清洁记录仪打印头

如果打印 ECG 条带太浅或深浅不一,要将打印头用沾有酒精的棉球清洗,以去除上面残留的纸屑。

(二)维护电池

除颤仪可用交流电,也可用电池供电,电池装入除颤仪后,应充电 24 小时以保证电池达到全容量,平时应将仪器与交流电源相连接,以便电池在每次使用后充足电,否则,将降低电池容量与寿命。如果除颤仪在没有交流电源情况下存放超过 1 个月,首先要将电池充电 48 小时,然后将其从仪器取出,置于凉爽、干燥的地方,但不宜于零摄氏度以下存放。每 6 个月对存放的电池充电至少 24 小时,以确保电池不会在存放期间完全放电。当仪器内电池取出时,应立即在仪器上标明,此时需要交流电才能工作。过长时间让电池得不到充电会造成电池永久性损坏。因此至少每 6 个月要检查 1 次电池容量。

(三)清洁外表面

保持仪器外部无灰尘,彻底地清除掉除颤电极上的导电胶,可用肥皂水、含氯漂白剂等非腐蚀性洗涤剂清洗外表部,清洗时不要让任何液体进入仪器内部,显示屏容易碎裂,清洁时一定要非常小心。不要对心电监护导联和除颤电极进行蒸气消毒或气体熏蒸消毒。

五、除颤仪故障应急预案与处理流程

(1)值班护士应熟知除颤仪的使用性能及使用指征。

(2)除颤仪本身带有蓄电池,平时应定期充电,使蓄电池始终处于饱和状态,每半月充放电一次,确保设备运转良好,以保证在突发情况时能够正常运行。科室配置备用除颤仪,应定点放置(导电糊配套),并设专人定期检查、维护,做好使用、维修登记。

(3)在使用除颤仪过程中,如遇除颤仪出现意外停电、仪器故障等致除颤仪不能正常工作时,护士应停止应用故障除颤仪,立即行持续 CPR,并启用备用除颤仪,同时评估患者、协助医生进行其他抢救措施。

（4）故障的除颤仪应悬挂"仪器故障牌"，及时通知仪器维修部门维修。维修过程及维修结果应及时登记备案。

（5）在使用过程中，应严密观察患者的生命体征及病情变化，并将突发情况过程及患者生命体征准确记录于护理记录单中。

第六节　电动吸引器操作规程及应急预案

一、目的

（1）清除呼吸道分泌物，保持呼吸道通畅，保证有效通气。
（2）留取痰标本做培养和药敏实验，指导选用抗生素。

二、操作流程

（1）检查吸引器各管道连接是否正确，打开开关，检查吸引器的性能是否良好。
（2）一般吸痰的负压值：0.027～0.053 MPa；急救吸痰的负压值最大不超过 0.08 MPa。
（3）未吸痰前使橡胶管折成 V 形，吸痰时将橡胶管恢复原状。
（4）吸痰完毕，吸生理盐水冲洗导管，取下吸痰管放进消毒液内浸泡，把贮液瓶及时清洗。
（5）用毕，先关吸引器上的开关，再从电源插座上拔下电源插头，切断电源。

三、注意事项

（1）检查吸引器各管道连接是否正确。
（2）严格无菌操作。
（3）正确调节负压值（压力 40～53.3 kPa，小儿＜40 kPa）。
（4）每次吸痰不超过 15 秒，如痰未吸尽，连续吸痰不超过 3 次。
（5）操作过程中观察患者面色、呼吸、心率、血压、血氧饱和度等。
（6）操作结束应立即关掉吸引器上的开关，避免损坏电机。

四、维护保养

（1）贮液瓶的贮液，一般是瓶容量的 1/3，最多不超过 500 mL。
（2）停止使用时，清洁、浸泡消毒贮液瓶及橡胶管，干燥备用。
（3）缓冲瓶起缓冲气流作用，严禁当作贮液瓶使用，避免液体进入泵体，损坏机器。
（4）使用结束后，关机前一定要先让负压降低至 0.02 MPa。

五、吸引器故障应急预案

（1）分离吸痰管与中心吸引装置，后用注射器连接吸痰管吸痰，向患者家属做好解释。
（2）如注射器抽吸效果不佳，连接备用吸引器（或洗胃机）进行吸引。
（3）密切观察患者呼吸道分泌物情况，必要时再次吸引。
（4）立即通知维修组进行维修。

第七节　血糖仪操作规程及应急预案

一、目的

监测血糖，为治疗提供依据。

二、操作步骤

开机→核对试纸号数→酒精消毒，干燥后采血，滴一滴在试纸中央的红色标记处（将试纸插入血糖仪）→待红色标记背面变为均匀蓝色插入血糖仪（穿刺后将血吸入试纸内）→等待血糖仪出现读数→取出试纸→关机。

三、注意事项

（1）采血后立即检查。
（2）机器显示型号与试纸型号一致。
（3）当血糖值大于 28.9 mmol/L，显示"hi"标记，需抽血送检。
（4）保持试纸干燥，避光保存，开瓶后 40 天内用完。
（5）血糖仪用 75％酒精消毒。

四、维修与保养

定期用酒精进行消毒。

五、血糖仪故障应急预案与处理流程

（1）检查是否是血糖试纸放错或不符。
（2）更换新的血糖仪。

第八节　红外线治疗仪操作规程及应急预案

一、适应证

本操作适用于动静脉内瘘新建立、血流量不佳的患者。

二、操作流程

携用物至床旁→查对→解释操作的目的、方法→连接红外线治疗仪→裸露照射部位→检查红外线照射部位对温热感是否正常，将灯移至照射部位的上方或侧方，灯距应在 10 cm 左右，红外线每次照射 15～30 分钟，每日 1～2 次。

三、注意事项

（1）使用前或长期放置使用应检查导线有无破损，如导线有破损，必须更换后才能使用。

(2)治疗器使用的电源插座,必须是有可靠接地线的三孔电源插座。

(3)使用时严禁触摸照射头网罩内的治疗板和其他部件,以免被烫伤或引起触电事故。

(4)请勿让儿童和神志不清者操作使用或接近加热头。

(5)治疗器出现损伤或故障时,请勿自行带电修理,应联系公司或当地销售部门进行维修。

(6)红外线治疗时患者不能移动体位,以防止烫伤。

(7)红外线照射过程中如有感觉过热、心慌、头晕等反应时,需立即告知工作人员。

(8)红外线照射部位接近眼或光线射到眼时,应用纱布遮盖双眼。

四、维修与保养

(1)放置在干燥清洁的工作环境中,保持良好的通风及正常的室温。

(2)用不起毛的布擦除机器表面浮土,不使用任何腐蚀性或化学清洗剂以免损坏机器;注意要切断电源后再清洁。

(3)用潮湿的软布擦拭机器。

(4)长时间不使用机器时每3～5天开机一次,每次开机至少20分钟。

(5)严禁使用有机溶剂擦拭清洁控制台数字显示面板、电源开关面板、电极床开关面板、主机数字显示面板。

(6)液体及溶剂勿沾到机器上,更不可将液体滴到机内。

五、红外线治疗仪故障应急预案与处理流程

(1)立即停止治疗,查看是否是电源松动。

(2)做好沟通解释工作。

(3)通知维修科处理,维修过程及维修结果应及时登记备案。

第九节　输液泵操作规程及应急预案

一、目的

保证药物匀速、持续、准确静脉给药。

二、操作步骤

接通电源→打开输液泵电源开关→正确连接输液管路→开机自检→调节参数→按开始键→输液泵开始运行。

三、注意事项

(1)在调速之前先按暂停。

(2)注射过程不可移动针筒固定装置。

(3)未在本机标定的针筒先在本机标定后使用。

(4)电量不足请及时充电,以免对电池造成永久伤害。

(5)注意观察注射部位。

(6)注意观察各连接处是否紧密,有无漏液及管道有无空气。

(7)根据患者病情调整输液速度。

四、维修与保养

(1)使用后用 75％酒精擦净泵体,干燥备用。

(2)每周 1 次对输液泵进行开机检查,检测输液泵性能、流量、容量与堵塞压力测试。

(3)避免液体渗入泵内;输液泵不使用时,存放于阴凉干燥处,避免剧烈震动、阳光直射或紫外线照射。

(4)专人管理,建立使用登记,定期检查。

(5)输液泵出现故障时及时报修。

五、输液泵故障应急预案与处理流程

(1)发生注射泵故障,立即查看故障原因,做好故障排除。

(2)残留报警时,按消音键清除,提示药液残余。

(3)注射完毕报警时,按消音键清除,及时更换新的药液或停止注射。

(4)管路堵塞报警时,查看管路是否折叠,针头是否堵塞,及时排除故障或重新注射。

(5)电源线脱落报警时,接上电源线。

(6)电池欠压报警时,可进行充电或接上电源线。

(7)若故障不能排除,重新更换注射泵,做好患者及家属解释工作。

(8)若无注射泵,汇报护士长、医生,外借注射泵。

(9)若使用了血管活性药物,护士密切观察患者病情变化,做好生命体征监测。

(10)立即通知维修组进行维修。

第十节　床旁消毒机操作规程及应急预案

一、目的

消毒杀菌,避免交叉感染。

二、操作流程

用专用床罩将床单位上的物品罩好密闭→输气管插头端插入床罩个的消毒气嘴中→插电源→按设置/排气,设置排气时间 15 分钟→按消毒键设置消毒时间 25 分钟→按确认/停止键→按启动键开始运行→自动停机→机器停止后→取下气嘴处插管→塞好气嘴盖继续消毒 20 分钟。

三、注意事项

(1)消毒运行 1～2 分钟时,若有臭氧泄露请立即停机,检查床罩是否压好、压紧或破裂。

(2)按压消毒物品,减少罩内空气,有利于增强消毒效果。

(3)拔掉电源移机后,需重新设置。

(4)床罩勿接触硬性、锋利物质,以免刺破床罩造成臭氧泄露,此时严禁使用。

(5)避免与水直接接触,清洁时应切断电源。

四、维护和保养

(1)定期检查臭氧床单元消毒机性能是否完好。

(2)床罩勿接触硬性、锋利物质,以免刺破床罩。

(3)避免与水直接接触,清洁时应切断电源,用75%酒精擦拭机器表面。

五、床旁消毒机故障应急预案与处理流程

(1)检查电源线路连接是否正确,接头是否松动。

(2)检查设置是否正确。

(3)仍不能正常工作,停止使用,启用备用床单元消毒机。

(4)通知设备维修科进行维修。

第十一节　移动式三氧机操作规程及应急预案

一、目的

消毒空气,防止交叉感染。

二、操作流程

将三氧机推到待消毒房间→关闭窗门→插入电源→开机→设定消毒时间→按消毒按钮→开始消毒。

三、注意事项

(1)避免在有人的环境进行消毒。

(2)关闭窗门。

(3)避免与水直接接触,清洁时应切断电源。

四、维修与保养

(1)定期检查臭三氧机性能是否完好。

(2)避免与水直接接触,清洁时应切断电源。

(3)使用后用75%酒精擦拭机器表面。

五、三氧机故障应急预案与处理流程

(1)检查电源线路连接是否正确,接头是否松动。

(2)检查设置是否正确。

(3)仍不能正常工作,停止使用,启用备用三氧机消毒。

(4)通知设备维修科进行维修。

第十二节　紧急意外情况发生的应急预案

一、透析中突然停电的应急预案

(一)发生原因

突然停电、透析机短路、电线老化等。

(二)停电表现

停电报警、血泵停止。

(三)停电的预防

(1)在有患者透析时禁止进行透析机、水处理及其他电器带电维修。

(2)各个插座要注意防护,不可漏电,不可有水流入插座中,以免出现短路现象。

(3)各个插座、插头每月检修一次,发现老化时应及时更换。

(4)大型设备必须接有地线,避免发生漏电出现伤人事故。

(5)操作各种设备时必须按操作规程操作,切不可溅水至电源处。

(6)透析室备有应急灯,以便工作人员检查及消除患者紧张情绪。

(四)停电发生后的处理

(1)停电时应及时迅速到达透析机旁进行操作,并由一人查找停电原因,是全院停电还是科室内跳闸。

(2)若全院停电,应边操作边等待医院发电,须用手摇血泵,防止凝血。若后勤科超过5分钟不能送电时,应及时利用通信工具与后勤科或医院办公室联系。

(3)若为科室内跳闸,应先合闸,若再次跳闸,应逐一查找原因。

(4)停电后所有在场人员必须操作机器或做患者思想工作,以消除患者紧张情绪,夜间自动开启应急灯,以便观察患者病情及穿刺处情况。

(5)在供电未恢复前,要将静脉壶下端的管路从保险夹中拉出来,再用手摇血泵,必须精神集中防止空气进入血管路。应首先将静脉管路从静脉夹中取出,以防部分机器因停电静脉夹未打开而出现溢血或管路破裂,并缓慢转动血泵(以 50~60 mL/min 速度转动),以防时间过长造成患者血液在体外凝固。

(6)电源恢复后,应先按消音键,按关注报警键后再按选择键(即"箭头"),然后按血泵键启动血泵,并将血流量打至原先要求,按下闪亮键,待透析液正常后将旁路键按下,最后再次检查之后并告知患者一切正常后方可离开。

(7)如果是透析机故障,应回血结束透析。如果是短时停电不必忙于回血,因透析机内有蓄电池可运行 20~30 min。

(五)预防措施

(1)血液透析室应双路供电。

(2)定时对透析机进行检修。

二、透析中停水的应急预案

(一)发生原因

驱水泵发生故障、输水管道断裂、水源不足或水处理机发生障碍等。

(二)停水表现

透析机低水压报警。

(三)停水预案

(1)立刻将透析改为旁路或进行单超程序。

(2)寻找故障原因,如在 $1{\sim}2\,h$ 内不能排除故障,应中止透析。

(四)预防措施

(1)设置双路供水或备有蓄水罐。

(2)定期维修驱水泵、输水管。

(3)定期对水处理机进行维护。

三、透析中发生火灾的应急预案

(一)发生原因

突然起火、透析机短路、电线老化等。

(二)火灾预案

(1)发现火灾后立即呼叫周围人员组织灭火,电话报告保卫科、上级领导,夜间电话通知总值班。

(2)根据火势,组织人员使用现有的灭火器材积极扑救。

(3)发现火势蔓延,马上拨打 119 报警电话,并告知准确位置。

(4)关好邻近房间的门窗,减慢火势扩散速度。

(5)将患者疏散到安全地带,稳定患者情绪,保证生命安全。

(6)尽可能切断电源、撤出易燃易爆物品并抢救贵重仪器设备及重要资料。

(三)具体分工

(1)指挥组总指挥:科室主任、护士长,指挥协调各职能小组和义务消防队开展工作,迅速引导人员疏散,及时控制和扑救初起火灾,协调配合公安消防人员开展灭火救援活动。

(2)报警组成员:当班医生,发现火情立即电话告知保卫科、院办公室及 119,告知对方火情及具体位置。

(3)灭火组成员:当班 4 组责任护士及当班工人,现场灭火,救援被困人员。

(4)疏散组成员:1、2、3 组及 B 区责任护士,引导人员疏散自救、确保人员安全快速疏散。

(5)救护组成员:全体医护人员,职责为对危重患者进行救护转移,对现场受伤人员进行紧急救护。

四、透析中发生地震的应急预案

(1)确认地震发生后立即关闭电源。

(2)停血泵,关闭血管通路管及穿刺针的四个夹子。

(3)分离透析机和患者。

(4)专人负责患者有序撤离(安全通道撤离,禁止使用电梯)。

(5)并视情况给予安全拔针。

五、透析中发生管路破裂的应急预案

(一)发生原因

(1)管路质量不合格。

(2)血泵的机械破坏。

(3)各接头衔接不紧。

(4)止血钳造成的破损。

(二)破裂表现

破裂处出现渗血,随着血流及裂孔的加大造成大量渗血。

(三)应急预案

(1)出现渗血时应立即回血,将管路的血回干净。

(2)将新管路用生理盐水预冲后更换。

(3)各衔接部位紧密。

(4)如果失血量较大,应立即输新鲜血或血浆蛋白。

(5)当血压较低时,遵医嘱给予扩充血容量。

(6)密切观察生命体征,采取相应的措施。

(四)预防措施

(1)上机前严格检查管路的质量。

(2)密切观察机器及管路的运转情况,发现渗血及时处理。

(3)定期检查维护透析机,发现异常及时通知工程师。

六、水质异常的应急预案

(一)发生原因

(1)反渗机出现故障。

(2)预处理系统没定时反冲。

(3)没按时消毒及维护,透析水质监测不合格。

(二)临床表现

患者血压下降、贫血、痴呆、心脏异常、骨软化、呕吐、致癌。

(三)应急预案

(1)患者出现异常时,应立即抽血化验寻找原因。

(2)由水质异常造成的并发症停止透析。

(3)及时更换水处理系统。

(4)明确原因后尽快恢复透析。

（四）预防措施

（1）水处理系统每半年维护一次，三个月消毒一次。

（2）每年检测水质情况，符合国家标准。

（3）每季度检测内毒素一次。

（4）发现异常立即处理。

七、血透室发生医疗纠纷应急预案

（一）发生原因

（1）医护人员法律意识及自我保护意识不强。

（2）违反医疗护理各项操作规程。

（3）对各项规章制度如岗位职责、查对制度、医疗安全制度等没有落实到位。

（4）发生医疗纠纷时需封存哪些资料等相关知识欠缺。

（5）在透析前向患者及家属解释不全面，对透析风险未明确告知。

（6）医护人员在患者及家属面前随便议论同行人。

（二）纠纷预案

（1）一旦发生医疗事故争议，需立即通知科室负责人，同时报告医务科，不得隐瞒。并积极采取补救措施，挽救患者的生命。

（2）完好封存现场，包括透析器、血管路、透析液、反渗水、血液、消毒液、透析机、穿刺针等，立即封存并检验。

（3）由医务处根据患者或亲属的要求决定封存《医疗事故处理条例》中所规定的病历内容。

（4）对不明原因的患者死亡，应动员家属进行尸体解剖，且应在死亡 48 h 内进行，若不愿尸检应做签字或记录。

（5）科室及医务处共同指定接待患者及家属的人员，由专人解释病情。

（6）当事科室需在 24 h 内就事实经过以书面报告上报至医务科，并根据要求拿出初步处理意见。

（7）遇患者及家属情绪激动，不听劝阻或聚众闹事，影响医院医疗工作正常秩序者，立即通知保卫科到场，按治安管理原则办理。

（三）预防措施

（1）加强法制观念，增强自我保护及保护他人意识，认真学习《医疗事故处理条例》等有关的管理制度。

（2）不断健全并认真落实各项规章制度。

（3）加强证据意识，如完整、齐全、准确的透析记录。知情同意书，护理风险告知等。

（4）抢救记录应准确、真实，未及时书写的病历应在先 6 h 之内追记，并加以注明。

（5）严格使用一次性透析耗材及中华人民共和国国家卫生健康委员会（简称卫健委）明确规定的可复用透析器，有卫健委的报批手续，对产品的来源、去向、使用有严格的登记制度。

第十三节　常见并发症处理的应急预案

一、透析中透析器破膜的应急预案

(一)发生原因

(1)重复使用的透析器未经压力检测。

(2)短时间内超滤量过大,使跨膜压超过限度。

(3)透析器本身质量不合格。

(二)破膜表现

透析机漏血报警,透析液颜色变红。

(三)破膜预案

破膜时应更换透析器,是否回输血液应根据跨膜压(TMP)的变化,如果 TMP>0 说明破膜较小,膜内仍为正压,透析液不会进入膜内,可回输血液。如果 TMP≤0 说明破膜较大有反超的危险,宁可废弃血液也不能应回输给患者。

(四)预防措施

(1)单位时间内超滤量要适中,不可过多。

(2)复用透析器应用卫健委规定的具有容量检测和压力检测功能的复用机及专用于透析器的消毒液。

(3)选用质量好的透析器。

二、透析中发生休克的应急预案

(一)发生原因

严重低血压、贫血、心脏病、多脏器衰竭等。

(二)临床表现

患者面色苍白或发绀、出冷汗、呼吸困难、血压下降 BP<80/50 mmHg、心率增快 HR>120 次/分、反应迟钝、意识模糊甚至丧失。

(三)处理原则

(1)低血压引起的休克可不必先测血压,立即回输生理盐水 200~300 mL,停止超滤,使患者头低臀高位,氧气吸入,必要时输入高渗液体,如 50%葡萄糖或 5%碳酸氢钠溶液等。

(2)危重患者当 SaO_2<90%,心率减慢或严重心律失常如频发室早、二联律、三联律时,立即回血停止透析根据休克的程度及发生的原因,采取相应的措施,如气管插管、心肺复苏、建立静脉通路等。

(四)预防措施

(1)根据血容量的监测确定干体重,超滤总量<体重的 6%。

(2)做好宣传工作透析间体重增长<1 kg/日。

（3）透析前根据个体差异停用降压药物，透析后期限制进食量。

（4）加强营养，改善贫血，必要时输血、白蛋白或血浆。备除颤仪、抢救药等。

（5）危重患者进行心电监护。

（6）严格掌握透析适应证。

三、无肝素透析发生凝血的应急预案

（一）发生原因

当尿毒症患者伴发脑出血、蛛网下腔出血时，常采用无肝素透析，由于血流速减慢或回输生理盐水不及时等原因，常发生透析器及管路的凝血现象。

（二）凝血前表现

静脉压升高、透析器颜色变深、静脉壶过滤网有凝块、外壳变硬、液面上有泡沫。

（三）应急预案

（1）当无肝素透析 3～4 小时，静脉压逐渐升高达 300～400 mmHg，在不停血泵的情况下（防止因停血泵而造成整个体外循环凝血），立刻打开动脉管路上的补液通路回输生理盐水，然后再将动脉管路夹住停止引血。

（2）将血流逐渐降至于 100 mL/min，当血液回输成功后停血泵。

（3）打开动脉管路，回输动脉端的血液，如果凝固，可丢弃动脉管路上的少量血液。

（四）预防措施

（1）用肝素盐水 100 mg/1000 mL 循环吸附，血泵速 100 mL/min，吸附 30 min 后排空肝素盐水。

（2）再用生理盐水 500 mL 再次预冲透析器及管路。

（3）根据凝血情况每 30 min 一次阻断血流，用 100 mL 生理盐水冲洗透析器及管路，冲洗量计算在超滤总量内。

四、透析中发生静脉血肿的应急预案

（一）发生原因

患者血管纤细、硬化、末梢循环较差、操作者技术欠佳等造成透析过程中静脉淤血、肿胀。

（二）血肿表现

透析进行中随着血流的加快，患者静脉出现肿胀、淤血、疼痛等表现。

（三）应急预案

（1）当透析过程中静脉突然肿胀疼痛时立即停止血泵将动、静脉针上的卡子夹闭同时将动静脉管路用止血钳分别夹住并分离穿刺针用无菌的连接器将动、静脉管路连接后打开止血钳开血泵流速降至 100 mL/min。关闭超滤（UF），将静脉壶下端的管路从空气监测夹中拉出进行离体血液循环可有效地防止血液凝固。

（2）此时护士可以有充足的时间重新找血管进行穿刺穿刺成功后用生理盐水 50 mL 快速推入，患者无疼痛感，发现局部无肿胀证实静脉血管通畅，关闭血泵连接动、静脉管路，恢复透析状态。此种方法循环时间应小于 10 min，因时间过长会造成部分红细胞破裂，有引起溶血

的危险应尽量避免。

(四)预防措施

(1)对血管条件较差者应由熟练的护士进行穿刺。

(2)透析前用热水袋保暖(尤其冬天)使血管扩张有利于穿刺。

(3)透析开始应缓慢提升血流速度使静脉逐渐扩张。

五、透析中静脉内瘘发生血栓的应急预案

(一)发生原因

患者高凝、动脉硬化、内瘘肢体受压或感染、透析中发生低血压。

(二)血栓表现

内瘘部位疼痛、塌陷或硬包块,触摸无震颤、听诊无杂音。

(三)应急预案

(1)确定内瘘闭塞,建议患者行置管术后进行血液透析。

(2)与家属沟通,建议到上级医院溶血栓。

(四)预防措施

(1)内瘘术后 3～4 周使用,不可过早穿刺。

(2)动静脉内瘘在采用绳梯式穿刺法,并严格执行无菌操作,防止内瘘感染。

(3)避免内瘘侧肢体受压或过紧包扎,透析结束后压迫针孔 15～30 min,压力适中,以免内瘘堵塞(压迫的近心端可触及震颤)。

(4)透析中、后期防止低血压。

(5)根据患者凝血情况调整肝素用量,必要时给予潘生丁、阿司匹林等药物。

(6)不能在内瘘肢体输液、采血、测量血压或悬挂重物,内瘘侧肢体保持局部清洁卫生。

(7)经常听内瘘有无杂音、触摸有无震颤、观察有无疼痛、红肿、渗出发现异常立即就诊。

(8)经常活动瘘肢体,如握拳运动,皮下有淤血、肿胀时擦喜疗妥 2～3 次/日。

六、透析中动静脉穿刺针孔渗血的应急预案

(一)发生原因

粗大的穿刺针在同一位置上反复穿刺(纽扣式穿刺)使血管壁受损伤,弹性减低,针孔愈合欠佳造成渗血。

(二)渗血表现

血液自针眼周围渗出,渗出的速度与血流速度及使用的肝素量成正比,如果发现不及时,可造成大面积出血。

(三)应急预案

(1)在渗血处用纱布卷压迫。

(2)用冰块局部冷敷。

(3)在渗血处撒上云南白药或凝血酶。

(4)局部覆盖创可贴。

(5)用4～5根无菌纱布环绕针孔,以螺旋式拧紧。

(四)预防措施

(1)采用绳梯式穿刺法,避免定点(纽扣式)穿刺。

(2)穿刺成功后,将针头两侧皮肤向内拉紧,用创可贴覆盖。

(3)根据患者情况肝素剂量个体化或改为小分子肝素。

七、临时穿刺桡动脉的应急预案

(一)发生原因

急诊血液透析患者(尤其是不同意插管的患者)临时建立血管通路,常采用桡动脉直接穿刺的方法。

(二)应急预案

取患者右臂使其伸直,以桡骨茎突为体表坐标,触摸到桡动脉的搏动处为针尖部位,此处是桡动脉与掌浅支的吻合中,血管充盈膨大,血流量充足。穿刺时以30度角在针尖部位下方1.5 cm处进针,此处桡动脉位置较浅,上面仅被有皮肤、浅筋膜,穿刺时不易滑动。

(三)失败原因

桡动脉在较长的一段内均能触及搏动,走行较深,周围组织松软,如果以桡动脉最强处进针,穿刺时易滑动,针尖碰破动脉壁后造成皮下血肿,搏动感减弱或消失,针尖再向前移动就很难掌握方向,造成穿刺失败。

八、深静脉留置导管感染的应急预案

(一)发生原因

患者免疫缺陷、抵抗力下降、皮肤或鼻腔带菌、导管保留时间较长、操作频率较多等极易发生感染。

(二)局部感染的表现及处理

表现:导管出中处红肿、疼痛、脓性分泌物。

处理:

(1)用医用汽油棉块擦去周围的胶布痕迹(询问有无汽油过敏史),再用清水纱布擦去汽油。

(2)插管切口及缝线处严格消毒,如有血痂用安尔碘棉块湿敷半小时后剥去血痂。

(3)消毒后在切口及缝线处使用莫匹罗星(百多邦)软膏等,用无菌纱布包扎。

(4)每日按上述方法消毒处置一次。

(三)全身感染的表现及处理

表现:发热、寒战甚至发展为心内膜炎及骨髓炎。

处理:

(1)留取血培养做细菌学检查。

(2)根据验结果给予相应的抗生素治疗。

（3）如果发热、寒战不能控制，应拔掉静脉导管。

（四）预防措施

（1）经常观察穿刺部位有无渗血、血肿及全身反应，并及时处理。

（2）活动和睡眠时避免压迫导管以防血管壁损伤。

（3）颈内静脉置管的患者避免洗脸、洗头时水流至伤口发生感染。

（4）股静脉穿刺置管的患者下肢不得弯曲 90 度，不得过多起床活动，保持局部清洁干燥，防止大小便污染伤口。

（5）用肝素盐水封管时，严格执行无菌操作（肝素帽最好一次性使用）。

（6）插管部位应每日进行消毒换药，必要时随时更换敷料。

九、深静脉留置导管内血栓的应急预案

（一）发生原因

患者高凝状态、封管肝素用量不足或血液返流入导管腔内所致。

（二）血栓表现

当导管内血栓形成时，用空针用力抽吸而无血血液抽出。

（三）血栓预案

（1）先用空针用力抽尽管腔内残留的肝素溶血液，接装与管腔容积等量的尿激酶溶液的注射器（浓度为 2 万 U/mL），用力抽吸缓慢放手，如有阻力不可向管腔内推注，如此反复多次，使尿激酶缓慢进入管腔保留 1～2 h，回抽出被溶解的纤维蛋白或血凝块。

（2）如果透析中经常出现血流中断（贴壁感），静脉造影显示导管侧口处有活瓣状絮状物，说明导管周围有纤维蛋白鞘形成，可用尿激酶 2 ml（2 万 U/mL）缓慢注入管腔，保留 1～2 h。

（3）如果溶栓失败应拔管或通过引导导丝进行更换新导管。

（四）预防措施

（1）封管前用生理盐水冲至双管腔内透明。

（2）用肝素原液封管，剂量比管腔容积多 0.1～0.2 mL，一边推一边关闭导管夹，确保正压封管，防止血液逆流回导管内发生凝血。

十、透析中发生失衡综合征的应急预案

（一）发生原因

透析快速清除溶质，导致患者血液溶质浓度快速下降，血浆渗透压下降，血液和脑组织渗透压差增大，水向脑组织转移，从而引起颅内高压的出现。

（二）临床表现

本综合征多见于首次透析、透前血肌酐及血尿素很高、高效透析等情况。

（三）应急预案

（1）首次透析患者：避免短时间内快速大量清除溶质。首次透析血清尿素氮下降控制在 30％～40％，建议采用低效透析方法，包括减慢血流速度、缩短每次透析时间、应用面积小的透

析器等。

(2)维持性透析患者:采用钠浓度曲线透析液序贯透析可降低失衡综合征的发生率,规律充分透析,增加透析频率、缩短每次透析时间对预防有益。

十一、首次使用综合征的应急预案

首次使用综合征是由于使用新透析器产生的一组症候群,分为 A 型和 B 型。

(一)发生原因

透析器膜激活补体系统,可引起过敏反应。另外透析器残留的环氧乙烷(ETO)消毒剂也可引起过敏反应。

(二)临床表现

A 型表现:在透析开始 20～30 min 内(多在 5 min 内)出现呼吸困难、烧灼、发热、荨麻疹、流鼻涕、流泪、腹部痉挛。处理原则:立即停止透析,弃去体外血,给予肾上腺素、抗组胺药或激素等药物。B 型表现:在透析开始 1 h 内出现胸痛、背痛。处理原则:不用中止透析,给予氧气吸入,防止心肌缺血。

(三)预防措施

(1)用生理盐水 1000 mL 循环冲洗透析器,消除过敏原。
(2)选用生物相容性好的透析膜。
(3)透析前使用抗组织胺药物。

十二、透析中发生致热源反应的应急预案

(一)发生原因

复用的透析器及管路消毒不充分、水处理系统没有定期消毒、执行无菌操作不严格等,使细菌或内毒素进入体内而引起热源反应。

(二)发热表现

透析开始 0.5～1 h 出现畏寒、哆嗦、震颤,继而发热体温 38 ℃以上,持续 2～4 h,血 Rt 检查白细胞与性粒细胞均不增高,血培养。

(三)处理方法

(1)患者寒战、哆嗦、震颤时给予地塞米松 5～10 mg 静脉注射如是寒战不能控制可给予哌替啶(杜冷丁)50 mg 肌肉注射。
(2)患者出现高烧时给予对症处理如肌肉注柴胡或冰袋物理降温。
(3)如果透析后 2～3 天体温仍高应做血培养不必等结果就应给予抗生素治疗。

(四)预防措施

(1)复用透析器时应用专用的复用机有明确的容量、压力等监测指标消毒液应用专用产品。
(2)水处理系统及水管道至少 3 个月消毒一次防止反渗膜及管道内壁生长生物膜及内毒素。
(3)透析时应严格执行无菌技术。

十三、透析中发生溶血的应急预案

（一）发生原因

血泵或管道内表面对红细胞的机械破坏、高温透析、透析液低渗、消毒剂残留、异型输血、血流速率高面穿刺针孔小、回输血液时止血钳多次夹闭血管路等因素造成红细胞破裂而发生溶血。

（二）溶血表现

血管道内呈淡红色。患者表现为胸闷、心绞痛、腹痛、寒战、低血压，严重者昏迷。

（三）溶血预案

（1）立即停止血泵，夹住血路管道。

（2）溶解的血液中有很高的钾含量不能回输应丢弃。

（3）对症治疗高钾血症、低血压、脑水肿等并发症。

（4）给予氧气吸入。

（5）贫血较重者给予输新鲜血液。

（6）明确溶血原因后尽快恢复透析。

（四）预防措施

（1）定期检测透析机，防止恒温器及透析液比例泵失灵，血泵松紧要适宜。

（2）防止透析液被化学消毒剂污染，透析器中的消毒剂要冲洗干净。

（3）血管路与穿刺针应配套使用。

（4）透析结束回输血液时不可用止血钳反复夹闭血管路。

（5）防止异型输血。

十四、透析中发生空气栓塞的应急预案

（一）发生原因

多为技术操作及机械装置失误所致，如血液管路安装错误、衔接部位漏气、空气探测器报警失灵、回血操作失误等。

（二）临床表现

患者突然惊叫伴有呼吸困难、咳嗽、胸部发紧、气喘、发绀严重者昏迷和死亡。

（三）应急预案

（1）立刻夹住静脉管道关闭血泵。

（2）置患者头低左侧卧位使空气积存在右心房的顶端，切忌按摩心脏。

（3）当进入右心室空气量较多时，在心前区能听到气泡形成的冲刷声，应行右心室穿刺抽气。

（4）给患者吸纯氧或放在高压氧舱内加压给氧。

（5）静脉注射地塞米松减少脑水肿，注入肝素和小分子右旋糖酐改善微循环。

（四）预防措施

（1）透析管道连接方向正确。

(2)预充管道及透析器必须彻底,不能留有空气。

(3)避免在血液回路上输血输液。

(4)禁止使用空气回输血液的方法。

十五、透析机出现空气报警的应急预案

(一)发生原因

(1)空气进入血管路。

(2)血流量不足,动脉压低产生气泡。

(3)静脉壶液面过低。

(二)报警表现

透析机显示空气报警,静脉壶内液面过低并有气泡。

(三)处理原则

(1)降低血流速为 100 mL/min。

(2)夹闭动脉管路,打开补液口输入生理盐水。

(3)提升静脉壶液面至空气探测器以上。

(4)静脉壶内泡沫较多时,给予 75% 酒精 0.1~0.2 mL,可有效地降低泡沫表面张力使其消散。

(5)空气报警解除后并闭补液口打开动脉管路提升血流速恢复透析状态。

(四)预防措施

(1)体外循环各接头要衔接紧密,由第二人查对。

(2)输液或输血应从动脉端给入,并留人看守。

(3)提升静脉壶液面使其高于空气。

十六、透析中发生低血压的应急预案

(一)发生原因

(1)容量相关性因素:最常见。包括超滤总量过多、速度过快;透析机超滤故障或透析液钠浓度偏低等。

(2)血管收缩功能障碍:包括透析液温度较高、透前应用降压药物、透析中进食、中重度贫血、自主神经功能障碍(如糖尿病神经病变患者)及采用醋酸盐透析者。

(3)心脏因素:如心包炎、心律失常、心脏缺血、心肌梗死等。

(4)其他少见原因:如出血、溶血、空气栓塞、透析器反应、脓毒血症等。

(二)临床表现

发生低血压前可表现为头晕、打哈欠、便意感、后背酸痛等,其典型症状表现包括恶心、呕吐、冷汗、肌肉痉挛,严重者出现呼吸困难、脉搏细弱、一过性意识丧失甚至昏迷。部分患者发生低血压时症状轻微或无任何症状。

(三)应急预案

(1)将患者平卧,抬高双下肢。

(2)减慢血泵流速,调低或停止超滤,补充生理盐水 100～200 mL。

(3)必要时给予高渗葡萄糖液、20％甘露醇、白蛋白溶液等,以提高血浆渗透压。

(4)如经上述处理后仍不好转,则需应用升压药物治疗,并停止血液透析。

(5)积极寻找透析中低血压原因,为紧急处理及后期预防提供依据。

(四)预防措施

(1)采用生物相容性好的透析膜、碳酸氢盐透析液。

(2)超滤量应控制在患者干体重的 5％以内。

(3)透析前根据个体差异停用降压药物,透析后期限制进食。

(4)加强营养,改善贫血,必要时输血、白蛋白或血浆。

(5)反复出现透析性低血压患者考虑改变透析方式为可调钠透析,序贯透析或血液滤过。

十七、透析中发生肌肉痛性痉挛的应急预案

(一)发生原因

可能与低钠、低钙、脱水过多或过快引起细胞外液容量下降和渗透压下降以及使用低钠透析液有关。

(二)临床表现

肌肉痛性痉挛多发生在透析的中后期,尤以老年人多见。好发于下肢如足部、腓肠肌,少数以腹部表现突出。一般持续约 10 分钟,患者焦虑难忍。

(三)应急预案

(1)减慢血流量、降低超滤速度,快速输入生理盐水 100～200 mL,使用高渗葡萄糖溶液或甘露醇溶液等可缓解症状。

(2)对痉挛肌肉进行外力挤压按摩也有一定疗效。

十八、透析中发生心律失常的应急预案

(一)发生原因

电解质异常或酸碱平衡紊乱,如高血钾、低血钾、低碳酸血症等,患者并发的心肌病变、冠心病、心力衰竭、心包炎、严重贫血等也易诱发心律失常。

(二)临床表现

可出现各种类型的心律失常,以心房扑动、心房颤动最为常见,室性心律失常以频发室性期前收缩为主,严重者可有心室颤动。临床症状常无特异性,可伴心悸、头晕、黑蒙、晕厥,严重时可发生阿-斯综合征甚至猝死。

(三)应急预案

(1)根据不同病因和心律失常类型给予相应处理。

(2)积极纠正电解质和酸碱平衡紊乱等。

(3)对顽固性反复发作,尤其合并有严重器质性心脏病患者应改为腹膜透析。

十九、透析中发生癫痫的处理预案

(一)发生原因

分为毒性代谢性脑病和器质性脑病。透析中低血压相关性缺血性脑损伤、透析失衡综合征、酗酒患者、高血压脑病、低血糖等均可引起毒性代谢性脑病。器质性脑病常导致局部癫痫发作,常见原因有脑血栓、脑梗死、脑出血。

(二)临床表现

患者出现局部或全身癫痫发作。

(三)应急预案

(1)保持患者呼吸道通畅,并监测生命体征。

(2)保护穿刺针,避免脱落引起大出血。回血。

(3)对症处理:吸氧、使用解痉药、若血糖浓度低可予50％葡萄糖静脉缓慢注入。

(4)必要时停止透析。

(5)患者病情稳定后,应进行详细检查,明确癫痫发作原因。

二十、透析中发生恶心呕吐的应急预案

(一)发生原因

(1)透析过程中发生低血糖。

(2)透析过程中进食导致低血压,从而出现头晕、恶心、呕吐等症状。

(3)出现透析失衡综合征或自身存在的消化系统疾病所致。

(二)临床表现

患者面色发白、出冷汗、自诉感头晕、胃部不适欲吐。

(三)应急预案

(1)协助患者取半坐卧位或坐位,头偏向一侧,并给予保暖,检测血压及血糖。

(2)低血糖给予进食糖类或巧克力,同时回生理盐水或静脉推注50％高糖以提高血容量;低血压给予停水;失衡综合征则给予静脉推注地塞米松或静脉滴注甘露醇。

(3)以上措施无效给予下机,密切观察意识状态及生命体征。

二十一、透析中发生头痛的应急预案

(一)发生原因

(1)常见原因有透析失衡综合征、严重高血压和脑血管意外等。

(2)长期饮用咖啡者,透析中咖啡血浓度下降,也可有头痛表现。

(二)临床表现

患者出现头晕头痛、甚至意识障碍。

(三)应急预案

针对诱因采取适当措施是预防关键,包括应用低钠透析,避免透析中高血压发生,应规律

透析等。

二十二、透析中发生胸痛和背痛的应急预案

(一)发生原因

常见的是心绞痛,还包括透析中溶血、低血压、空气栓塞、透析失衡综合征、心包炎、胸膜炎等。

(二)临床表现

患者透析过程中突然出现胸背部疼痛难忍。

(三)应急预案

针对病因采取相应的预防措施。

二十三、透析中发生皮肤瘙痒的应急预案

(一)发生原因

尿毒症患者皮肤瘙痒的发病机制尚未完全清楚,与疾病本身、透析治疗及钙磷代谢紊乱有关,也与透析器反应等变态反应有关,一些药物或肝病也可诱发皮肤瘙痒。

(二)应急预案

(1)控制患者血清钙、磷在适当水平,避免使用一些可能会引起瘙痒的药物。

(2)使用生物相容性较好的透析器和管路

(3)避免使用对皮肤刺激大的清洁剂,应用一些保湿护肤品以保持皮肤湿度,衣物尽量选用棉制品。

附录五 问卷与量表

(一)低文化水平的老年维持性血液透析患者现况调查表

基本信息

1.姓名：_____   2.年龄：_____（岁） 3.文化水平：□文盲 □小学 □初中

4.居住情况：□自己独居 □夫妻同住 □与子女一起

5.发病原因：□原发肾病 □糖尿病 □高血压 □痛风 □多囊肾 □其他_____

6.透析方式：□HD   □HDF   □HP＋HD

7.透析频次：□2次/周   □3次/周   □5次/2周

8.付费方式：□医保   □自费   □异地报账

9.透析期间是否工作：□是 □否

10.个人年收入_____家庭年收入_____收入方式_____

11.血管通路：□直穿 □A-V内瘘 □颈内静脉临时置管 □股静脉临时置管
□cuff导管

12.是否能配合医务人员的治疗：□不配合 □较少配合 □一般配合 □大力配合

辅助检查

1.胸片   □正常 □异常提示_____

2.心脏彩超 □正常 □异常提示_____

3.心电图   □正常 □异常提示_____

并发症 □无   □有

□低血压   □首次使用综合征   □高血压   □失衡综合征   □恶心、呕吐

□头痛   □发热   □出血   □溶血 □肌肉痉挛 □水电解质、酸碱平衡失调

□肾性骨病 □心血管并发症_____ □呼吸系统_____ □血液系统_____

个人生活方式

1.吸烟 □是 □否

　　1.1 吸烟年限_____年 日吸烟量_____支/天,或_____克/天

　　1.2 是否戒烟 □是 □否   1.3 戒烟年限_____年

2.饮白酒史 □是 □否

　　2.1 饮白酒年限_____年   2.2 饮白酒量_____克/日

　　2.3 是否戒酒 □是 □否   2.4 戒酒年限_____年

3.现在是否经常熬夜 □是 □否

体格检查

体温_____℃ 脉搏_____次/分 呼吸_____次/分 心率_____次/分

体重_____kg 身高_____cm 尿量_____mL/天 血压_____mmHg

透析上机前_____mmHg 透析中_____mmHg 透析下机后_____mmHg

实验室检查(注意:以下的项目中,若缺乏此项目的检验数据,请不必输入)

全血细胞分析

白细胞计数_____×10^9/L(参考值 4～10)

红细胞计数_____×10^{12}/L(参考值 男 4～5.5,女 3.5～5)

血红蛋白 _____g/L(参考值 110～160 g/L)

血小板计数_____×10^9/L(参考值 100～300)

凝血分析

活化部分凝血活酶时间_____s(参考值 22～38 s)

肝功能分析

谷丙转氨酶_____U/L(参考值 5～40 U/L)

白蛋白_____g/L(参考值 35～55 g/L)

总胆红素_____μmol/L(参考值 5～25 μmol/L)

血脂分析

总胆固醇_____mmol/L(参考值 2.33～5.69 mmol/L)

甘油三酯_____mmol/L(参考值 0.48～1.68 mmol/L)

电解质检查

透析前

钾_____mmol/L(参考值 3.5～5.5 mmol/L)

钠_____mmol/L(参考值 135～145 mmol/L)

钙_____mmol/L(参考值 1.75～2.5 mmol/L)

磷_____mmol/L(参考值 0.8～1.5 mmol/L)

二氧化碳结合力_____mmol/L(参考值 20～32 mmol/L)

透析后

钾_____mmol/L(参考值 3.5～5.5 mmol/L)

钠_____mmol/L(参考值 135～145 mmol/L)

钙_____mmol/L(参考值 1.75～2.5 mmol/L)

磷_____mmol/L(参考值 0.8～1.5 mmol/L)

二氧化碳结合力_____mmol/L(参考值 20～32 mmol/L)

血糖目标值:空腹 5.0～7.2 mmol/L、睡前 6.1～8.3 mmol/L 随机血糖_____mmol/L

铁蛋白_____ng/mL

肾功能检查

透析前

尿素_____mmol/(参考值 1.8～7.2 mmol/L)

肌酐_____μmol/L(参考值 50～130 μmol/L)

β_2 微球蛋白_____mg/L(参考值 1.00～3.00 mg/L)

透析后

尿素_____mmol/(参考值 1.8～7.2 mmol/L)

肌酐_____μmol/L(参考值 50～130 μmol/L)

β_2 微球蛋白_____mg/L(参考值 1.00～3.00 mg/L)

资料来源医院_____调查员_____调查日期间_____

(二)低文化水平的老年维持性血液透析患者疾病知识调查表

指导语:为了解您对维持性血液透析疾病相关知识的掌握,请在每一项目内容后的四个选择中选取与您的实际情况最接近的一个打钩。

1.尿毒症患者的毒素有哪些
　　①完全不了解　　　②部分了解　　　③大部分了解　　　④完全了解

2.尿毒症患者的毒素如何清除
　　①完全不了解　　　②部分了解　　　③大部分了解　　　④完全了解

3.血液透析的过程
　　①完全不了解　　　②部分了解　　　③大部分了解　　　④完全了解

4.血液透析的作用
　　①完全不了解　　　②部分了解　　　③大部分了解　　　④完全了解

5.怎样控制水分摄入
　　①完全不了解　　　②部分了解　　　③大部分了解　　　④完全了解

6.如何合理饮食
　　①完全不了解　　　②部分了解　　　③大部分了解　　　④完全了解

7.用药知识
　　①完全不了解　　　②部分了解　　　③大部分了解　　　④完全了解

8.血管通路的居家保护方法
　　①完全不了解　　　②部分了解　　　③大部分了解　　　④完全了解

9.如何正确测量血压
　　①完全不了解　　　②部分了解　　　③大部分了解　　　④完全了解

10.血液透析相关检验指标的意义
　　①完全不了解　　　②部分了解　　　③大部分了解　　　④完全了解

11.急慢并发症的预防及处理
　　①完全不了解　　　②部分了解　　　③大部分了解　　　④完全了解

采用0~3级评分,0分为完全不了解,1~2分为大部分了解,3分为完全了解。

(三)日常生活能力(ADL)量表(Barth 指数)

评估内容	完全独立	需部分帮助	需极大帮助	完全依赖
进食	10	5	0	—
洗澡	5	0	—	—
修饰	5	0	—	—
穿衣	10	5	0	—
控制大便	10	5	0	—
控制小便	10	5	0	—
如厕	10	5	0	—
床椅转移	15	10	5	0
平地行走	15	10	5	0
上下楼梯	10	5	0	—

注：100 分表示日常生活活动能力良好，不需要依赖他人。

＞60 分评定为良，表示有轻度功能障碍，但日常基本生活基本自理。

60～41 分表示有中度功能障碍，日常生活需要一定的帮助。

40～21 分表示有重度功能障碍，日常生活明显需要依赖他人。

＜20 分为完全残疾，日常生活完全依赖他人。

PS：＞40 分的患者治疗效益最大。

（四）家庭疾病负担量表（FBS）

指导语：以下 24 个句子，每一个句子后面各有 3 个答案。请你根据自己的实际情况在每句后面选择一个答案。

1. 患者收入是否受到损失
　①没有影响　　　　②中度影响　　　　③严重影响

2. 家庭成员的收入是否受到损失
　①没有影响　　　　②中度影响　　　　③严重影响

3. 用于患者疾病的开支对家庭经济是否有影响
　①没有影响　　　　②中度影响　　　　③严重影响

4. 因额外安排使家庭开支是否受到影响
　①没有影响　　　　②中度影响　　　　③严重影响

5. 使用借款或储蓄
　①没有影响　　　　②中度影响　　　　③严重影响

6. 其他计划因经济压力推迟
　①没有影响　　　　②中度影响　　　　③严重影响

7. 患者去工作、上学等
　①没有影响　　　　②中度影响　　　　③严重影响

8. 患者做家务
　①没有影响　　　　②中度影响　　　　③严重影响

9. 对其他家庭成员活动的干扰
　①没有影响　　　　②中度影响　　　　③严重影响

10. 患者的不合理要求对活动的干扰
　①没有影响　　　　②中度影响　　　　③严重影响

11. 其他家庭成员延误上学就餐
　①没有影响　　　　②中度影响　　　　③严重影响

12. 家庭停止正常的娱乐活动
　①没有影响　　　　②中度影响　　　　③严重影响

13. 占用另一家庭成员的节假日和空闲时间
　①没有影响　　　　②中度影响　　　　③严重影响

14. 患者在娱乐活动中缺乏参与
　①没有影响　　　　②中度影响　　　　③严重影响

15. 娱乐活动计划被放弃
　①没有影响　　　　②中度影响　　　　③严重影响

16.疾病对一般家庭气氛的影响

　①没有影响　　　　②中度影响　　　　③严重影响

17.其他家庭成员因患者而争吵

　①没有影响　　　　②中度影响　　　　③严重影响

18.家庭减少或终止与朋友邻居的交流

　①没有影响　　　　②中度影响　　　　③严重影响

19.家庭变得疏远而回避外界

　①没有影响　　　　②中度影响　　　　③严重影响

20.对家庭或邻居关系的其他影响

　①没有影响　　　　②中度影响　　　　③严重影响

21.家庭成员因患者的行为而患躯体疾病

　①没有影响　　　　②中度影响　　　　③严重影响

22.对家庭成员健康的其他不良影响

　①没有影响　　　　②中度影响　　　　③严重影响

23.家庭成员因心理障碍而寻求职业性帮助

　①没有影响　　　　②中度影响　　　　③严重影响

24.家庭成员变得忧郁、哭泣或易怒

　①没有影响　　　　②中度影响　　　　③严重影响

补充条目其他家庭负担(没有被提到的,有待家属补充的负担),请填写＿＿＿＿＿＿＿＿

(五)透析患者自我管理行为问卷

指导语:以下25个句子,每一个句子后面各有4个答案。请你根据自己的实际情况在每句后面选择一个答案。

1.控制小鱼、瓜子、芝麻等含磷高的食物和酸奶、牛奶等乳制品的摄入。

　①总是这样　　　②大多时候这样　　　③有时这样　　　④从不这样

2.控制咸菜、咸鱼、火腿肠等含盐高的食品的摄入。

　①总是这样　　　②大多时候这样　　　③有时这样　　　④从不这样

3.控制面条、馄饨等面汤、炖菜类、汤类等水分多的食物和西红柿、西瓜等水分多的蔬菜和水果的摄入。

　①总是这样　　　②大多时候这样　　　③有时这样　　　④从不这样

4.控制含钾高的食物如:海藻类、木耳、蘑菇、香蕉干、干荔枝、新鲜果汁、生蔬菜,以及含钾高的水果如橘子、西瓜的摄入。

　①总是这样　　　②大多时候这样　　　③有时这样　　　④从不这样

5.每天的饮食中能够减少酱油和大酱的摄入。

　①总是这样　　　②大多时候这样　　　③有时这样　　　④从不这样

6.进清淡的饮食。

　①总是这样　　　②大多时候这样　　　③有时这样　　　④从不这样

7.进食蔬菜时,能够把菜焯熟,并把水分沥净。

　①总是这样　　　②大多时候这样　　　③有时这样　　　④从不这样

8.避免使用混合调味料,而使用单一食盐。

①总是这样　　　　②大多时候这样　　　　③有时这样　　　　④从不这样

9. 口渴时可漱口或口含冰块。

①总是这样　　　　②大多时候这样　　　　③有时这样　　　　④从不这样

10. 按医师、营养师指定的蛋白量摄入蛋白质。

①总是这样　　　　②大多时候这样　　　　③有时这样　　　　④从不这样

11. 根据每日应摄入蛋白质的量来调节食物种类。

①总是这样　　　　②大多时候这样　　　　③有时这样　　　　④从不这样

12. 按医师、营养师指定的热量进餐并根据摄入食物的热量多少来调节食物的种类,使热量得到补充。

①总是这样　　　　②大多时候这样　　　　③有时这样　　　　④从不这样

13. 了解经常摄入食品的热量,并计算每日摄入的热量。

①总是这样　　　　②大多时候这样　　　　③有时这样　　　　④从不这样

14. 喝水、喝茶使用知道容量的水杯以计算每日饮水量。

①总是这样　　　　②大多时候这样　　　　③有时这样　　　　④从不这样

15. 增加日常生活中的活动量。

①总是这样　　　　②大多时候这样　　　　③有时这样　　　　④从不这样

16. 适当地进行日常运动如体操、散步、骑自行车等。

①总是这样　　　　②大多时候这样　　　　③有时这样　　　　④从不这样

17. 兴趣广泛,爱好丰富。

①总是这样　　　　②大多时候这样　　　　③有时这样　　　　④从不这样

18. 适量做家务如打扫卫生、买菜等。

①总是这样　　　　②大多时候这样　　　　③有时这样　　　　④从不这样

19. 根据身体状况合理调整工作(包括家务)的时间、量及内容。

①总是这样　　　　②大多时候这样　　　　③有时这样　　　　④从不这样

20. 不安和烦恼的事情与亲属、朋友、医生和护士交谈。

①总是这样　　　　②大多时候这样　　　　③有时这样　　　　④从不这样

21. 记录血压、体重、身体异常情况及每次化验的数据。

①总是这样　　　　②大多时候这样　　　　③有时这样　　　　④从不这样

22. 掌握自己的各项化验结果。

①总是这样　　　　②大多时候这样　　　　③有时这样　　　　④从不这样

23. 与一起接受透析治疗的患者交换感受及信息。

①总是这样　　　　②大多时候这样　　　　③有时这样　　　　④从不这样

24. 坚持每日测血压。

①总是这样　　　　②大多时候这样　　　　③有时这样　　　　④从不这样

25. 对不安和烦恼的事情自己能够想得开。

①总是这样　　　　②大多时候这样　　　　③有时这样　　　　④从不这样

(六)社会支持评定量表(SSRS)

指导语:以下 10 个问题,每一个问题后面各有 4 个答案。请你根据自己的实际情况在每句后面选择一个答案并打钩。

1. 您有多少关系密切,可以得到支持和帮助的朋友
　　①一个也没有　　　　②1～2个　　　　③3～5个　　　　④6个或6个以上

2. 近一年来您
　　①远离家人,且独居一室　　　　②住处经常变动,多数时间和陌生人住在一起
　　③和同学、同事或朋友住在一起　　④和家人住在一起

3. 您与邻居
　　①相互不交往,只是点头之交　　　②遇到困难可能稍微关心
　　③有些邻居很关心您　　　　　　　④大多数邻居都很关心您

4. 您与同事
　　①相互不交往,只是点头之交　　　②遇到困难可能稍微关心
　　③有些同事很关心您　　　　　　　④大多数同事都很关心您

5. 从家庭成员得到的支持和照顾(在合适的框内划"√")

	无	极少	一般	全力支持
夫妻(恋人)				
父母				
儿女				
兄弟姊妹				
其他成员(如嫂子)				

6. 过去,在您遇到急难情况时,曾经得到的经济支持或解决实际问题的帮助的来源有
①无任何来源
②下列来源(可多选)：　A 配偶　B 其他家人　C 朋友　D 亲戚　E 同事　F 工作单位
　G 党团工会等官方或半官方组织　　H 宗教、社会团体等非官方组织　　J 其他_____
　(请列出)

7. 过去,在您遇到急难情况时,曾经得到的安慰和关心的来源有
①无任何来源
②下列来源(可多选)：　A 配偶　B 其他家人　C 朋友　D 亲戚　E 同事　F 工作单位
　G 党团工会等官方或半官方组织　　H 宗教、社会团体等非官方组织　　H 其他_____
　(请列出)

8. 您遇到烦恼时的倾诉方式
　　①从不向任何人诉述　　　　　　　②只向关系极为密切的几个人诉述
　　③如果朋友主动询问您会说出来　　④主动诉说自己的烦恼,以获得支持和理解

9. 您遇到烦恼时的求助方式
　　①只靠自己,不接受别人帮助　　　②很少请求别人帮助
　　③有时请求别人帮助　　　　　　　④有困难时经常向家人、亲友、组织求援

10. 对于团队(如党团组织、宗教组织、工会、学生会等)组织活动,您
　　①从不参加　　　　②偶尔参加　　　　③经常参加　　　　④主动参加并积极活动

(七)中文版 Herth **希望量表**

指导语:以下 12 个问题,每一个问题后面有 4 个答案。请你根据自己的实际情况在每句后面选择一个答案并打钩。

1.我用积极的态度对待生活。

A.非常反对　　　　　B、反对　　　　　C、同意　　　　　D、非常同意

2.我对生活有短期、中期或长期的目标。

A.非常反对　　　　　B.反对　　　　　C.同意　　　　　D.非常同意

3.我觉得自己非常孤单。

A.非常反对　　　　　B.反对　　　　　C.同意　　　　　D.非常同意

4.即使目前处境艰难,我仍能看见光明。

A.非常反对　　　　　B.反对　　　　　C.同意　　　　　D.非常同意

5.我对治疗充满信心。

A.非常反对　　　　　B.反对　　　　　C.同意　　　　　D.非常同意

6.我对未来感到害怕。

A.非常反对　　　　　B.反对　　　　　C.同意　　　　　D.非常同意

7.我经常回忆起以前的快乐时光。

A.非常反对　　　　　B.反对　　　　　C.同意　　　　　D.非常同意

8.我有力量战胜困难。

A.非常反对　　　　　B.反对　　　　　C.同意　　　　　D.非常同意

9.我能给予和接受别人爱与关怀。

A.非常反对　　　　　B.反对　　　　　C.同意　　　　　D.非常同意

10.我应该采取积极的行动使疾病向好转的方向发展。

A.非常反对　　　　　B.反对　　　　　C.同意　　　　　D.非常同意

11.我相信只要自己努力,每天都能发挥自己应有的作用。

A.非常反对　　　　　B.反对　　　　　C.同意　　　　　D.非常同意

12.我觉得生活有价值、有意义,过得很实在。

A.非常反对　　　　　B.反对　　　　　C.同意　　　　　D.非常同意

(八)肾脏疾病生存质量专用量表(KDQOL-36)

1.总体来讲,您的健康状况是:

①非常好　②很好　③好　④一般　⑤差

2.跟 1 年以前比您觉得自己的健康状况是:

①比 1 年前好多了　②比 1 年前好一些　③跟 1 年前差不多

④比 1 年前差一些　⑤比 1 年前差多了

健康和日常活动

3.以下这些问题都和日常活动有关请您想一想,您的健康状况是否限制了这些活动? 如果有限制,程度如何? (得分依次为 1,2,3)

(1)重体力活动。如跑步举重、参加剧烈运动等:

①限制很大　　　　　②有些限制　　　　　③毫无限制

(2)适度的活动。如移动一张桌子、扫地、打太极拳、做简单体操等：

①限制很大　　　　②有些限制　　　③毫无限制

(3)手提日用品。如买菜、购物等：

①限制很大　　　　②有些限制　　　③毫无限制

(4)上几层楼梯：

①限制很大　　　　②有些限制　　　③毫无限制

(5)上一层楼梯：

①限制很大　　　　②有些限制　　　③毫无限制

(6)弯腰、屈膝、下蹲：

①限制很大　　　　②有些限制　　　③毫无限制

(7)步行 1500 米以上的路程：

①限制很大　　　　②有些限制　　　③毫无限制

(8)步行 1000 米的路程：

①限制很大　　　　②有些限制　　　③毫无限制

(9)步行 100 米的路程：

①限制很大　　　　②有些限制　　　③毫无限制

(10)自己洗澡、穿衣：

①限制很大　　　　②有些限制　　　③毫无限制

4.在过去 4 个星期里,您的工作和日常活动有无因为身体健康的原因而出现以下这些问题?

(1)减少了工作或其他活动时间：　　　　　　　　　　　　①是　　②不是

(2)本来想要做的事情只能完成一部分：　　　　　　　　　①是　　②不是

(3)想要干的工作或活动种类受到限制：　　　　　　　　　①是　　②不是

(4)完成工作或其他活动困难增多(比如需要额外的努力)：　①是　　②不是

5.在过去 4 个星期里,您的工作和日常活动有无因为情绪的原因(如压抑或忧虑)而出现以下这些问题?

(1)减少了工作或活动时间：　　　　　　　　　　　　　　①是　　②不是

(2)本来想要做的事情只能完成一部分：　　　　　　　　　①是　　②不是

(3)干事情不如平时仔细：　　　　　　　　　　　　　　　①是　　②不是

6.在过去 4 个星期里,您的健康或情绪不好在多大程度上影响了您与家人、朋友、邻居或集体的正常社会交往?(权重或得分依次为 5,4,3,2,1)

①完全没有影响　　②有一点影响　　③中等影响　　④影响很大　　⑤影响非常大

7.在过去 4 个星期里,您有身体疼痛吗?(权重或得分依次为 6,5,4,3,2,1)

①完全没有疼痛　　②有一点疼痛　　③中等疼痛　　④严重疼痛　　⑤很严重疼痛

8.在过去 4 个星期里,您的身体疼痛影响了您的工作和家务吗?

①完全没有影响　　②有一点影响　　③中等影响　　④影响很大　　⑤影响非常大

(如果 7 无 8 无,权重或得分依次为 6,4.75,3.5,2.25,1.0;如果为 7 有 8 无,则为 5,4,3,2,1)

您的感觉

9.以下这些问题是关于过去 1 个月里您自己的感觉,对每一条问题所说的事情,您的情况是什么样的?

(1)您觉得生活充实:(权重或得分依次为 6,5,4,3,2,1)

①所有的时间　　②大部分时间　　③比较多时间　　④一部分时间　　⑤小部分时间　　⑥没有这种感觉

(2)您是一个敏感的人:(权重或得分依次为 1,2,3,4,5,6)

①所有的时间　　②大部分时间　　③比较多时间　　④一部分时间　　⑤小部分时间　　⑥没有这种感觉

(3)您的情绪非常不好,什么事都不能使您高兴起来:(权重或得分依次为 1,2,3,4,5,6)

①所有的时间　　②大部分时间　　③比较多时间　　④一部分时间　　⑤小部分时间　　⑥没有这种感觉

(4)您的心里很平静:(权重或得分依次为 6,5,4,3,2,1)

①所有的时间　　②大部分时间　　③比较多时间　　④一部分时间　　⑤小部分时间　　⑥没有这种感觉

(5)您做事精力充沛:(权重或得分依次为 6,5,4,3,2,1)

①有的时间　　②大部分时间　　③比较多时间　　④一部分时间　　⑤小部分时间　　⑥没有这种感觉

(6)您的情绪低落:(权重或得分依次为 1,2,3,4,5,6)

①所有的时间　　②大部分时间　　③比较多时间　　④一部分时间　　⑤小部分时间　　⑥没有这种感觉

(7)您觉得筋疲力尽:(权重或得分依次为 1,2,3,4,5,6)

①有的时间　　②大部分时间　　③比较多时间　　④一部分时间　　⑤小部分时间　　⑥没有这种感觉

(8)您是个快乐的人:(权重或得分依次为 6,5,4,3,2,1)

①所有的时间　　②大部分时间　　③比较多时间　　④一部分时间　　⑤小部分时间　　⑥没有这种感觉

(9)您感觉厌烦:(权重或得分依次为 1,2,3,4,5,6)

①所有的时间　　②大部分时间　　③比较多时间　　④一部分时间　　⑤小部分时间　　⑥没有这种感觉

10.不健康影响了您的社会活动(如走亲访友):(权重或得分依次为 1,2,3,4,5)

①所有的时间　　②大部分时间　　③比较多时间　　④一部分时间　　⑤小部分时间　　⑥没有这种感觉

总体健康情况

11.请看下列每一条问题,哪一种答案最符合您的情况?

(1)我好像比别人容易生病:(权重或得分依次为 1,2,3,4,5)

①绝对正确　　②大部分正确　　③不能肯定　　④大部分错误　　⑤绝对错误

(2)我跟周围人一样健康:(权重或得分依次为 5,4,3,2,1)

①绝对正确　　②大部分正确　　③不能肯定　　④大部分错误　　⑤绝对错误

(3)我认为我的健康状况在变坏:(权重或得分依次为 1,2,3,4,5)

①绝对正确　　　②大部分正确　　　③不能肯定　　　④大部分错误　　⑤绝对错误

(4)我的健康状况非常好:(权重或得分依次为 5,4,3,2,1)

①绝对正确　　　②大部分正确　　　③不能肯定　　　④大部分错误　　⑤绝对错误

附录六　安全图谱

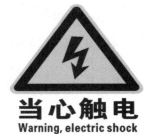

当心触电
Warning, electric shock

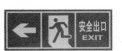

当心感染

当心火灾

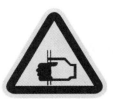

当心夹手

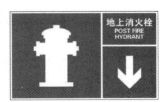

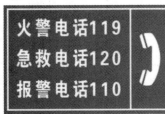

挡门危险

儿童乘梯 成人陪同

禁止玩耍

勿用锐器操作

严禁扒门

禁止倚靠

严禁超载

禁止跑入

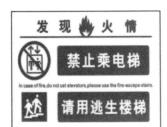

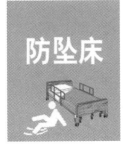

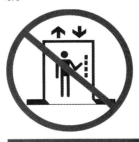

发生火灾时请勿乘坐电梯

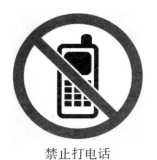

禁止打电话

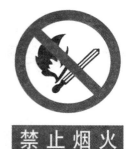

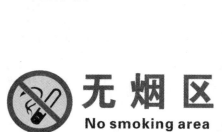

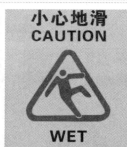

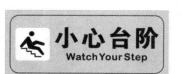

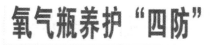

参考文献

[1] 卢秀燕，苗秀欣，王冉冉，等. 基于奥马哈问题分类的城市社区老年慢性患者常见护理问题调查分析 [J]. 护理学报，2016，23(1)：74-76.

[2] 彭易，王岚，邹静. 奥马哈系统在慢病护理中的应用研究进展 [J]. 中国护理管理，2015，15(12)：1499-1501.

[3] ISMAIL N, HAKIM R M, HELDERMAN J H. Renal replacement therapies in the elderly：Part II. Renaltransplantation [J]. Am J Kidney Dis, 1994，23(1)：1-15.

[4] FURUMATSU Y, NAGASAWA Y, YAMAMOTO R, et al. Specialist care and improved long-term survival of dialysis patients [J]. Nephrol Dial Transplant, 2010，25(6)：1930-1935.

[5] 王质刚. 血液净化学 [M]. 2 版. 北京：北京科学技术出版社，2005：121.

[6] LIYANAGE T, NINOMIYA T, JHA V, et al. Worldwide access to treatment for end-stage kidney disease：a systematic review [J]. Lancet, 2015，385(9981)：1975-1982.

[7] 中国医师协会肾脏病医师分会血液透析充分性协作组. 中国血液透析充分性临床实践指南 [J]. 中华医学杂志，2015，95(1)：2-7.

[8] AAGARI M R, ASGHARI F, GHODS A A, et al. Incidence and severity of nausea and vomiting in a group of maintenance hemodialysis patients [J]. J Renal Inj Prev, 2017，6(1)：49-55.

[9] MANN B S, MANNS B J, BRANIEHL, et al. Peritoneal dialysis：a scoping review of strategies to maximize P D utilization [J]. Perit Dial Int, 2017，37(2)：159-164.

[10] 邱柳玉. 综合护理干预对血液透析患者并发症及治疗满意度的影响 [J]. 心电图杂志，2018，7(3)：145-146.

[11] 赵静，陈璐璐，闫均. 基于奥马哈系统的整体护理在慢性阻塞性肺疾病急性发作期患者中的应用价值 [J]. 慢性病学杂志，2018，19(9)：1293-1294.

[12] 舒卫丰. 基于奥马哈系统的组合训练方案对脑卒中患者神经功能和肌力恢复的影响 [J]. 齐鲁护理杂志，2016，22(11)：33-35.

[13] 汪刘涛. 基于奥马哈的问题分类系统的 T2DM 自我管理行为相关问题的调查分析 [D]. 太原：山西医科大学，2016.

[14] 周文娟，高莹，尹月娥，等. 基于奥马哈系统在产科出院患者随访模式的应用研究 [J]. 中国医药科学，2016，6(2)：91-94.

[15] HE L, LI MS, LIN M, et al. Effect of fish oil supplement in maintenance hemodialysis patients：a systematic review and meta-analysis of published randomized controlled trials [J]. European Journal of Clinical Pharmacology, 2016，72(2)：129-139.

[16] 王旋，程清洲，陈靖. 国际标准化语言在护理学科发展中的意义 [J]. 课程教育研究，2016，4：41.

[14] MARTIN K S. The omaha system：past, present and future [J]. On-line J Nurs Infor, 1999,

3(1)：1-6.

[17] 肖适崎，范玲. 慢性病延伸护理领域中奥马哈系统的应用进展 [J]. 护理研究，2015，29 (11)：4102-4015.

[18] HABRYSH C, SOURTZI P. Application and evaluation of the OMAHA system in community nursing practice in Greece [J]. Nursing Care & Research, 2004, 38(1), 15-20.

[19] 王双艳，吕静，公双双. 奥马哈问题在我国护理领域中的应用进展 [J]. 全科护理，2017，15 (01)：23-25.

[20] 钱春荣，朱京慈. 介绍一种护理实践分类标准——奥马哈系统 [J]. 护理学报，2010，17 (11A)：15-17.

[21] TOPAZ M, GOLFENSHTEIN N, BOWLES K H. The Omaha system：a systematic review of the recent literature [J]. J Am J Inform Assoc, 2014, 21(1)：160-170.

[22] 杜佳，敏谢. 标准化护理语言的应用进展及其应用于养老护理的可行性分析 [J]. 中华护理杂志，2017，52(7)：874-878.

[23] COUNSELL S R, HOLDER C M, LIEBENAUER L L, et al. Effects of a multicomponnet intervention on functional outcomes and process of care in hospital older patients：a randomized controlled trial of Acute Care for Elders (ACE) in a community hospital [J]. Am Geriatr Soc, 2000, 48 (12)：1572-1581.

[24] JAARSMA T, HALFENS R, HUIJER A, et al. Effects of an education and support on self-care and resource utilization in patients with heart failure [J]. Eur heart J, 1999, 20(9)：673-682.

[25] MONSEN K A, HOLLAND D E, FUNG-HOUGER P W, et al. Seeing the whole person：feasibility of using the Omaha system to describe strengths of older adults with chronic illness [J]. Res Theory NursPract, 2014, 28(4)：299-315.

[26] BARRERA C, MACHANGA M, CCONNOLLY P M, et al. Nursing care makes difference：application of the Omaha system [J]. Outcomes Manag, 2003, 7(4)：181-185.

[27] 黄金月，王少玲，周佳仪. 奥马哈系统在社区护理和延续护理中的应用 [J]. 中华护理杂志，2010，45(4)：320-323.

[24] 王秀琴，李秀娟，彭艳琼. 奥马哈系统在国内护理研究领域的文献计量分析 [J]. 护理学杂志，2015，30(19)：95-96.

[28] 车小雯，傅志蓉，肖东霞，等. 基于奥马哈系统对老年痴呆患者延续护理干预的效果分析 [J]. 重庆医学，2016，45(16)：2297-2300.

[29] 王丹，冯丽芳，张小冯. 基于奥马哈系统的 COPD 患者延续护理方案构建及应用 [J]. 上海护理，2018，18(8)：75-78.

[30] 蔡冰琳，朱雪娇，牛丹，等. 基于奥马哈系统对社区失能老人健康问题的专业评估和自评 [J]. 护理学杂志，2071，32(10)：86-89.

[31] 王倩. 基于奥马哈问题分类系统的临时性肠造口患者护理问题评估体系的构建研究 [D]. 青岛：青岛大学，2018.

[32] 敬雪明，敬雨佳. 中奥马哈问题分类系统在系统性红斑狼疮患者居家访视中的应用效果评价 [J]. 护理研究，2015，29(6)：1957-1960.

[33] 李彦荣，林平，陈巍，等. 基于奥马哈系统的心脏康复管理方案在经皮冠状动脉介入治疗患

者中的应用 [J]. 解放军护理杂志, 2018, 35(12)：59-63.

[34] BARRERA C, MACHANGA M, CONNOLLY P M, et al. Nursing care makes a difference. Application of the Omaha system [J]. Outcomes Manag, 2003, 7(4)：181-185.

[35] 王秀琴, 李秀娟, 彭艳琼. 奥马哈系统在国内护理研究领域的文献计量分析 [J]. 护理学杂志, 2015, 30(19)：95-96.

[36] 钱春荣, 朱京慈. 介绍一种护理实践分类标准——奥马哈系统 [J]. 护理学报, 2010, 17 (021)：15-17.

[37] 黄淑芬, 管玉梅, 黄宴萍, 等. 奥马哈问题分类在脑卒中住院患者评估中的应用 [J]. 护理学杂志, 2041, 29(9)：33-36.

[38] 朱春梅, 陈国富, 丁美红, 等. 奥马哈问题分类系统在居家脑卒中患者评估的应用 [J]. 实用临床应用杂志, 2015, 19(12)：11-13.

[39] ZHOU X J, RAKHEJA D, YU X Q, et al. The aging kidney [J]. Kidney Int, 2008, 74(6)：710-720.

[40] WANG S F, CHEN R, LIU Q, et al. Prevalence awareness and treatment of chronic kidney disease among middle-aged and elderly：The china health and retirement longitudinal study [J]. Nephrology, 2015, 20(7)：474-484.

[41] 翟振武, 李龙. 老年标准和定义的再探讨 [J]. 人口研究, 2014, 6(38)：57-63.

[42] 国务院.《"健康中国 2030"规划纲要》[EB/OL]. [2016-10-25]. http：/www. gov. cn/2016/10/25/content_5124174. htm.

[43] REN Q L, LIAN M L, LUO L H, et al. Effect of the trans-theoretical, model of behavior based WeChat health education on self-management among patients with maintenance hemodialysis [J]. Journal of Nursing Administration, 2017, 12(15)：138-141.

[44] 王玉玲, 孙秀杰. 开展"优质护理服务"的实践与成效 [J]. 护理管理, 2010, 10(9)：612-614.

[45] 陈香美. 中国终末期肾脏疾病的现状问题和对策 [J]. 中国实用内科杂志, 2010, 30(7)：585-586.

[46] LYSAGHT M J. Maintance dialysis population dynamics：current trends and long-term implication [J]. J Am Soc Nephrol, 2002(Suppl 1)：S37-S40.

[47] 周萍, 邓一帆, 吴曙粤. 维持性血液透析患者生活质量的评价及影响因素研究 [J]. 护理学报, 2007, 14(8)：14-16.

[48] YU H D, PETRINI M A. The HRQoL of Chinese patients undergoinghemodialysis [J]. Journal of Clinical Nursing, 2010, 19(5-6)：658-665.

[49] UNTAS A, THUMMA J, RASCLE N, et al. The associations of social supportand other psychosocial factors with mortality and quality of life in thedialysis outcomes and practice patterns study [J]. Clin J Am Soc Nephrol, 2011, 6(1)：142-152.

[50] 周华. 血液透析患者健康教育现状与进展 [J]. 上海护理, 2011, 11(6)：74-77.

[51] 李钟达. 维持性血液透析患者透析充分性的综合评价及影响因素 [J]. 中国慢性病预防与控制, 2008, 16(6)：658-660.

[52] 王俊俏, 张新宇. 2 型糖尿病患者自护行为的调查研究 [J]. 护士进修杂志, 2002, 37(9)：663-665.

［53］ 赵锋，安亚云. 在临床实习中培养护生的健康教育能力［J］. 中华护理杂志，2002，37(10)：758-760.

［54］ 岑琼，王君俏，王永芬，等. 210例维持性血液透析患者的生存质量及其影响因素的调查［J］. 中华护理杂志，2005，040(003)：186-188.

［55］ 丁惠芳，胡棣，黄海珍，等. 血液透析患者健康教育需求的调查与分析［J］. 上海护理，2006，6(4)：51-52.

［56］ ANEES M，HAMEED F，MUMTAZ A，et al. Dialysis-related factors affectingquality of life in patients on hemodialysis［J］. Iranian Journal of KidneyDiseases，2011，5(1)：9-14.

［57］ 李鲁. 社会医学［M］. 3版. 北京：人民卫生出版社，2007：137-138.

［58］ 刘鹏飞，王宜芝，孙玉梅，等. 腹膜透析患者自我管理行为与自我效能的相关性分析［J］. 中华护理杂志，2006：41(7)：615-617.

［59］ 梅长林，叶朝阳，戎殳. 实用透析手册［M］. 2版. 北京：人民卫生出版社，2009：103.

［60］ 谭宗凤，吴蔚桦，温向琼. 117例维持性血液透析患者透析充分性相关因素分析［J］. 重庆医学，2013：42(9)：990-991.

［61］ 廖平，史树贵. 卒中后偏瘫患者康复期健康教育［J］. 重庆医学，2013：38(11)：1336-1337.

［62］ 吴玉玲，刘文丽，邱艳红，等. 脑卒中专科护理人员参与医疗团队查房的实践与效果［J］. 中华护理杂志，2013：19(18)：2151-2153.

［63］ 黄金，姜冬九. 患者健康教育理论与实践［M］. 北京：人民卫生出版社，2002：1-2.

［64］ 焦红平. 维持性血液透析患者健康相关生活质量的影响因素及干预措施［J］. 家庭护士，2008，6(7)：1702-1704.

［65］ 王苏容，范亚平. 生活质量评价在血液透析患者中的临床应用［J］. 中国血液净化，2007，6(6)：320-323.

［66］ 张延云. "知信行"健康教育模式在血液透析患者保护血管通路方面的应用［J］. 中国现代药物应用，2012，6(21)：130-131.

［67］ 周桂凤，阚旺媛. 尿毒症血液透析患者家属心理健康状况及影响因素的回归分析［J］. 临床护理杂志，2013，12(2)：20-23.

［68］ 杨贻清，王玉春. 对维持性血液透析患者实施健康教育的效果分析［J］. 健康促进与教育，2012，10(4)：585-586.

［69］ 岑琼，王永芬. 血液透析患者疾病知识掌握情况的调查分析［J］. 临床护理杂志，2004，3(4)：3-8.

［70］ 王饶萍，张振路，尹桂兰. 血液透析患者健康教育需求的调查分析［J］. 现代护理，2001，7(11)：34-35.

［71］ 贺乐香. 血液透析患者希望水平及其影响因素的调查分析［J］. 当代护士，2012，8：21-23.

［72］ 罗世香，苏兰若，王爱平. 血液透析患者自我管理行为依从性的研究现状［J］. 中国实用护理杂志，2006，22(12)：43-45.

［73］ 杨敏，成守珍. 中华妇产科护理"三基"训练手册［M］. 济南：山东科学技术出版社，2006：45.

［74］ 李慧，姜亚芳，朱宏伟，等. 血液透析患者自我管理现状及其影响因素的研究进展［J］. 中国护理管理，2012，12(8)：93-95.

［75］ 侯诗箐，陈玲，梁颖. 维持性血液透析患者自我管理的影响因素及护理干预研究［J］. 天津

护理，2013，21（3）：189-190.

[76] 化前珍. 老年护理学［M］. 2 版. 北京：人民卫生出版社，2006.

[77] 彭立人，许纪华，赵素梅. 老年透析患者血液透析滤过临床疗效［J］. 中华老人医学杂志，1998，5（17）：263-265.

[78] 崔月丽，高少波，王娟，等. 老年维持性血液透析患者家庭支持和生活质量相关性分析［J］. 中国老年学杂志，2008，28：1838-1839.

[79] HENDERSON L W. Symptomatic hypotension during hemodialysis［J］. Kidney International，1980，17（5）：571-576.

[80] 曾煜. 医疗保险制度的改革与发展［M］. 北京：中国社会出版社，2011.

[81] 霍尔. 糖尿病进展的预防［J］. 糖尿病天地——临床刊，2008，2（6）：255-256.

[82] AGARWAL R. Systolic hypertension in hemodialysis patients［J］. Semind Dial，2003，16（4）：334-335.

[83] 王爱平，冯茂玲. 血液透析患者自我管理行为问卷的开发［J］. 中国卫生统计，2005，22（6）：368-372.

[84] 费立鹏，沈其杰，郑延平，等. "家庭亲密度和适应性量表"和"家庭环境量表"的初步评价［J］. 中国心理卫生杂志，1991，5（5）：198-202.

[85] 孙静，曹成琦，王丽娟. 血液透析患者抑郁状况及其与自我效能和社会支持的相关性研究［J］. 护理管理，2012，12（5）：313-315.

[86] 马志芳，向晶. 护理干预对维持性血液透析患者出行方式的影响［J］. 现代护理，2006，12（29）：2753-2754.

[87] 雷艳，汤红玲，傅碧玲，等. 家庭亲密度和适应性对维持性腹膜透析患者生活质量的影响［J］. 护理学杂志，2013，28（5）：18-19.

[88] 武平，孔辉，薛景，等. 社会支持对尿毒症患者应付访视及生活质量的影响［J］. 泰山医学院学报，2011，32（7）：527-529.

[89] 王荟苹，王燕，王申. 奥马哈系统在我国糖尿病护理中应用的可行性［J］. 中国护理管理，2014，14（9）：981-998.

[90] MSN S H，PARK H A. Crossmapping the ICNP with NANDA，HHCC，Omaha System and NIC for unified nursing language system development［J］. International Nursing Review，2010，49（2）.